U0307915

·风湿病中医临床诊疗丛书·

总主编　王承德

儿童常见风湿病

分 册

主　编　胡艳　幺远

中国中医药出版社
·北京·

图书在版编目（CIP）数据

风湿病中医临床诊疗丛书．儿童常见风湿病分册 / 胡艳，

幺远主编；—北京：中国中医药出版社，2020.9

ISBN 978 – 7 – 5132 – 6258 – 3

Ⅰ．①风… Ⅱ．①胡… ②幺… Ⅲ．①风湿性疾病—中医诊断学

②风湿性疾病—中医治疗法 ③小儿疾病—风湿病—中医诊断学

④小儿疾病—风湿病—中医治疗法 Ⅳ．① R259.932.1

中国版本图书馆 CIP 数据核字（2020）第 096996 号

中国中医药出版社出版

北京经济技术开发区科创十三街 31 号院二区 8 号楼

邮政编码 100176

传真 010-64405750

河北省武强县画业有限责任公司印刷

各地新华书店经销

开本 710×1000 1/16 印张 23.25 字数 328 千字

2020 年 9 月第 1 版 2020 年 9 月第 1 次印刷

书号 ISBN 978 – 7 – 5132 – 6258 – 3

定价 91.00 元

网址 www.cptcm.com

社 长 热 线 010-64405720

购 书 热 线 010-89535836

维 权 打 假 010-64405753

微信服务号 zgzyycbs

微商城网址 https://kdt.im/LIdUGr

官 方 微 博 http://e.weibo.com/cptcm

天猫旗舰店网址 https://zgzyycbs.tmall.com

如有印装质量问题请与本社出版部联系（010-64405510）

母小真（中国中医科学院广安门医院）

刘宏潇（中国中医科学院广安门医院）

汤小虎（云南中医药大学第一附属医院）

许正锦（厦门市中医院）

李兆福（云南中医药大学）

吴沅皞（天津中医药大学第一附属医院）

何夏秀（中国中医科学院广安门医院）

邱明山（厦门市中医院）

沙正华（国家中医药管理局对台港澳中医药交流合作中心）

张可可（江苏卫生健康职业学院）

张沛然（中日友好医院）

陈薇薇（上海市中医医院）

林　海（中国中医科学院广安门医院）

郑新春（上海市光华中西医结合医院）

胡　艳（首都医科大学附属北京儿童医院）

顾冬梅（南通良春中医医院）

唐华燕（上海市中医医院）

唐晓颇（中国中医科学院广安门医院）

黄传兵（安徽中医药大学第一附属医院）

蒋　恬（南通良春中医医院）

程　鹏（上海中医药大学附属光华医院）

焦　娟（中国中医科学院广安门医院）

谢志军（浙江中医药大学）

谢冠群（浙江中医药大学）

甄小芳（首都医科大学附属北京儿童医院）

薛　斌（天津中医药大学第一附属医院）

魏淑风（北京市房山区中医医院）

编写办公室

主　任　马桂琴

工作人员　黄雪琪　黄兆甲　沙正华　黄莉敏　国雪丽

路　序

风湿病学是古老而年轻的学科，《黄帝内经》有"痹论"专篇，将风湿病进行了完整系统的论述和分类，奠定了风湿病的理论基石；《金匮要略》有风湿之名，风湿病名正而言顺。历代医家对风湿病的病因、病机、治则、方剂、治法循而揭之，多有发挥，独擅其长，各领风骚。

在党和国家的中医药政策的扶持下，中医药文化迎来了天时、地利、人和振兴发展的大好时机，这是中医药之幸、国家之幸、人民之幸也。中医风湿病学应乘势而上，顺势而为，也迎来发展的春天。

余业岐黄七十余年，对风湿痹病研究颇深，每遇因病致残者，深感回天乏力，幸近四十年科技进步，诊疗技术和医疗条件大为改善，中医风湿病诊疗的水平也在发展中得以提高，而对风湿病的全面继承和系统研究则始于20世纪80年代初期。1981年在我和赵金铎、谢海洲等老专家倡导下，中国中医科学院广安门医院成立了最早以研究中医风湿病为主要方向的科室即"内科研究室"，集广安门医院老、中、青中医之精英，开展深入系统的风湿病研究；1983年9月，在大同成立中华全国中医内科学会痹症学组；1989年在江西庐山成立全国痹病专业委员会；1995年11月在无锡成立中国中医药学会（现为中华中医药学会）风湿病分会。在我和焦树德先生的推动下，中医风湿病的研究距今已近四十载，期间，我相继创立了燥痹、产后痹、痛风等风湿病的病名，阐释了其理论渊源并示以辨证心法及有效方药；我还主持修订了风湿病二级病名如五脏痹、五体痹等诊疗规范，明确其概念、诊断及疗效评定标准，丰富了中医风湿病的理论内涵，为中医风湿病学的标准化、规范化奠定了基础。在我的参与和推动下，研发了风湿病系列的中成药，如尪痹冲剂、湿热痹冲剂、寒湿痹冲剂、瘀血痹冲剂、寒热错杂痹冲剂等，临床一直沿用至今，经多年临床观察，其疗效安全满意。我就任风湿病分会主任委员期间，主持、举办了多次国内外风湿病学术会议，并筹办了多期中医风湿病高研班，大大地促进了风湿病的学术交流和学科的进步与发展。

王承德是我招来的研究生，从工作分配到风湿病分会，一直在我门下且当我的秘书，我对其精心培养，并推荐他为风湿病分会主任委员。自王承德同志担任第二届、第三届中华中医药学会风湿病分会主任委员以来，风湿病学界学术氛围浓厚，学术活动丰富，全国同道在整理、继承的基础上不断进行探索和创新研究。"据经以洞其理，验病而司其义"，按尊崇经典、注重临床、传承创新的思路，参照标准化、规范化的要求，在"十一五""十二五""十三五"全国重点专科——风湿病专科建设成绩卓著，中西结合，融会新知，完善了中医风湿病学的学术体系。

承德同志授业于谢海洲先生门下，尽得其传，对焦树德先生、朱良春先生、王为兰先生的经验亦颇多继承，谦虚向学，勇于实践，精勤不倦。这次由他领导编撰的《风湿病中医临床诊疗丛书》囊括了最常见的风湿病中17个病种，每种病独立成册；各分册都循统一体例，谋篇布局，从中医的历史沿革、病因病机、治则方药，到西医的病因病理、诊断治疗，以及中西医康复护理、专家经验荟萃和现代研究，中西贯通，病证结合，反映了当今中医风湿病学界的最新学术进展；按照《黄帝内经》五脏痹－五体痹的方法论去认识各种西医诊断的风湿病，进行辨证施治。其立论严谨，条理分明，实用有效，体现了中医辨治风湿病的最高学术水平。《风湿病中医临床诊疗丛书》将付梓面世，这是我们中医药事业之幸事，风湿病患者之福音。

余九旬老叟，心乐之而为序。

国医大师　路志正

岁在戊戌，戊午秋月

王 序

风湿之病，由来已久，常见多发，缠顽难愈，医者棘手之世界难题。中医对风湿病的认识远远早于西医，如《黄帝内经》著有"痹论"和"周痹"专篇，对风湿病的病因病机、疾病分类、临床表现、治则方药、转归预后等都有系统、全面、深刻的阐述；明确地提出五体痹（皮、肉、筋、脉、骨）和五脏痹（肺、脾、肝、心、肾），详细地论述了五体痹久治不愈内舍其合，而引起五脏痹。中医学早就认识到风湿病引起的内脏损害，更了不起的是，中医的痹病包括了现代西医的绝大部分疾病。汉代张仲景《金匮要略》首立风湿之病，历代医家各有发挥，如丹溪湿热论，叶天士温热论，吴鞠通湿温论，路志正燥痹论，焦树德尪痹论，谢海洲扶正治痹，朱良春顽痹论等，他们各有发挥和论述，其医理之精道，治法之多样，方药之专宏，内容之翔实，真是精彩纷呈，各领风骚。

中医风湿病学是中医药宝库中一朵秀丽的奇葩，也是最具特色和优势的学科之一。

承德是我的学生，是谢海洲老师的高足，也是路志正老师、焦树德老师的门生。多年来我很关心和培养他，许多学术活动让他参加，如我是中华中医药学会急诊分会主任委员，他是秘书长，在我们的共同努力下，急诊分会从无到有，由小到大，从弱到强，队伍逐渐壮大，学术不断提高，影响越来越大，改变了中医慢郎中的形象。

多年来，承德跟随路老、焦老从事风湿病分会的工作，在二老的带领下，风湿病分会不论在学科建设、人才培养、学术研究、学术交流、国际交流等方面都取得了显著的成绩。承德又接路老的班，担任了风湿病分会主任委员。

承德近期组织全国中医风湿病著名专家学者，耗时 3 年之久，几经易稿，编辑了《风湿病中医临床诊疗丛书》，计 17 个病种，各病独立成册，编写体例新颖，汇集中西医，突出辨证治疗和各种治法，总结古今名家治疗经验是该书的重点所在。该丛书全面、系统地总结、归纳了中医风湿病历代医家和近年研究概况、学术进展，是风湿病集大成之巨著，资料翔实，内容丰富，经验宝贵。

丛书的面世正是中医风湿病各界砥砺前行的见证，可谓近代中医学发展的一簇茁壮新枝，是中医学之幸事，风湿病之福音，可喜可贺！欣慰之至，乐之为序。

中国工程院院士
中国中医科学院名誉院长　　　王永炎

戊戌年秋月

晁　序

昔人云，不为良相即为良医。相之良则安天下，医之良则救黎庶。庙堂之与江湖，虽上下有别，隐显各殊，然用心一也，视事深虑，不敢轻慢，医者当谨思之，慎审之，余深以为然。

《黄帝内经·素问》凡八十一篇，通天道，顺四时，理人事。其中有大论别论，法时全形，精微刺要，无所不至。而论及病，仅热、疟、咳、风；厥、痛、痹、痿概十一病，皆古今大众之苦楚也。病平而常，苦痛难当。尤痹论风寒湿三气合杂，病也顽，患也重，治更难，为医之苦也。

中医药学植根于中华传统文化之中，乃中华文化之奇葩。其提挈天地，把握阴阳，探理溯源，治病求本，辨证施治，大道至简，大理通明，深究之，细研之，发扬光大，诚不失我华夏后生之职守也。

承德是我的学生，也是我的助手，我是急诊分会主委，他是秘书长，多年来我们为中医急诊分会的组织建设、学科发展、学术交流、人才培养、成果推广进行了不懈努力，使中医急诊学科建设迅速发展壮大，成为全国有影响的学科，为我国中医急诊工作做出了应有的贡献。

承德及众贤达之士潜心风湿病数十年，继承焦树德、谢海洲、朱良春之遗风，兼秉路老重脾胃调五脏之枢机。在中华中医药学会风湿病分会及世中联中医风湿专业分会中继往开来，砥砺前行，统筹国内一流大家，重订《实用中医风湿病学》，在"十一五""十二五"全国中医重点专科——风湿病专科建设之后，再度筹措编纂《风湿病中医临床诊疗丛书》。以西医学主要风湿病名为分册，归纳类风湿关节炎、强直性脊柱炎、系统性红斑狼疮、白塞病、痛风、骨关节炎等十七分册。统一体例，独立成卷，纵论历史沿革、辨证要点、诊断标准、历代医家治则验案、文献索引；横及现代医学之病理、生化、检测方法。全书纲举目张，条分缕析，广搜博采，汇通中西，病证结合，立法严谨，选药精当，医案验证可采可信。书中引经据典，旁证参考，一应俱全，开合有度，紧束成篇，可通览亦可分检之。

《风湿病中医临床诊疗丛书》汇集国内著名中医风湿专家，通力合作，如此鸿篇巨制，乃风湿病诊疗之集大成者，蔚为壮观。此非高屋建瓴、统摄权衡者不敢为也，非苦心磨砺、独具慧眼者，不能为也。此书可为初学者张目，可为研究者提纲；读之则开卷有益，思之可激发灵光；医者以之楷模，病者可得生机。善哉，善哉。

览毕，余为之庆幸，愿以为序。

国医大师　晁恩祥

戊戌年冬月

自 序

　　光阴似箭，岁月如梭，一晃吾已年逾古稀。回首五十多年走过的行医之路，艰辛而漫长，也坦然豁然。我从小酷爱中医，梦想长大能当一名郎中，为乡亲们解除病痛。初中毕业，我考上了甘肃省卫校，被分配到检验专业，自此决心自学医疗和中医知识。时逢"文革"动乱，我自己去甘肃省人民医院进修，如饥似渴地学习中西医知识。毕业后，我自愿报名去了卓尼疗养院（麻风病院），因医院正在建设之中，闲暇时间较多，我就背药性赋、汤头歌等。从1970年大学开始招收工农兵学员，我每年都报名，终于1976年考上了北京中医药大学，走上了学习中医之路，实现了学中医的梦想。入学时，我们又赶上粉碎"四人帮"的好时机，"文革"期间老教授们都未上台讲课，此时重上讲台，积极性很高，我们聆听了任应秋、刘渡舟、赵绍琴、王绵之、董建华、焦树德、程士德、施汉章等大师们的讲课，真是万分荣幸。

　　我的毕业实习是在广安门医院，有幸跟谢海洲、路志正老师侍诊学习。毕业后我被分配到甘南州人民医院工作。1982年我报考了中国中医科学院广安门医院由赵金铎、谢海洲、路志正三位导师招收的痹病专业硕士研究生，这也是我国第一个中医风湿病专业的研究生，从此开始了我的风湿病研究工作。学习期间，除跟谢老临诊之外，我阅读了大量古今有关风湿病治疗的文献，总结了谢老治疗风湿病的经验和学术思想。我的毕业论文是《论扶正培本在痹病治疗中的重要意义》，后附100例病案分析。论文在总结谢老经验和学术思想的基础上提出了几个新的学术观点。如从病因病机方面，强调正虚是发病之本，提出"痹从内发"。风湿病的发病，不仅是内外合邪，更是内外同病，正虚为本，此乃发病之关键。脾虚外湿易侵，阳虚外寒易袭，阴虚外热易犯，血虚外风易入。此外，外未受邪，脾虚生内湿，久生痰浊，血虚生内风，阴虚生内热，阳虚生内寒，气虚生瘀血，风、寒、湿、热、痰浊、瘀血从内而生，留于肌肤筋脉，停滞关节，闭阻气血，内侵五脏，痹从内生。

我在论文中提出"痹必夹湿"的观点。我在查阅历代文献时发现，《说文解字》曰："痹，湿病也。"《汉书·艺文志》曰："痹，风湿之病。"《素问·痹论》曰："风寒湿三气杂至，合而为痹。"张仲景将该病放在《金匮要略·痉湿暍病脉证治》的湿病中论述，清·吴鞠通将该病放在《温病条辨·中焦篇·湿温》中论述，足见历代医家对风湿病从湿论治的重视。此外，发病的病因病机、临床表现、转归预后等都与湿有密不可分的关系。湿为阴邪，易伤阳气，其性重浊，黏滞隐袭，秽浊潮湿，其性趋下，阻遏气机，病多缠绵难愈。湿邪在风湿病的发生发展、转归预后等方面有重要影响，大凡风湿病者，多肌肉重着酸痛，关节肿胀，肌体浮肿，周身困倦，纳呆乏味，病程缠顽难愈。

湿为重浊之邪，必依附他物而为患，内蕴之湿，多可从化，非附寒热不能肆于人，感于寒则为寒湿，兼有热则为湿热，夹有风则为风湿。诸邪与湿相合，如油入面，胶着难化，难分难解，故风湿病一般病程较长，缠顽难愈。

我强调脾胃在风湿病中的重要地位。以往医家重视肝肾，因肾主骨，肝主筋，风湿病主要责之于肝肾，强调肝肾在风湿病中的地位。基于"痹必夹湿"的认识，脾属土，主运化水湿，湿之源在脾，土旺则胜湿；脾又主四肢和肌肉，阳明主润宗筋，主束骨而利关节，气血之源又在脾，故脾胃在风湿病中占有非常重要的地位。

在治疗方面，历代医家以祛邪为主，我提出扶正培本为基本大法。在扶正方面，滋阴以清热，温阳以散寒，养血以祛风，益气以化瘀。历代医家重视肝肾，我更强调脾胃，健脾益气、化湿通络是治疗风湿病的基本法则。因风湿病的病位多在中下二焦，病邪弥漫于关节与筋膜之间，故用药宜重，药量宜大。因痹必夹湿，湿多与他邪裹挟、胶着难解，故证型不易变化，治疗要守法守方。风湿病是世界之顽疾，非常之病必用非常之药，顽难之疾需用特殊之品。有毒之药也称虎狼之品、霸道之药，其效快而猛烈，能斩关夺隘，攻克顽疾，非一般药可比。我治风湿病善用有毒和效猛之品，如附子、川乌、草乌、细辛、马钱子、雷公藤、全虫、蚂蚁、水蛭、大黄、石膏等，只要辨证正确，配伍合理，是安全有效的。如雷公藤配附子之后，毒性大减，雷公藤性寒味苦治热证为宜，不宜寒证；附子大热，治寒证为宜，热证慎用。二者配伍，毒性大减。另附子大热，若配大黄或知母之类，能够制其热，减毒性，其疗效明显提高。

经过近四十年的临床验证，我以上关于风湿病的学术观点越来越被证明是正确的，对指导风湿病的临床还是有价值的。

我在攻读研究生期间就跟路志正和焦树德等老师从事风湿病分会工作，先后担任秘书、秘书长、副主委、主任委员。2000年我被路老推荐并选举为第二届风湿病分会主任委员，直至2015年卸任。几十年来，在路老和焦老的精心培养和正确指导下，风湿病分会从小到大、从弱到强，学术队伍从最初的二十余人发展至目前四百多人，发展迅速，学术水平逐年提高，规模逐年扩大，每年参会代表有五百多人，学术氛围浓厚。到目前为止，共举办全国性风湿病学术会议二十余次，召开国际中医风湿病学术研讨会十多次，举办全国中医风湿病高研班二十多期。2010年在北京成立了世界中医药学会联合会风湿病专业委员会，我担任会长。至今已在马来西亚、美国、俄罗斯、西班牙、葡萄牙、意大利、新西兰、泰国等国家及北京、台湾、香港等地举办世界中医药学会联合会的年会，并举办国际中医风湿病学术研讨会分会场。

多年来，风湿病分会重视规范化、标准化研究。鉴于该病病名混乱，如1983年学组刚成立时称为痹症学组；大家认为"症"是症状，不能称为痹症，于是更名为痹证专业委员会；大家又认为"证"是一个证候群，也代表不了疾病，于是又改为痹病专业委员会。西医学对此病的认识也在不断变化，20世纪60～70年代称胶原化疾病，70～80年代称混合结缔组织病，90年代称风湿类疾病。而风湿病之病名中医自古有之，我于1990年首先提出将痹病改为风湿病的建议，还风湿病的历史原貌。理由之一：历代中医文献里早有记载。如《汉书·艺文志》曰："痹，风湿之病。"《金匮要略》曰："病者一身尽痛，发热，日晡所剧者，名风湿。此病伤于汗出当风，或久伤取冷所致也……"《神农本草经》记载了26种治疗风湿病的药物，特别是下卷明确提出："疗风湿病，以风湿药，各随其所宜。"这是专病专药的记载。《诸病源候论》曰："风湿者，以风气与湿气共伤于人也……"《活人书》曰："肢体痛重，不可转侧，额上微汗，不欲去被或身微肿者何？曰：此名风湿也。"理由之二：痹病的名称不能囊括所有风湿疾病，"痹"的含义广泛。"痹"既是病机，指闭塞不通；又是病名，如肺痹、胸痹，极易混淆。许多带"痹"的并不是风湿病。

从病因、病机、分类、临床表现、证候等方面看，风湿病病名较痹病更科学、合理，更具有中医特色，更符合临床实际。我提出此建议后，也有反对者，但经多次讨论，路老、焦老同意，提交1993年第七届全国痹病学术研讨会讨论后，大家一致同意将痹病改为风湿病。这是我国中医风湿病学会对中医药学的一大贡献。我还在全国各学术会议上不断阐述将痹病改为风湿病的重要意义。学会还对五体痹（皮、肌、筋、脉、骨）和五脏痹（心、肝、脾、肺、肾）及尪痹、大偻、燥痹等二级病名的诊断标准和疗效评定进行了规范化和标准化研究。

近几十年现代免疫学的迅速兴起，使人们对风湿病的认识更加深入，诊断日益先进，加之病种的逐渐增加，新药研发和治疗手段不断涌现和更新。现代风湿病学的发展也非常迅速，成为一门新兴学科。为了提高风湿病诊断和治疗水平，突出中医药的特色和优势，总结中西医治疗风湿病的研究成果和宝贵经验，适应当前风湿病学科的发展，满足患者的需求和临床工作者的要求，世界中医药学会联合会风湿病专业委员会特邀请国内著名中西医专家和学者编写了《风湿病中医临床诊疗丛书》。我们选择以西医命名的最常见的17个病种（系统性红斑狼疮、强直性脊柱炎、类风湿关节炎、成人斯蒂尔病、反应性关节炎、干燥综合征、纤维肌痛综合征、骨关节炎、痛风、骨质疏松、白塞病、风湿性多肌痛、硬皮病、炎性肌病、银屑病关节炎、儿童常见风湿病、产后痹）作为丛书的17个分册，每分册分为九章，分别是历史沿革、病因与病机、诊断与鉴别诊断、中医治疗、西医治疗、常用中药与方剂、护理与调摄、医案医话、临床与实验研究。丛书以中医为主，西学为用，如中医治疗分辨证治疗、症状治疗及其他治疗，尽可能纵论古今全国对该病的治疗并加以总结；常用中药从性味归经、功能主治、临床应用、用法用量、古籍摘要、现代研究等方面论述；常用方剂从出处、组成、煎服方法、功能主治、方解、临床应用、各家论述等方面阐述；总结古今医案医话也是本丛书的重点，突出历代医家对该病的认识和经验，更突出作者本人的临床经验，将其辨证论治的心得融入其中，匠心独运，弥足珍贵。风湿病是世界顽难之疾，其治疗有许多不尽如人意之处，仍缺乏特效的药物和方法，尚需广大有志于风湿病研究的仁人志士勤于临床，刻苦钻研，不懈探索，总结经验，传承创新，攻克顽疾。

本丛书编写历时 3 年之久，召开编写会 6 次，数易其稿，可谓艰辛，终于付梓面市，又值中华人民共和国成立 70 周年之际，我们把它作为一份厚礼献给祖国。希望本丛书的出版，对中医风湿病诊疗研究的同仁们有所裨益，也借此缅怀和纪念焦树德、谢海洲、朱良春、王为兰、陈志才几位大师。

特别感谢路志正国医大师、王永炎院士、晁恩祥国医大师百忙之中为本丛书作序，给本丛书添彩。

本丛书编写过程中，各位专家及编写办公室工作人员辛勤努力，医药企业也给予了积极支持，同时得到了中国中医药出版社领导和编辑的大力支持，在此一并表示衷心感谢！

由于水平所限，本书若存在瑕疵和不足之处，恳求广大读者提出宝贵意见，以便再版时修订提高。

世界中医药学会联合会风湿病专业委员会会长
中华中医药学会风湿病分会名誉主任委员　　王承德

2019 年 3 月

总前言

《风湿病中医临床诊疗丛书》总主编王承德教授从事中医风湿病临床工作近四十年，担任中华中医药学会风湿病专业委员会第三届主任委员、第四届名誉主任委员，世界中医药学会联合会风湿病专业委员会会长。在他的领导下，中医风湿病学临床与研究队伍经历了初步发展到发展壮大的过程，中医风湿病学有了长足发展。王承德教授一直致力于提高中医诊治风湿病临床水平的工作，有感于西医治疗风湿病的诊疗技术及生物制剂等临床新药的使用，遂决定组织全国权威风湿病专家编写本套丛书，以进一步提高中医风湿病医生的诊疗水平。

《风湿病中医临床诊疗丛书》共收录 17 个病种，各病独立成册，每册共 9 章，分为历史沿革、病因与病机、诊断与鉴别诊断、中医治疗、西医治疗、常用中药与方剂、护理与调摄、医案医话、临床与实验研究，汇集了中医、西医对 17 种常见风湿病的认识，重点论述了疾病的中医病因病机和西医病因病理，介绍了疾病的诊断与鉴别诊断，特别突出中医辨证治疗和其他治法，总结了治疗疾病的常用中药和方剂。总结古今名家治疗经验是本丛书的一大亮点，临床与实验研究为临床科研提供了思路和参考。

本丛书由国内中医风湿病领域的权威学者和功底深厚的中医风湿病专家共同编撰。2016 年 3 月丛书召开第一次编委会，经过讨论，拟定了丛书提纲，确立了编写内容。本着实用性及指导性的原则，重点反映西医发展前沿、中医辨证论治和古代及现代名家的医案医话。2016 年 10 月和 2017年 10 月，编委会两次会议审定了最终体例。会议就每一种疾病的特点与内容进行了仔细审定，如类风湿关节炎在辨证论治中就病证结合、分期论治进行了详细的阐述，白塞病增加了诊疗思路和临证勾要两部分，这些都是编著者多年的临床思考和心得体会。现代医案医话部分除了检索万方、知网、维普等数据库外，又委托中国中医科学院信息所就丛书中的病种进行了全面检索，提供了国家级、省部级、地市级名老中医工作室内部的、未发表过的医案供编著者选择。丛书最终经总主编王承德教授审定，内容翔实，易懂实用，既有深度又有广度，不仅汇集了西医风湿病最新的前沿动态，还摘录了古代名医名家的经验用药，同时又有当代风湿病学大家、名家的经验总结，是编著者多年风湿病临床经验的结晶。本丛书可作为各级医疗机构从事中医、中西医风湿病临床与科研工作者的案头参考书。

由于编撰者学识有限，书中若有疏漏与谬误之处，敬请广大读者提出修改意见，以便再版时修订提高。

《风湿病中医临床诊疗丛书》编委会

2019 年 4 月

编写说明

随着我国风湿病学科的发展，儿童风湿病越来越受到重视与关注，儿童风湿病专科医师的需求量也越来越多。目前我国儿童风湿病专科医师异常缺乏，应用中西医结合方法治疗儿童风湿病的专业医师更是凤毛麟角。首都医科大学附属北京儿童医院中医科从 20 世纪 80 年代初期开始，在何晓琥、马嵩春等老一辈儿科风湿病专家的带领下，在全国首创儿童中西医结合风湿病专业，几十年来收治了大量的风湿病患儿，如幼年特发性关节炎、系统性红斑狼疮、皮肌炎、干燥综合征、硬皮病、过敏性紫癜等，在中西医结合诊治儿童风湿病方面积累了一定的经验，先后主持完成该领域科研课题多项，发表学术论文近百篇。在王承德教授主编的《风湿病中医临床诊疗丛书》中，我们有幸承担了本分册的编写工作，期望能为中西医结合儿科风湿病专业的发展尽一份力。

本分册共分为五章，主要针对儿童常见的风湿病，重在介绍儿童风湿病的中医辨证论治、常用中药与方剂及老中医经验，同时涉及西医的诊断、鉴别诊断、治疗和研究进展，还包括护理与调摄等相关内容。希望能为相关专业的临床医师提供参考与帮助。

由于编者水平和时间有限，书中若存在不足之处，恳请各位同道和读者提出宝贵意见，以便再版时修订提高。

《风湿病中医临床诊疗丛书·儿童常见风湿病分册》编委会

2020 年 2 月

目 录

第一章

儿童风湿病总论

儿童风湿病是指一大类以侵犯关节为主的全身结缔组织病。主要包括幼年特发性关节炎、幼年强直性脊柱炎、系统性红斑狼疮、幼年皮肌炎、硬皮病及白塞病等疾病。其中以幼年特发性关节炎、幼年强直性脊柱炎、系统红斑狼疮、幼年皮肌炎较常见，中医学统称为"痹证""痹病"。由于儿童风湿病在发病机理、临床表现及预后等方面存在某些不同点，因此在病因病机、辨证治疗上也与成人风湿病有所不同。

第一节　中医对儿童风湿病的认识

中医学认为，本病与患儿的体质禀赋、饮食营养及起居均密切相关，内因主要与禀赋不足、气阴两虚、营卫不和、肌肤腠理不固有关；外因主要是感受风寒湿热之邪。内外因素相互作用而致湿浊、痰热、瘀血互结，气血经络痹阻，肢体、血脉失于濡养所致。古代医著中无小儿风湿病之名，相关论述多散在历代文献中。其中所提及的小儿"痹""鹤膝风""历节风""骨节风"等证候与本病特点相似。如钱乙提出小儿鹤膝："鹤膝，乃禀受肾虚、血气不充，致肌肉瘦薄，骨节呈露，如鹤之膝也。"《诸病源候论》曰："小儿禀生血气不足，即肌肉不充，肢体柴瘦，骨节皆露，如鹤之脚节也。"《医宗金鉴》曰："小儿鹤膝风，风寒湿邪乘虚而入为是病也。膝内隐痛寒胜也，筋急而挛风胜也，筋缓无力湿胜也。"金·张从正《儒门事亲》曰："小儿风寒湿之气合而为痹，及手足麻痹不仁。"此外，刘完素《保童秘要》论有小儿"骨节风"，明·高叔宗《丹溪治法心要》在"小儿科"列有"历节风"等，清·夏鼎《幼科铁镜》列有"小儿痛风、冷水风"等。

可见，"风寒湿三气合而为痹"也是儿童风湿病发病的外部诱因。小儿脏腑娇嫩，形气未充，腠理空疏，卫气不固，易于感邪，因小儿脏腑经络素有蓄热，感受风寒湿邪后易从阳化热，湿热合邪阻于经络，气血不畅，而致关节肿痛、筋脉失利是本病发病的内部机制。小儿风湿病初期多属"热痹"范畴。《素问·痹论》就有"其热者，阳气多，阴气少，病气盛，阳遭阴，故为痹热"的记载。如邪久不去则可内舍脏腑导致脏腑虚损。脾主四肢肌肉，为气血生化之源，脾虚化源不足，可致肌肉瘦削萎缩；肾主骨，生髓，肝藏血主筋，肝肾亏损，则可致筋骨失养，渐致筋挛骨松，关节变形，不得屈伸而终成残疾。

对于本病治疗历代医家也有论述。宋·钱乙《小儿药证直诀》用败毒散治小儿风湿、四肢作痛、项强睛疼等，并提出小儿鹤膝风的治疗，"用六味地黄丸加鹿茸以补其血气，血气既充则其肌肉自生"，成为指导小儿鹤膝风的用药典范。《幼科类萃》《薛氏医案》《医学纲目》《证治准绳》《寿世保元》《幼科百效方书》《医门法律》等多遵从其说。《保童秘要》治疗小儿骨节风方用独活、升麻、羌活、防风、桂心、细辛、甘遂、郁李仁。《世医得效方》用洗心散治小儿"头目碎痛，背膊拘急……百节疼痛"，"地黄丸治气血不充，骨髓不满，软弱不能行"。因此本病在治疗方面要紧紧围绕标本缓急、寒热虚实之大纲，风寒湿热之邪是其标，气血脏腑亏损是其本。病初实多虚少，宜治标为主，发病过程中多寒热虚实相互转化，错综呈现，治疗上应散风、化湿、活血、强筋骨、利关节，标本兼治，随症加减；后期则久病多虚、多瘀，累及肝肾，治疗上应注重补虚、化瘀、补肝益肾。

总之，小儿风湿病病位在肢体关节而与肝、脾、肾等脏腑关系密切。禀赋不足、外邪侵袭、痰瘀互结、经络痹阻是其主要致病因素。初期多属实，发病过程中则虚实夹杂，病久则肝肾亏虚，终可使筋骨失荣挛缩、变形。因小儿脏腑娇嫩，相对成人病邪更易内传而形成五脏痹。

第二节　西医对儿童风湿病的认识

国外在儿童风湿病学方面的研究起步比较早，19 世纪 60 年代就有儿童患关节炎的临床报道，甚至在 1883 年就出现了专门针对儿童风湿病的讨论会。除了关节炎，血管炎、皮肌炎及系统性红斑狼疮等其他儿童风湿病也有被报道。但直到 19 世纪末，除了风湿热，其他风湿病在儿童中并未受到足够重视。1897 年，Still 撰文指出儿童风湿病患者在很多重要方面与成年人存在明显差异，但其观点在当时并未得到应有的重视。20 世纪 40 年代以后，儿童风湿病学逐渐受到人们的重视。1947 年英国出现了专门针对儿童风湿病的研究单元，而现代儿童风湿病学的真正发展是在美国。第二次世界大战后，在美国的芝加哥及纽约市均出现了针对风湿热进行治疗与康复的医院，这些医院在后来逐渐把治疗范围扩大到其他风湿病。20 世纪 70 年代，在美国及其他国家先后出现了专门研究儿童风湿病学的临床及学术中心，这也标志着现代儿童风湿病学时代的真正到来。美国风湿病学会在 1975 年成立了儿童风湿病理事会，并在次年举行了第一次学术会议。在这之后，欧洲抗风湿病联盟及世界卫生组织联合在挪威的奥斯陆举行了一次有关儿童关节炎命名与分类的会议，这也是欧洲儿童风湿病学会开始发展的标志。除了专业的学会组织，国外还出现了专门针对儿童风湿病研究与合作的其他组织。在国内较早开展儿童风湿病学研究的是北京儿童医院，即从 20 世纪 70 年代末就开始了儿童风湿病的临床研究与探讨，但国内大部分市级医院甚至部分省级医院还没有专门的儿童风湿病科，国内的儿童风湿病专科人才也极为匮乏。近年来，随着现代免疫学、分子生物学及基因组学等学科的发展，儿童风湿病学的基础及临床研究均取得了很大进展。临床及流行病学方面的研究使人们可以更好地对儿童风湿病进行分类及描述。在免疫学领域，免疫复合物的发现使人们对风湿病，特别是系统性红斑狼疮的发病机制有了更深的理解，并可用于检测疾病的活动性。人类基因组测序的完成则代表了人类在科学领域中取得了一个巨大的进步，对我们在未来更好地理解影响风湿病的许多重要因素起了重要的作用，例如炎症与免疫反应机制、机体疾病易感性及机体对药物的治疗反应等。影像学的进步使得人们对一些疾病中累及器官及受损组织的定位更加容易与精确。检验医学领域中的一些进步则使一些疾病的诊断与病情活动检测更加特异与方便。这些都有助于儿童风湿病相关研究的开展。

第二章

儿童常见风湿病的临床

第一节　幼年特发性关节炎

【历史沿革】

1864 年，Cornil 描述了一位从 12 岁就开始患有慢性关节炎的 29 岁女性患者，并首次提出了儿童时期的多关节炎概念。1890 年，Diamant-Berger 回顾分析了已发表文献中的 35 例及他自己的 3 例儿童多关节炎病例，认为这种病可以急性起病，主要累及大关节，病情可以缓解和加重，经常影响患儿的正常生长发育，预后总体较好。1897 年，Still 详细描述了 12 例儿童多关节炎患者的临床表现，包括淋巴结肿大和脾大，经常发生心包炎，经常易于累及颈椎，可有发热及生长延缓；他认为儿童关节炎的病因可能与成人 RA 不同，可能包括了不止一种疾病。Still 的这种经典描述是临床观察中一个相当著名的例子。现在全身型幼年特发性关节炎有时仍被称作 Still 病。1901 年，Hisrschsprung 证实了 Still 的观察，以后陆续发表了一系列有关儿童慢性关节炎的文献。1946 年 Coss 和 Boots 提出了"幼年类风湿关节炎"这个词，用于描述儿童的慢性关节炎。对于这组疾病的诊断分类标准尚不统一。1977 年美国定名为幼年类风湿关节炎（juvenile rheumatoid arthritis，JRA），欧洲定名为幼年慢性关节炎（juvenile chronic arthritis，JCA）。1994 年国际抗风湿病联盟（International League Against Rheumatism，ILAR）将其统一命名为幼年特发性关节炎，以此替代 JRA 和 JCA 这两个诊断分类标准；2001 年在加拿大的埃德蒙顿，ILAR 又对这一标准进行了修订，目前我国也主要参照这个诊断分类标准。

《国际儿童风湿病试验组织（PRINTO）幼年特发性关节炎新分类标准专家共识（启动步骤）》于 2018 年 10 月发表于 Journal of Rheumatology，随后在 2018 年美国风湿病学会（ACR）年会上，相关专家在大会上进行了介绍。在西方国家，这一新的幼年特发性关节炎（JIA）分类标准还在完善中，PRINTO 设计了 2 步前瞻性研究，完成后将形成成熟的 JIA 新分类标准。

这一学科的新动向及进展对 JIA 的诊治及研究具有重大意义。

【病因与病机】

幼年特发性关节炎（juvenile idiopathic arthritis，JIA）为儿童期常见的一组风湿性疾病，是指 16 岁以下儿童持续 6 周或 6 周以上的不明原因的慢性关节炎。为一种异质性疾病，起病方式、病程和转归各不相同，病因也不相同。对于关节炎的诊断应注意其定义为关节肿胀，或关节活动受限伴疼痛或压痛，持续 6 周以上，没有机械损伤或其他类似原因，同时应注意除外感染、肿瘤等其他引起关节炎的因素。

一、中医病因病机

中医学认为，本病主要由于气血两虚，营卫失和，腠理不固或素体蕴热，外感风、寒、湿邪，阻滞经络，气血运行不畅，筋骨失养或痰湿瘀阻致关节肿痛，活动受限。日久内舍肝肾可致关节挛缩、僵直。

1. 感受外邪，经络受阻

由于居处寒湿、涉水冒雨、气候变化等外在因素，又感受了风寒湿热之邪，外邪侵袭人体，留滞筋骨，经脉受阻，气血运行不畅，发为本病。

2. 正气偏虚，腠理不密

小儿脏腑娇嫩，形气未充，气血未壮，不耐风寒。或先天禀赋不足，正气偏虚，腠理不密，卫外不固。如《灵枢·五变》中说："肉不坚，腠理疏，则善病风。""粗理而肉不坚者，善病痹。"《严氏济生方》中亦说："皆因体虚，腠理空疏，受风寒湿气而成痹也。"外邪乘虚侵袭肌肤，注于经络关节，气血痹阻，关节疼痛而成痹证。

3. 素体蕴热，从阳化热

小儿体禀纯阳，素体经络蕴热，阳气偏盛，"阳常有余，阴常不足"，感受外邪，易从阳化热，或初感寒热之邪，郁于阴分，日久化热而为湿热痹。正邪交争，由表入里或由里出表，均可反复发热不已。本病初起即可表现为热证，日久阴虚，阳浮阴弱，以致低热不退，汗出热不解。

4.痰凝血瘀，阻滞经脉

外感湿邪不除或脾虚失运，水湿不化，日久聚湿成痰，气血运行不畅，渐成血瘀，以致瘀血痰浊痹阻经络，出现关节肿胀、屈伸不利等症。

5.痹证日久，肝肾亏虚

痹病日久不愈，气血津液运行不畅，血脉瘀阻，津液凝聚，痰瘀互结，闭阻经络，深入骨骼，出现关节肿胀畸形等症，甚至深入脏腑，出现脏腑痹的证候。

二、西医病因病理

幼年特发性关节炎为一组疾病，其病因及发病机制尚未完全阐明，各型之间也不尽相同，其与遗传、环境、感染、免疫等多种因素相关。

（一）病因

1.遗传因素

白细胞抗原与所有 JIA 均相关的有：HLA-DRB1*08、HLA-DRB1*11、DQA1*04、DQA1*05、DQB1*04；全身型与 HLA-DRB1*11、DQA1*0 等相关，少关节型与 HLA-DRB1*08、HLA-DRB1*11、DPB1*0201、DQAQ*0102、DQA1*04 相关；多关节类风湿因子阳性与 DRB1*04、DQA1*03 和 DQB1*03 相关；HLA-B27 阳性与附着点炎症相关关节炎型男性年长儿少关节者相关性可达 90% 以上，但这些等位基因在发病机制中的作用尚不明确。除白细胞抗原外，一些炎症因子如肿瘤坏死因子－α（TNF-α）、白细胞介素-6（IL-6）、IL-10 等促炎因子与抑炎因子的基因多态性也与关节炎密切相关，如 TNF-α 的 1031C、863A、857T 单核苷酸多态性与 JIA 呈正相关；IL-6 启动区域的多态性与血清中 IL-6 水平呈正相关，与疾病严重程度相关；巨噬细胞游走抑制因子（MIF）173G/C 基因多态性与血清水平多少及关节炎损伤程度相关；蛋白酪氨酸磷酸酶 N22（PTPN22，一种负调节因子）1858 位点 C/T 多态性也与 JIA 相关。

2.环境因素

环境因素包括寒冷、潮湿、营养不良、外伤及精神因素等，与 JIA 发病率增加相关。另外，社会经济状态、环境污染是否使患病危险因素加大尚需进一步研究。

3. 感染因素

病毒、细菌、支原体、衣原体感染可能通过某些途径影响 JIA 的发病和病情的进展。病原体可能通过改变滑膜细胞或淋巴细胞基因表达而改变它们的性能，并在活化的淋巴细胞和巨噬细胞释放细胞因子的促进下，释放各种炎症因子，导致关节软骨、骨组织损伤。

（二）机制

JIA 是自身免疫炎症性疾病，免疫因素在本病的发病中起着重要的作用。在全身型患儿，中性粒细胞数量明显增加；各型 JIA 患儿中性粒细胞大量浸润，说明中性粒细胞在疾病发病及病理过程中起着重要作用。一方面其可以释放促炎因子如 IL-1、TNF-α 等引起滑膜炎症；另一方面，还可释放髓过氧化物酶、抗细菌阳离子蛋白、IFN-γ 等，影响获得性免疫的趋化，诱导 T、B 淋巴细胞增殖的各环节，参与该病的整个过程，活化与疾病活动性相关。

特异性免疫中 T 淋巴细胞在发病中起着核心作用，Th1 与 Th2 平衡失调，浸润的 T 细胞具有寡克隆特征，且分泌细胞因子 IL-12、IFN-γ 升高，显示其呈 Th1 倾向。近年研究显示，抑制性 CD4+、CD25+T 调节（Treg）细胞与 T 辅助 -Th17 的 T 细胞亚群失调，Th17 的 T 细胞产生 IL-17、IL-6、TNF 等炎症因子，并上调、协调和介导多种炎症因子，通过刺激金属蛋白酶（MMP）促进基质损伤，通过破骨细胞活化因子促进破骨细胞吸收骨质，上调成纤维细胞黏附分子 ICAM-1 的表达，募集中性粒细胞和单核细胞至炎症部位，促进炎症过程。这些都说明 JIA 患儿可能由于免疫功能的减低，不能充分抑制交叉抗原或自身诱发的过高自身反应性 Th1、Th17 的特异性免疫应答亢进，导致自身免疫炎症损伤。B 细胞产生自身抗体，如类风湿因子在多关节型中阳性率约为 20%，抗瓜氨酸抗体阳性与关节炎骨质破坏相关，抗核抗体阳性与少关节型合并葡萄膜炎相关，这些体现了 B 细胞分泌的抗体在 JIA 病理过程中也起着重要作用。另外细胞因子如 IL-

12、IL-1、IL-6、IL-8、IL-18、TNF-α 等在本病不同亚型中不同水平的增高与疾病关节炎、发热、贫血、骨破坏等临床表现有一定相关性，反映了细胞因子分泌失调参与了本病的疾病过程，但不同分型之间的差异也体现了 JIA 是一组疾病，与成人类风湿关节炎不同，其各型的病因及发病机制可能不完全相同，临床预后也存在较大的差异。

【诊断与鉴别诊断】

一、诊断要点

（一）临床表现

1. 关节炎

关节炎是本病的必要条件，表现为关节肿胀，或关节活动受限伴疼痛或压痛，关节炎为固定性，非游走性，持续时间至少 6 周以上，并需除外机械损伤或其他类似原因。可伴有晨僵，但患儿对晨僵多表述不清，往往有晨重暮轻，或活动后减轻等描述。各关节均可受累，以腕、肘、膝、踝最为常见，手（足）指（趾）关节受累以多关节炎型多见，颞颌关节受累表现为张口受限和关节疼痛，影像学检查可见关节侵蚀，囊性变或骨质疏松，可见脊柱关节受累，如颈、胸、腰、骶，但需注意除外感染、占位、畸形等其他因素，以免造成误诊。寰枢椎关节炎可导致半脱位，应注意早期发现，及时颈托防护，防止猝死等不良事件的发生。腘窝部可见腘窝囊肿、髌上囊肿等。全身型关节症状个体之间差异较大，大小关节均可受累，可表现为关节疼痛、肿胀、活动受限，病初以关节疼痛伴轻度肿胀多见，发热时伴随关节症状加重，热退后有缓解，受累关节以膝、腕、踝多见。随着疾病的进展逐渐从少关节到多关节，病情反复发作亦可累及颈椎、颞颌、手小关节和髋关节，造成关节强直畸形，预后不良。

2. 发热

全身型 JIA 发热为其主要表现，发热特点为弛张高热，体温高峰每日或隔日高达 39℃ 以上，甚至可达 41℃，然后可降至正常，发热时多伴皮疹、畏寒、肌肉酸痛，关节肿痛加重，热退后精神状态好转，可玩耍如常。发热症状抗感染治疗无效，至少持续 2 周以上，才符合诊断标准。

除全身型外的其他分型亦可见发热，以不规则多见，常为低热或中度发热。

3. 皮肤病变

全身型患儿多伴有皮疹，皮疹多是分散分布，为 2 ～ 5mm 的红色麻疹样斑丘疹不伴痒感，皮疹常见于躯干和肢体的近端，亦可见荨麻疹样、多形红斑样皮疹，皮疹与发热有密切关系，表现为热出疹出，热退疹退。

类风湿结节在 JIA 中发生率低，仅见于多关节炎类风湿因子阳性的患儿，表现为单发或多发的皮下硬结，可以移动，无触痛，结节表面可有红斑，结节多发生于关节伸侧，常对称分布，可与其下的关节囊相连，侵入骨膜形成溃疡。

4. 眼部病变

20% ～ 50% 的少关节炎型可出现虹膜睫状体炎即葡萄膜炎，以慢性葡萄膜炎多见，病变常从眼前房起病，发病隐秘，需裂隙灯检查发现。严重者可表现为眼红、疼痛、畏光、流泪等症状，2/3 为双侧受累，有患儿以葡萄膜炎为首发症状，反复发作可引起结膜上皮钙质沉着，角膜病变，白内障继发青光眼，严重可造成失明，抗核抗体阳性患儿眼部受累发病率高。与附着点相关的关节炎型，葡萄膜炎发生率为 15% ～ 20%，表现为急性虹膜睫状体炎，需及时发现，尽早治疗，通常建议每 3 个月进行一次裂隙灯检查。多关节炎型约 5% 的患儿出现葡萄膜炎，如无临床表现每 6 个月进行眼裂隙灯检查，全身型很少出现，1 年 1 次眼部检查。后葡萄膜即脉络膜受累较少见，另外干燥性角膜炎、巩膜炎、视神经乳头炎及黄斑水肿等眼部病变亦有报道。

5. 淋巴结、肝脾病变

全身型中全身淋巴结、肝脾肿大可单独存在，也可同时出现，具有诊断意义。淋巴结肿大，病理表现为反应性增生，以颈部、腋下、腹股沟等浅表淋巴结为主，呈对称性，质软，大小不一，有轻度压痛，不伴皮温增高，无波动感，无融合，偶可见坏死。腹腔肠系膜淋巴结肿大可出现腹痛、腹胀。

肝大一般为轻到中度，可伴有肝功能异常，部分患儿出现黄疸，甚至急性重型肝炎，肝功能衰竭致死亡。20%～25%患儿出现脾肿大，多为轻中度，不伴有脾亢的表现。

6.其他系统表现

（1）呼吸系统　肺部受损多见于全身型，其他分型相关报道少见。全身型患儿可出现弥漫性肺间实质浸润，表现为阵发性咳嗽、咳痰、咯血、胸闷、喘憋，可伴胸腔积液、胸膜炎、胸膜增厚，病情反复控制不佳可导致肺纤维化，肺功能异常，纤维支气管镜灌洗液检查可见肺含铁血黄素细胞，部分患者可发展为肺动脉高压。

（2）心血管系统　心脏受损以心肌炎、心包炎多见。心包受累为3%～9%，最常见心包积液，可无症状，心脏彩超得以发现。全身型心包炎可为首发症状，临床表现为胸闷、喘憋、呼吸困难，或心前区胸背疼痛，查体表现心音减低，心率增快，心脏扩大，可闻及心包摩擦音。全身型急性期伴随发热可出现急性心包填塞。心肌炎亦较为隐秘，严重者可引起心脏扩大、心功能衰竭、心瓣膜关闭不全等。

（3）血液系统　贫血是 JIA 最常见的血液系统损害，多为轻中度，以小细胞低色素及正细胞性贫血多见，造成的原因为多方面的，与铁缺乏、铁利用障碍、骨髓增生异常、外周红细胞破坏增加及部分肺或消化道出血等多种因素相关。

全身型白细胞变化明显，表现为白细胞明显增高，可达（30～50）×10^9/L，以多形核白细胞为主，随着炎症反应的控制，白细胞逐渐恢复正常。如白细胞降低应注意合并巨噬细胞活化综合征（macrophage activation syndrome，MAS），本并发症 7%～15% 的患儿可出现，为一种危及生命的严重并发症，常发生于疾病的活动期，但也可见于静止期。表现为持续高热，肝脾淋巴结肿大，严重肝损害，血细胞下降（可以一系或三系），凝血功能障碍，神经系统病变。该病起病急，进展快，可造成多器官衰竭甚至死亡，如诊断不及时死亡率可达 30%～50%。在非全身型患儿也有报道发生 MAS，但发生率明显低于全身型。

血小板在疾病活动期常表现为升高，高达 1000×10^9/L，常为疾病恶化的征兆。全身型急性期如血小板降至 262×10^9/L 为巨噬细胞活化的表现，需积极治疗。

（4）神经系统　仅有少部分患儿表现神经系统损害，多见于全身型，可表现为头痛、惊厥发作、神经精神症状等表现。

（5）消化系统　有腹痛、腹泻、腹胀等消化道症状，亦有假性肠梗阻、腹膜炎等报道，但需注意除外药物因素所致的胃肠道症状。

（6）肾脏损害　肾脏损害变现为蛋白尿，多发生于反复发作的多关节炎或全身型，出现淀粉样变的患儿。

（二）实验室检查

1. 外周血常规

外周血常规表现为白细胞增高，以中性粒细胞增高为主，全身型表现尤为突出，白细胞总数可达 20×10^9/L～50×10^9/L，伴核左移。贫血多为正细胞低色素性，血红蛋白一般在 70～100g/L。血小板升高与疾病活动性相关，计数高达 1000×10^9/L，常为疾病恶化的征兆，血小板在急性期突然下降提示巨噬细胞活化可能。

2. 炎症指标

红细胞沉降率（ESR）、C–反应蛋白是监测炎症或疾病活动的指标，与疾病活动情况呈正相关。但在合并巨噬细胞活化时血沉可突然降至正常。

全身型活动期可出现高球蛋白血症及血清铁蛋白明显升高，部分可达 10000ng/mL，随疾病缓解而逐渐下降。

3. 自身抗体

类风湿因子作为关节炎特异性 IgG 抗体，在 JIA 中阳性率仅有 3%～7%，出现在多关节炎型，关节软骨破坏较重的患儿，其在 JIA 中无诊断意义。高滴度的类风湿因子需注意除外干燥综合征等其他结缔组织病和肿瘤。抗瓜氨酸抗体在 JIA 中阳性率也极低，其阳性提示多关节病变。

抗核抗体在 JIA 中阳性率约 40%，为轻到中度增高，荧光染色表现为均质型和颗粒型，抗核抗体在少关节炎中出现提示合并葡萄膜炎风险增高，但与关节炎严重程度及活动性无关。

4. 关节液改变

关节滑膜外观黄色浑浊，白细胞计数升高，可达（5 ~ 80）×10^9/L，以多形核细胞为主，蛋白含量增高，糖含量低于血糖 50mg/dL 以下。

（三）影像学检查

1. X 线

早期，受累关节表现仅为关节肿胀、渗出，X 线平片很难分辨。晚期典型表现：软组织肿胀；骨膜炎，常见于指骨、掌骨和跖骨近段；骨质疏松，包括由关节炎症充血所致关节骨质疏松和因患肢活动减少或类固醇类药物治疗所致的全身骨质疏松；关节间隙变窄、不规则；骨侵蚀；关节强直；局部生长障碍，表现为继发于炎症诱导的慢性充血和生长因子释放所致的骨骼发育提前或骨骺增大、骺板提前闭合所致的肢体变短及由于生长部位受到异常牵拉或继发于肌肉挛缩和关节周围纤维化所致的局部骨骼塑形异常；关节对位异常。X 线对评价骨骼成熟度和双上肢长度差异具有优势，有助于排除其他病因；但儿童骨骼发育尚不成熟，X 线不能显示软骨结构和 JIA 早期滑膜增生、关节积液等改变，具有很大局限性。

2. 受累关节的超声表现

关节积液：关节腔内低回声或无回声区（偶见等回声或高回声）；滑膜增厚：滑膜增厚呈不规则或结节状的高回声（相对关节积液），可检出多普勒信号；关节软骨变薄和破坏：软骨表面不光滑，慢性病程可见骨侵蚀；腱鞘炎：腱鞘表现为至少两个垂直平面上增厚的低回声或无回声区，内部可探及多普勒信号；彩色多普勒和 3D 超声技术有助于显示滑膜血管增多和炎症。超声的优势在于显示关节积液、滑膜增生和滑膜囊肿比 X 线和临床检查更为敏感，可准确发现亚临床滑膜炎，对关节内疗法的疗效进行评估；对于 JIA 患儿，在可探及范围，超声对骨皮质缺损的显示与 X 线平片相当，甚至优于平片；其不足之处在于显示大关节和复杂关节欠佳，而幼儿配合程度及探头声窗可能影响检查结果。

3. MRI 可全面评估患儿的关节病变

主要表现包括：关节积液：T1wI 低信号，T2wI 高信号；滑膜炎：滑膜增厚，增强后可见强化；骨髓水肿：骨小梁区域内边界不清、含水量增多信号；骨侵蚀：骨骼表面至少两个层面可见边界清晰的液性区或滑膜信号区；软骨损伤：软骨变薄，边缘不规则或缺失；腱鞘炎：腱鞘呈渗出信号，增强扫描可见强化；附着点炎：肌腱附着部位的炎症信号，常见于附着点炎相关型 JIA。MRI 敏感度高，对于尚未发育成熟的软骨成分更具有重要意义，但具体研究方法尚未统一。对比剂增强后的压脂 T1W 序列是显示滑膜炎症的最佳方法，炎性滑膜明显强化，可鉴别滑膜增生和关节积液。MRI 是唯一能显示骨髓水肿的影像学检查方法，而骨髓水肿评估患儿预后可能具有重要意义。但 MRI 检查时间较长，噪音较大，对患儿的准备要求较高。

不同受累部位的影像学表现也不尽相同。颈椎 X 线检查发现的颈椎炎症改变占全部 JIA 的 21%～70%，主要表现为颈部疼痛、僵直和活动受限，X 线表现主要为小关节强直，多同时累及多个椎体，寰枢关节受累常见，其中多关节型和早发型 JIA 是累及颈椎的危险因素，少关节型罕见。颞下颌关节发病率约占 JIA 总体的 38%，其中 30%～40% 为单侧受累；受累关节越多，颞下颌关节越易受累，颞下颌关节炎症可能导致明显的下颌功能障碍和面部畸形。腕关节是除与附着点相关型外各种类型 JIA 均常受累的关节，其中受累最严重的关节是腕骨间关节、桡腕关节和第 2、3 腕掌关节。30%～50% 的 JIA 患儿伴髋关节受累，X 线晚期可见关节间隙变窄，骨侵蚀和髋臼硬化，股骨头缺血坏死和生长障碍少见。膝关节是 JIA 最常见受累关节，影像学可显示软骨和骨侵蚀、滑膜炎症、关节渗出、韧带和半月板受累情况，以及腘窝淋巴结和软组织肿胀。踝关节受累的特别之处在于关节肿胀最常见继发于腱鞘炎，其次才是关节滑膜炎。

二、诊断标准

根据国际风湿病联盟幼年特发性关节炎诊断分类标准的定义,幼年特发性关节炎是指 16 岁以下儿童持续 6 周以上的不明原因关节肿胀,除外其他疾病。进行诊断并不困难,但诊断中至少需要观察 6 周以上,尤其是关节炎症状应有慢性、持续性的特征。关节炎的诊断:一个或更多关节有炎症表现,如肿胀或积液,并伴有至少两项以下体征:活动受限、触痛、活动时疼痛及局部皮温增高。仅有关节疼痛或触痛不能诊断关节炎。同时本病为慢性关节炎,关节炎需持续至少 6 周以上,并需除外感染、肿瘤等其他引起的关节炎(表 2-1 ~表 2-4)。

表 2-1 ILAR 幼年特发性关节炎分类标准

幼年特发性关节炎是指 16 岁以下儿童持续 6 周以上的不明原因关节肿胀,除外其他疾病。根据发病特点分为 7 型:

1. 全身型
一个或以上的关节炎,同时或之前发热至少两周以上,其中连续每天弛张发热时间至少 3 天以上,伴随以下一项或更多症状
(1)短暂的、非固定的红斑样皮疹
(2)全身淋巴结肿大
(3)肝脾肿大
(4)浆膜炎
应除外下列情况:a、b、c、d

2. 少关节型(持续性与扩展性)
发病最初 6 个月≤ 4 个关节受累,有两个亚型
(1)持续性少关节型 JIA,整个疾病过程中关节受累数≤ 4 个
(2)扩展性关节型 JIA,病程 6 个月后关节受累数≥ 5 个
应除外下列情况:a、b、c、d、e

3. 多关节炎型(RF 阴性)
发病最初的 6 个月≥ 5 个关节受累,类风湿因子阴性
应除外下列情况:a、b、c、d、e

4. 多关节炎型(RF 阳性)
发病最初 6 个月≥ 5 个关节受累,并且在最初 6 个月中伴最少间隔 3 个月以上且两次以上的类风湿因子阳性
应除外下列情况:a、b、c、e

5. 银屑病性关节炎

1 个或更多的关节炎合并银屑病，或关节炎合并以下最少任何两项：

（1）指（趾）炎

（2）指甲凹陷或指甲脱离

（3）家族史中一级亲属有银屑病

应除外下列情况：b、c、d、e

6. 与附着点炎症相关的关节炎

关节炎合并附着点炎症，或关节炎或附着点炎症，伴有下列情况中至少 2 项：

（1）有骶髂关节压痛和或炎症性腰骶部疼痛（目前表现或病史）

（2）HLA-B27 阳性

（3）6 岁以上发病的男性患儿

（4）急性或症状性前葡萄膜炎

（5）家族史中一级亲属有强直性脊柱炎、与附着点炎症相关的关节炎或骶髂关节炎、炎症肠病性关节炎、Reiter's 综合征、急性前葡萄膜炎

应除外下列情况：a、d、e

7. 未分化的幼年特发性关节炎

不符合上述任何一项或符合上述两项以上类别的关节炎

除外标准：

这一标准适用于所有类型的 JIA。每一型的可能除外原则如下：

a. 银屑病或一级亲属患银屑病

b. 男孩 6 岁以上发病的关节炎，HLA-B27 阳性

c. 强直性脊柱炎、肌腱附着点炎症、炎症性肠病性关节炎、Reiter's 综合征、急性前葡萄膜炎，或一级亲属患以上任意一种疾病

d. 类风湿因子 IgM 间隔 3 个月以上两次阳性

e. 患者有全身型 JIA 表现

※ 词汇定义：①指（趾）炎：一个以上指（趾）肿胀，多为不对称分布，超过关节边缘。②肌腱附着点炎：骨筋膜、关节囊、肌腱或肌腱接头处压痛。③炎症性腰骶痛：休息时腰骶痛合并晨僵，活动后好转。④指甲凹陷：任何时间一个以上指甲有两处以上的凹陷。⑤受累关节数：能在临床上被独立评价的关节分开计算。⑥RF 阳性的实验室检查：乳胶凝集法类风湿因子 IgM 间隔 3 个月以上两次阳性。⑦银屑病：内科医生诊断，不必须是皮肤科医生。⑧弛张热：每天最高温度≥39℃，低温降至 37℃以下。⑨浆膜炎：包括心包炎、胸膜炎、腹膜炎。⑩骶髂关节炎：骶髂关节压痛。⑪脊柱关节病：肌腱和脊柱关节的炎症。δ葡萄膜炎：慢性的前葡萄膜炎，由眼科医生诊断。

表 2-2 美国幼年类风湿关节炎分类标准

1. 发病年龄在 16 岁以下

2. 关节炎：一个或更多关节有炎症表现，如肿胀或积液，并伴有至少两项以下体征：活动受限、触痛、活动时疼痛及局部皮温增高

3. 病程 6 周以上

4. 根据病程最初 6 个月发病方式分为

（1）多关节炎型：受累关节≥5 个

（2）少关节炎型：受累关节≤4 个

（3）全身型：除关节炎外有特征性发热、皮疹、肝脾淋巴结肿大和浆膜炎

5. 除外其他幼年性关节炎

表 2-3 欧洲慢性关节炎分类标准

1. 发病年龄＜16 岁

2. 1 个或更多关节炎

3. 病程≥3 个月

4. 根据发病特点分为

（1）少关节型：＜5 个关节

（2）多关节型：＞4 个关节，类风湿因子阴性

（3）Still's 病：关节炎伴特征性发热

（4）幼年类风湿关节炎：＞4 个关节，类风湿因子阳性

（5）幼年强直性脊柱炎

（6）幼年银屑病性关节炎

表 2-4 2018 年 PRINTO 幼年特发性关节炎新分类标准

1. 全身型 JIA

定义：为不明原因（排除感染性、肿瘤性、自身免疫性或单基因自身炎症性疾病）发热（每天发热体温高峰≥39℃并于热峰间隔期可下降到≤37℃，至少连续 3 天，发热反复出现持续两周及以上），伴有两个主要标准或 1 个主要标准加两个次要标准

主要标准：①可消退（非固定的）红斑性皮疹；②关节炎

次要标准：①全身淋巴结肿大和（或）肝肿大和（或）脾肿大；②浆膜炎；③持续两周或更长的关节痛（无关节炎）；④白细胞增多（≥15000/mm^3）伴中性粒细胞增多

2.RF 阳性 JIA

定义：关节炎超过 6 周，同时至少间隔 3 个月 2 次实验室检测 RF 阳性或至少 1 次环瓜氨酸肽（CCP）抗体阳性

3. 脊柱炎相关 JIA

定义：外周关节炎合并附着点炎，或关节炎或附着点炎加上超过 3 个月的炎症性腰背部疼痛和骶髂关节炎的影像学异常，或关节炎或附着点炎加以下任意两项：①骶髂关节压痛；②炎性腰背痛；③ HLA-B27 阳性；④急性（症状性）前葡萄膜炎；⑤一级亲属的 SpA 病史外周关节炎持续时间至少 6 周以上

4.ANA 阳性 JIA

定义：关节炎病程＞6 周，发病年龄≤6 岁，ANA 抗体（免疫荧光试验测定）阳性且滴度大于 1∶160，两次阳性至少间隔 3 个月。排除 sJIA、RF 阳性关节炎及附着点炎和（或）脊柱炎相关 JIA

5. 其他类型 JIA

定义：①关节炎≥6 周；②不符合以上各型 JIA 的标准

6. 未经分类的 JIA

定义：①关节炎≥6 周；②符合以上 4 型中的 1 种以上

三、鉴别诊断

以关节炎为表现的患儿应注意除外化脓性关节炎、结核性关节炎、骨髓炎、莱姆关节炎。全身症状多的 JIA 患儿应注意与系统性红斑狼疮、风湿热、传染性单核细胞增多症及白血病、败血症等疾病鉴别。有腰、骶部疼痛者要注意考虑儿童强直性脊柱炎、炎症性肠病、Reiter 综合征等病。个别 JIA 患儿有严重的肺部病变时应注意与各型儿童细菌性、病毒性肺炎鉴别。

（一）全身型需与下列疾病相鉴别

1. 感染性疾病

感染性疾病包括各种病原体的感染。

（1）败血症 本病多起病急骤，体温常高达 39℃以上，呈不规则热，亦可呈弛张热，同时伴有寒战、肌肉酸痛、关节疼痛等。皮肤黏膜可见粟粒样、风团样、云片样等多种充血性、出血性皮疹，可伴有皮下脓肿，亦可见多系统表现。血常规多白细胞升高，核左移。这些表现与幼年特发性关节炎全身型有相似之处，但败血症常可以找到局部感染灶，如肺炎、肠炎、化脓性关节炎、局部脓肿等，以及细菌培养、血培养阳性，抗感染治

疗有效与之不同。

（2）感染性心内膜炎　本病是由细菌、真菌、立克次体、病毒等感染引起，患儿多存在心瓣膜、先天性心血管疾病或心脏病术后，表现为中高热、心脏部杂音、皮肤黏膜下出血及肺、脑、肾等栓塞表现，血培养阳性，心脏彩超见到心内膜赘生物是本病诊断的主要依据。

（3）风湿热　本病以不规则发热，伴游走性关节炎、环形红斑、皮下结节、心肌炎、舞蹈病为特点，实验室检查可见血常规白细胞计数增高，中性粒细胞增高，血沉增快，C反应蛋白升高，抗链"O"升高，其与特发性关节炎鉴别点为后者弛张高热，固定关节肿痛，非游走性，可出现关节破坏、畸形。

（4）播散性结核　本病多由结核病血行播散引起，表现为不规则发热，以高热为主，伴有面色苍白、盗汗、气促、呼吸困难、胸闷等症状，肺部体征多不明显，可有肝脾淋巴结肿大，X线可见肺内粟粒样改变；结核菌素试验阳性，结核感染T细胞检测试验阳性，痰或胃液涂片找到结核杆菌，血和体液结核培养阳性是诊断本病的主要依据。

（5）布氏杆菌病　患者因食用或接触患病的牛、羊、猪等牲畜污染的食物或分泌物，而出现的发热，典型者为波浪热，同时多伴有游走性关节炎，20%为3个以上关节红肿热痛，50%可出现脊柱炎或骶髂关节炎，缓解期亦有部分发展为慢性关节炎，故常需与全身型及关节型鉴别。本病临床还可见咳嗽、腹痛、呕吐、肝脾淋巴结肿大，血常规白细胞计数多不高，血沉增快，C反应蛋白增高，血清布鲁氏菌凝集反应阳性，血培养、骨髓培养阳性可以协助诊断。

（6）莱姆病　莱姆病是一种由伯氏疏螺旋体所致以蜱为媒介的螺旋体感染性疾病，以神经系统损害为该病最主要的临床表现，并伴有高热、游走性红斑、关节肌肉酸痛、肝脾淋巴结肿大、虹膜睫状体炎，60%的患者可出现轻重不同的关节炎表现，10%的关节炎转为慢性关节炎，野外虫咬病史及伯氏疏螺旋体特异性蛋白检测阳性协助本病诊断。

（7）病毒感染　包括EB病毒、巨细胞包涵体病毒、微小病毒B19等的感染，均见发热、皮疹、关节疼痛、肝脾淋巴结肿大，抗菌素治疗无效，但多数血象增高以淋巴为主，EB 病毒感染末梢血可见异常淋巴细胞，病毒抗体 IgG4 倍以上增高，IgM 阳性，DNA 拷贝数增高，可以帮助诊断。

（8）其他感染 如伤寒、疟疾、钩端螺旋体、恙虫病（立克次体感染）、支原体、军团菌、隐球菌、组织胞浆菌、弓形虫、吸虫病、黑热病（杜氏利士曼原虫）、圆线虫等感染均可表现出长期发热、皮疹、关节肌肉疼痛、肝脾淋巴结肿大，常需要根据接触史、流行病学资料及相关特异性抗原、抗体检测以鉴别。

（9）局限性感染 如乳突炎、膈下脓肿、肝脓肿、脑脓肿等深部脓肿，常常病灶隐秘，长期发热，一般抗感染治疗效果差，需要经过影像学的筛查寻找，以进行鉴别诊断。

2. 风湿免疫性疾病

（1）系统性红斑狼疮 本病为不规则热，皮疹多为特异性的蝶形红斑、盘状狼疮，可伴有多形红斑样、荨麻疹样等其他表现的皮疹，关节炎不伴破坏及畸形，血常规以白细胞低、贫血、血小板减少为多见，并可同时出现肺脏、心脏、肾脏及中枢神经系统等多脏器损害表现，免疫系统检查可见高滴度抗核抗体、双链 DNA 抗体、Sm 等特异性自身抗体阳性。

（2）川崎病 为儿童常见的血管炎，表现为大于 5 天以上的发热，球结膜充血，口唇皲裂，杨梅舌，淋巴结肿大，多形红斑，手足硬肿及移行处膜样脱皮，常并发冠状动脉病变，其不典型病例常需要与全身型鉴别。其病程短，皮疹短暂，无持续的关节炎及典型的冠脉损伤，丙球冲击有效常可以协助诊断。

（3）血管炎 血管炎是一组以血管为主要部位，由于血管壁炎性细胞浸润和（或）血管壁坏死而引起的炎性疾病，其分类主要根据原发性和继发性，系统性和局限性，受累血管的大、中、小进行。对于不明原因的发热，多形性或伴紫癜，结节，坏死的皮疹，多神经炎，浆膜炎，难以解释的肺、心、肾脏的损伤应注意除外血管炎，而 ANCA、血管影像学检查以及皮肤等局部的病理检查对于本病的诊断具有重要帮助。

（4）自身炎症性疾病　自身炎症性疾病是一组由先天性免疫（固有免疫）介导的、临床表现以异常增高的炎症反应为特征、具有明显宿主易感性的免疫系统疾病。为固有免疫系统直接导致组织炎症，可见如单核细胞、巨噬细胞和中性粒细胞相关的异型蛋白。这一组疾病包括两类常染色体隐性遗传疾病：家族地中海热（FMF）和甲羟戊酸激酶缺乏（MKD），以及两类常染色体显性遗传的肿瘤坏死因子受体相关周期热综合征（TRAPS）和 Cryoprin 相关周期热综合征（CAPs）。此外，尚有 Blau 综合征、PAPA 综合征等，共同特点是由全身炎症反应导致反复出现的发热症状、急性关节炎症状和全身慢性炎症反应症状。但其具有间歇性发作的特点，在间歇期炎症指标可恢复正常，缺乏典型的自身免疫现象，与单基因相关，通过基因检测可加以确诊。

3.肿瘤

（1）白血病　不明原因的发热伴肝脾淋巴结肿大，常需与本病鉴别，肿瘤释放炎症因子以及肿瘤的直接侵袭均可导致患儿出现关节肿痛，X 线可见骨侵袭的表现，骨髓检测可以鉴别。

（2）淋巴瘤　淋巴瘤由于分类、病变部位及范围不同，常临床表现各异，多数病例有无痛性全身淋巴结肿大，发热，消瘦，皮肤瘙痒，骨髓活检多数非特异，常需淋巴结病理检查方可确诊。

（3）神经母细胞瘤　本病系一种恶性的圆形细胞瘤，原发瘤可见于交感神经系统的任何部位，临床表现为不规则发热、乏力、贫血、关节不适等非特异性症状，并常见儿茶酚胺代谢率增高所引起的发作性多汗、兴奋、心悸、面色潮红，以及肿瘤压迫及转移症状，血神经元烯醇化酶升高，尿儿茶酚胺测定增高以及影像学肿瘤占位可协助本病的诊断。

（4）其他肿瘤　肾母细胞瘤、免疫母细胞淋巴结病、消化道肿瘤等均可见不规则发热、淋巴结肿大及肢体关节的疼痛，可通过肿瘤标志物、影像学及病理检查等协助鉴别。

4.其他

（1）Castleman 病　又称为慢性淋巴样增生症、巨大淋巴结增生、淋巴结错构瘤、良性巨淋巴瘤、血管滤泡淋巴组织增生。病因不明确，一般认为是淋巴引流区一般性炎症或不明原因的特殊炎症。本病分为单中心型（UCD）和多中心型（MCD），病理分为透明血管型、浆细胞型和混合型，UCD 往往手术后预后良好，MCD 少见，多为浆细胞型或混合型，常表现为发热、贫血、肝脾淋巴结肿大、血沉增快、球蛋白增高等，并可呈进行性过程，发展为淋巴结瘤，明确诊断需要淋巴结病理活检。

（2）儿童组织细胞病　为一大类异质性很强的系统性疾病，包括朗格罕组织细胞病、树突状细胞疾病、不同表型树突细胞的孤立性组织细胞瘤、淋巴组织细胞增生症、恶性组织细胞疾病。临床表现为发热，皮疹，贫血，肝脾淋巴结肿大，多发性骨损害，极度的炎症反应，肝损害，中枢神经系统异常。血清铁蛋白升高，NK 细胞活性降低，骨髓象见嗜血细胞，可溶性 IL-2R 的 α 链升高及相关基因的病理性突变对淋巴组织在细胞增生症诊断具有重要作用，而朗格罕组织细胞病的诊断则依赖于组织病理活检以及病理免疫组化。

（二）与关节炎相关疾病鉴别

1. 感染性疾病

（1）化脓性关节炎　本病 90% 病例为单关节损害，好发于膝、髋、肩关节，多数关节红肿热痛明显，可并发骨髓炎，伴有全身发热、畏寒等中毒症状，关节滑液混浊，可形成脓液，白细胞数明显升高，以中性粒细胞为主，蛋白量增高，糖降低，关节液涂片及培养阳性，X 线可见关节周围软组织肿胀，关节囊膨隆，关节间隙增宽，骨质破坏甚至出现病理性骨折。

（2）骨关节结核　本病起病缓慢，以负重大、活动多、肌肉不发达关节易受累累积，常见为脊柱、髋、膝关节，早期关节疼痛轻，无明显肿胀，活动受限，随病变加重疼痛逐渐加重，关节液外观混浊，单核细胞增高，可结核培养阳性；X 线出现关节骨质疏松，关节腔狭窄，骨破坏，有空洞及死骨形成。本病多伴有低热、乏力、盗汗、消瘦等结核感染中毒症状，常与肺结核并发，结核菌素试验及 T-SPOT 阳性可协助鉴别。

（3）感染反应性关节炎　本病是指在身体的其他部位于感染时或后出

现的一种无菌性炎性关节病，以肠道及泌尿系感染多见，表现为急性发病的非对称性少关节炎，多呈游走性外周关节炎，脊柱关节可见累及颈椎、腰椎、骶髂关节，可伴有肌腱端炎、发热、结节红斑、荨麻疹、口腔溃疡等表现，随感染控制，关节炎减轻或消失。

2. 肿瘤及血液系统疾病

（1）关节肿瘤及瘤样病变　多见有骨软骨瘤、软骨瘤、骨巨细胞瘤、骨囊肿、动脉瘤样骨囊肿、骨纤维结构不良、骨肉瘤、软骨肉瘤、骨纤维肉瘤、滑膜肉瘤、动脉瘤样骨囊肿、软骨母细胞瘤，这些疾病不同程度导致关节肿胀、疼痛、活动受限，需影像学检查及组织活检明确诊断。

（2）白血病性骨关节病　白血病造成的骨关节损害常见于四肢骨、关节及胸骨，表现为游走性关节肿胀、疼痛，并伴有长骨的弥漫性锥刺样疼痛、发热、贫血、肝脾肿大，X线可见长骨骨膜增生、骨质溶解、关节周围骨质疏松。

（3）血友病性关节病　是由关节反复出血而引起的关节、滑膜、软骨及软骨下骨等一系列病理改变。早期轻度外伤导致关节出血，继而反复出血导致关节损伤，最常见于膝关节，其次可见踝、肘、腕、髋关节，表现为关节剧烈疼痛，活动受限，反复发作后形成骨性肿胀、活动障碍并可出现关节挛缩畸形。X线早期关节腔增宽，以后出现骨质疏松，关节面扁平硬化，关节边缘有新骨增生，关节腔狭窄或消失，四肢长骨和骨盆可见多房性不规则囊性溶骨区。CT和MR对软骨下骨表面受侵蚀、软骨下囊变、关节积血（液）更敏感。

（4）镰状细胞贫血性关节病　由于患者红细胞可塑性差，易致毛细血管栓塞而造成骨髓梗塞坏死。全身关节均可受累，表现为游走性关节疼痛，活动受限。骨坏死可致脊柱、骨盆和四肢骨出现局部或全身关节持续性骨痛。X线检查不敏感。CT骨梗死早期表现为骨质稀疏，中期表现为骨质稀疏和斑点状钙化影，晚期可清楚显示梗死区斑片状钙化影，以及骨质稀疏吸收。MRI骨梗死早期表现为梗死区中央于T1WI呈中等或略低信号，梗死区边缘为迂曲匐行的、边界清楚的低信号带，T2WI梗死区中央和相邻的正常骨髓组织相仿或略高，梗死区边缘为高信号带，病灶常为多发；中期在梗死区中央和边缘出现不均质信号强度；晚期由于骨硬化和钙化所致，T1WI、T2WI 示梗死区中央和边缘均呈低信号，常为不均质的低信号。

（5）色素性绒毛结节性滑膜炎　本病是一种少见的滑膜良性增生性病变，其特点是关节、腱鞘、滑囊的滑膜增生，伴有色素沉着。最常见于膝关节，其次为髋、踝、腕、肩关节，手足小关节亦可受累。绝大多数侵犯单个关节，累及双侧关节或多发性者极少。三个主要放射学类型：①典型类型：多为囊状髋关节损害。②骨关节类型：表现为关节间隙局限性变窄、骨硬化、囊性变和骨赘形成。③关节炎型：关节间隙普遍变窄，骨质疏松和皮质骨糜烂。X 线表现为单关节受累，局部结节状肿块，肿块内无钙化，受累关节无骨质疏松，关节间隙正常，主要征象还有软组织肿胀、密度增高、多发囊肿和骨质侵蚀。MRI 信号的特点是：病变在 T1WI、T2WI 和质子加权像上均为低信号或等信号。在 STIR 序列上，病灶可表现为弥漫性高信号，增强 MRI 影像可见病变周边的滑膜组织呈环状均匀性增强，或病变内可见分隔状增强。确诊需滑膜活检病理以明确。病理以关节滑膜形成大量带黄棕色绒毛、结节及含铁血黄素沉着为特征。

3. 内分泌及遗传代谢性疾病

（1）痛风　儿童期痛风分为原发及继发，原发痛风常见原因包括 Lesch-Nyhan 综合征，1- 焦磷酸、5- 磷酸核糖合成酶活性过高，糖原贮积病Ⅰ型、Ⅲ型、Ⅴ型和Ⅶ型，家族性青年高尿酸性肾病，髓质囊性肾病 1 型等；继发性可继发于肥胖、高脂血症、糖尿病、肿瘤、铅中毒、血液或肾脏疾病、药物等因素。初期为无症状高尿酸血症，发作期初期多表现单个外周关节突然剧烈疼痛，伴局部皮肤红肿，皮温增高，白细胞增高，血沉增快，数日或数周后自行缓解，皮肤出现脱屑与皱褶，可伴轻度瘙痒为主要表现，形成痛风石常见于耳轮、指（趾）关节、膝关节、肘关节或关节滑膜囊、腱鞘等组织，关节滑膜穿刺液中旋光显微镜检查见到白细胞及双折光现象的针形尿酸盐结晶对诊断具有重要意义。双能量 CT 对于痛风石检测更为敏感。肾脏可见损伤及尿酸结石。

（2）黏多糖病　也称黏多糖蓄积病，是由一组先天性溶酶体缺乏而引起黏多糖代谢障碍，致使过多的黏多糖贮积在人体结缔组织内而发病。以严重体格及智力发育障碍为特点。体格异常表现为关节软骨和骨骺发育不规则，骨和软骨发生无菌性坏死。X线表现多样，主要可见颅骨增大呈舟状，头畸形，蝶鞍多呈"丁"状扩大，锁骨内端膨大，外端发育不良，为椎体前缘变扁，变尖"子弹头样"椎体和"飘带样"肋骨是其特征性改变。股骨头骨骺小，股骨颈变短增宽，胫骨骨干粗短，腕骨骨化中心出现延迟。尿中黏多糖类型及组织细胞培养做酶学分析或基因检测均可协助诊断。

（3）多发性骨骺发育不良　是一种遗传性骨软骨发育不良疾病，临床特点是轻中度身材矮小和早期发作的骨关节炎。通常在3岁后出现四肢关节对称性疼痛和运动障碍，骨关节早发退变，青春期后随年龄增长症状可改善，患者最终身高轻中度矮小或正常，智力不受影响。目前临床通用描述的分型为3型：一类为Ribbing型，即轻型，特点有身材矮小，骨骺扁平，髋关节早发骨关节炎，轻微腕关节受累或没有；一类为Fairbank型，即重型，其特征是侏儒，手（脚）指（趾）短粗，多个关节呈现小骨骺，尤其是髋关节。还有一类未分类型，影像学特征有以下4点：对称性多发性骨骺受累为本病的主要特征，病变主要位于两次骨化中心，骨骺生长延迟、发育不良，形态碎裂或呈斑点状，密度可增高；关节畸形常见，以持重关节为著，髋关节为本病必然受累部位；骨性关节病出现较早，因骨骺变扁、碎裂，常见髋内翻、踝外翻、肘外翻、腕外翻等改变，关节软骨较早发生退变，关节周围软组织肿胀；脊柱骨骨骺的软骨发育多受累不明显，可有轻度异常。

（4）脊柱骨垢发育不良　是一组同时累及脊柱和管状骨骨骺的软骨发育异常疾患，具有高度的遗传异质性。分为先天型（早发型）和迟发型（晚发型）两种。早发型出生后即出现身材矮小、桶状胸等，常伴有脊柱侧凸，髋内翻，面部扁平，可有眶间距增宽、短颈、腭裂等。晚发型临床表现以腰部和大关节的疼痛及活动受限、行走跛行步态为特点，主要的影像学改变为扁平椎体、椎间隙狭窄、脊柱侧后凸、骨盆及髋关节的发育异常伴关节退行性炎症病变，椎体形态不规则是本病的典型特征。

（5）大骨节病　大骨节病是一种地方性、多发性、变形性骨关节病。发病与居住环境低硒营养状态、T-2 毒素及遗传因素与环境的相互作用等密切相关，主要发生于 12 岁以下儿童。基本病变是发育中儿童的关节透明软骨变性与坏死及继发的骨关节炎，主要临床表现为四肢关节疼痛、增粗、变形，活动受限，肌肉萎缩，严重者出现短指、短肢甚至矮小畸形。X 线早期为掌指骨，可见干骺端临时钙化带不整、凹陷、硬化；有的呈波浪状和锯齿状，钙化带上部粗细不均。晚期病例可见指骨远端（骨端）骨性关节面凹陷、囊性变、缺损、破裂或粗大变形；骨骺变形、融解、碎裂，并与干骺早期穿通闭合。

（6）婴儿性骨皮质增生症　婴儿骨皮质增生症为一种不明原因侵犯骨骼及肌肉筋膜的疾病，为自限性疾病。发病多数病例在出生 6 个月以内。病因可能与病毒感染、家族因素及 I 型胶原病相关。初期患儿神态不安及发烧为其初发症状，病患部位弥漫性软组织肿胀，皮肤发硬，按之无压痕，皮肤无红热表现。病变累及四肢可出现假性瘫痪表现。病理学改变主要包括软组织炎性肿胀和患骨骨皮质增生。骨膜细胞黏液水肿、核分裂状态增多，骨膜丧失固有的外围纤维层组织，并与毗邻的筋膜、肌肉和肌腱粘连。之后，骨膜外层又出现纤维组织，形成骨膜下新骨。骨髓呈典型的纤维化改变。恢复期，增生的骨膜新骨逐渐消失，增厚的骨膜皮质由内向外逐渐变薄，髓腔恢复正常。X 线表现：受累骨呈明显的皮质增厚和骨膜增生，病变限于骨干，骨骺及于骺端不受累及。

（7）蜡泪样骨病　是一种罕见的骨质硬化性疾病，常见于 5～20 岁发病。临床表现为单一关节钝痛，活动后加剧，休息后则缓解，可时隐时现，反复发作。局部可触及骨表面高低不平，质硬如骨，可出现患肢增粗弯曲，局部充血或水肿甚至关节融合。受损表面皮肤增厚。X 线表现：病骨的骨质增生沿长骨骨干的一侧进行，且多见于内侧缘，增生骨高低起伏，似流注的蜡油，密度似象牙质，骨小梁分辨不清；骨骺及短骨仅表现为骨内致密而无轮廓改变；关节多无受累，关节面可保持光滑，附近软组织内有骨质沉积，骨干的肌腱附着处有骨刺形成，有少数病例可跨关节形成骨性连接，表现为浓白的小斑点，形似骨斑点症；病侧骨髓腔变窄，无骨质破坏及死骨现象，无病理骨折现象。

（8）复发性多发性软骨炎性关节病　是原因不明、多部位软骨反复发生炎症的一种疾病，表现为耳郭红热痛，耳软骨变软，鼻呈鞍状畸形，对称或不对称性关节痛，常呈游走性，少数可关节肿胀，累及部位以手关节、膝关节、肋软骨连接最多，其次为肘、肩、足、踝等关节。受累关节鲜有破坏者，关节 X 线检查少有阳性发现。严重的呼吸道软骨病变可导致肺不张，肺部感染，甚至窒息死亡。

4.其他结缔组织病

（1）风湿热　是 A 组乙型溶血性链球菌感染后的一种并发症，在链球菌感染后 3 周左右，易感个体感染链球菌后产生自身免疫反应，引起弥漫性结缔组织炎性病变，可出现心肌炎、关节炎、舞蹈病、环形红斑和皮下结节等，实验室检查可见抗链 "O" 升高，抗 DNA 酶 B 抗体升高，血沉、C 反应蛋白升高。风湿性关节炎多为游走性大关节，偶有小关节受损，或仅表现为关节的疼痛或不适。关节炎不造成关节的骨质破坏或畸形。关节炎的轻重与心肌炎不呈正比。

（2）干燥综合征　一种主要累及外分泌腺体的慢性炎症性自身免疫病。临床因有涎腺和泪腺受损功能下降而出现口干、眼干外，其他外分泌腺及腺体外其他器官受累而出现多系统损害的症状。常见类风湿因子阳性，并可见关节痛，关节肿胀，需与特发性关节炎鉴别。但关节炎多不严重，且呈一过性，多无关节结构的破坏。其血清中抗 SSA、SSB 阳性和高免疫球蛋白血症是其特点。

（3）炎症性肠病相关关节炎　炎症性肠病是一种病因尚不清楚的慢性、非特异性肠道炎症性疾病，包括溃疡性结肠炎和克罗恩病，外周关节炎主要表现为一过性、非对称性、游走性急性关节炎，可累及四肢大、中关节也可累及手指、足趾小关节，受累关节表现为红、肿、热、痛，一般不引起关节畸形。脊柱受累表现多样，可以是无症状的骶髂关节炎，也可出现腰背疼痛症状或强直性脊柱炎表现。与 HLA-B27 无相关性。

（4）赖特综合征 本病又称关节炎、尿道炎和结膜炎三联征，为反应性关节炎的特殊类型，有性传播型和痢疾型两类。儿童常见致病菌主要有志贺菌属、沙门菌属、耶尔森菌属以及弯曲杆菌属。病前有肠道感染史，病初有不规则发热，尿道炎，结膜炎较轻，常呈一过性，关节炎呈多发性、不对称性、轻重不等，以下肢居多，最常见的是膝、踝、跖趾关节，指、趾小关节也可累及，呈红、肿、热、痛。实验室血沉、C- 反应蛋白升高，类风湿因子阴性。关节炎持续 1～3 个月自行消退，多有复发，反复发作受累关节附近的肌肉会出现萎缩。与 HLA-B27 相关，可发展为强直性脊柱炎。影像学检查早期为非特异性软组织肿胀及骨量减少，偶尔可见跟腱附着处炎症，MRI 提示近 50% 的儿童可见急性或慢性骶髂关节炎。

5. 其他

（1）维生素 A 中毒性关节炎 小儿长期摄入过量的维生素 A（每天超过 1800IU）可出现慢性中毒症状，临床表现为激惹，烦躁，精神不振，全身瘙痒，口角皲裂，前囟隆起，四肢胀痛，触痛，以下肢为著，肝脾肿大，实验室血钙增高，维生素血清含量增高。X 线检查可见颅缝增宽，前囟宽大，长骨皮质增厚，骨膜下新骨形成。

（2）关节外伤 外周关节一般有明确的外伤后导致局部关节的肿胀疼痛，活动受限，影像学可见由于外部因素导致的滑膜、肌腱、韧带以及骨折的表现。

【中医治疗】

一、辨证要点

1. 掌握小儿痹病的特点

小儿体禀纯阳，素体经络蕴热，阳气偏盛，"阳常有余，阴常不足"，感受外邪，易从阳化热而为湿热痹。或初感风寒湿邪郁于阴分，闭阻肌肤筋骨之间，日久寒渐化热，湿郁化热，由寒湿痹转为湿热痹。本病初起即可表现为热证,正邪交争,由表入里或由里出表,均可反复发热不已。日久阴虚,阳浮阴弱,以致低热不退,汗出热不解。高热起伏,持续不退多见于全身型特发性关节炎。

2.辨证的关键

本病临床证候无论多么复杂多变,不外湿热和寒湿两大类。热证主要表现关节肿胀,触之发热,得冷则舒,与气候变化无关,舌质红,苔白腻或黄腻。寒证以关节冷痛为主,触之发凉,得热则舒,对天气变化敏感,舌质多淡,苔白腻。

二、诊疗思路

1.清利湿热是大法

鉴于儿童关节炎的特点,清利湿热应贯穿治疗始终。结合临床证候及舌脉,在病情初期关节炎伴高热时,以清热凉血、通经活络为主,可重用生石膏。生石膏辛甘大寒,为清热泻火、解肌透表之专药,凡外感、内伤属热证者均可选用。它既可泻火解表,又可生津除烦,故不同于其他凉药,其宣透的作用可使药后毛孔微汗,以助退热。关节炎与发热同进退,口渴不欲饮,肌肉疼痛、重着,舌质红,苔黄腻,脉滑数。此乃湿热之邪痹阻经络关节和筋脉,湿热合邪,缠绵不解,湿蕴热蒸之故,治以清热除湿、宣痹通络为法。

2.观舌象,清余热

应仔细观舌切脉,舌苔白腻,说明有湿邪。湿为阴邪,热为阳邪,湿与热合,如油入面,热蕴湿中,湿遏热伏,难解难分。要加用化湿药,使湿开热解。热退后,如舌质仍红,脉数,或烦躁不安,均说明余热未尽,要继清深伏之热,至"脉静身凉"则愈。大量临床观察表明,JIA 以湿热痹多见。但湿为阴邪,寒湿凝滞则经络不通,故在清利湿热的同时,适当加用辛温散寒药物,如桑枝、桂枝等温通经络,以助驱散湿邪。

3.注重调护脾胃

小儿脏腑娇嫩,脾胃尚未充足,易虚易实,且久病用药,易使脾胃损伤。应注意顾护脾胃，寒凉药不可久用。应慎用、少用有毒性和药性峻猛之药。在激素药的减量过程中，适当选用一些益气温阳、滋补肝肾的药品，调节免疫，增强体质，减少复发。

三、辨证论治

小儿体属纯阳，为稚阴稚阳之体，且脾常不足，心肝有余，感受病邪，易于热化，形成热证，本病以热痹多见。性质初起以邪实为主，邪实多为风湿热瘀；后期损伤正气，以气阴两伤、阴血亏虚为主。内因主要是禀赋不足，腠理不固，脏腑虚损；外因主要是感受风、寒、湿、热之邪导致气血运行不畅，气滞血瘀，肢体筋脉失养而挛缩。基本病机为外感时疫、风寒、暑湿之邪，由气入营，气血流通不畅，经络不畅，瘀滞成痹。

1. 湿热痹阻证

证候：此型患者常见于患病初期，关节肿胀疼痛，伴有重着感，触之皮温高，活动受限，可伴有发热，口渴不欲饮，肌肉疼痛重着；舌质红苔黄腻，脉滑数。

证候分析：此为 JIA 常见证型，多见于初期。湿热内甚，则症见烦热面赤；湿热阻滞经络，则见关节处红肿；湿热缠绵，可见关节重着，活动受限。

治法：清热除湿，宣痹通络。

方药：四妙散或宣痹汤加减。

苍术 9g，黄柏 6g，防己 9g，滑石 9g，生薏苡仁 12g，牛膝 9g，忍冬藤 15g，青风藤 30g，威灵仙 9g，桑枝 9g，丝瓜络 15g，桃仁 9g，萆薢 9g。

方解：方中黄柏为君，取其苦为燥湿，寒以清热，其性沉降，长于清下焦湿热。臣以苍术，辛散苦燥，长于健脾燥湿。二药相伍，清热燥湿，标本兼顾。防己入经络而祛经络之湿，通痹止痛。滑石利湿清热。薏苡仁淡渗利湿，引湿热从小便而解，使湿行热去；薏苡仁还有行痹止痛之功。牛膝逐瘀通经，引药下行。忍冬藤、桑枝泻火，清热解毒，助解骨节热炽烦痛。青风藤、威灵仙、丝瓜络祛风湿，通经络。荜茇温中散寒止痛。桃仁活血化瘀通络。全方清热除湿，宣痹通络。

加减：热重于湿，出现皮疹，需加强宣化畅中、清热利湿之功，以三仁汤化裁。

中成药：湿热痹颗粒，口服，3～6岁：每次1/2袋；＞6岁：1袋/次，1日2～3次。正清风痛宁片，常释片：1～4片/次，1日3次；缓释片：1～2片/次，1日2次；控释片：1片/次，1日1次。需从小剂量开始服用，2周后慢慢加量，以避免毒副作用，有皮疹及白细胞减少需停药。滑膜炎颗粒，口服，3～6岁：1/2袋/次；＞6岁：1袋/次，1日2～3次。四妙丸，水丸，每15粒重1g，口服，1次3～6g，1日2次。

2. 气营两燔证

证候：此型多见于全身型，表现为弛张高热，口渴喜饮，斑疹鲜红，口鼻咽干痛，肌肉关节疼痛，甚至关节红肿，便干溲黄；舌质红，苔黄，脉数。

证候分析：多见于JIA全身型。外邪入侵，从阳化热，湿热内蕴，毒热炽盛，邪热相交见高热不退；热在气分可见壮热烦渴，口鼻咽干，便干溲黄；湿聚热蒸，阻于经络，气血运行不畅，故见肌肉疼痛，关节红肿。

治法：清热解毒，祛风除湿。

方药：清营汤合白虎汤加减。

水牛角6～9g，生石膏15～30g，竹叶9g，知母9g，生地黄12g，牡丹皮9g，忍冬藤30g，威灵仙15g，地骨皮15g，白薇12g。

方解：本方主治阳明、气分热盛证。方中君药生石膏，味辛甘，性大寒，善清热，以制阳明（气分）内盛之热，并能止渴除烦；用苦咸寒之水牛角清解营分之热毒。臣药知母，味苦性寒质润，寒助石膏以清热，润助石膏以生津。石膏与知母相须为用，加强清热生津之功。又以生地黄凉血滋阴。温邪初入营分，故用忍冬藤、竹叶清热解毒，轻清透泄，使营分热邪有外达之机，促其透出气分而解，此即"入营犹可透热转气"之具体应用。生地黄、牡丹皮合用活血化瘀，养阴退热。地骨皮、白薇合用益阴除热，凉血除蒸。威灵仙活血化瘀止痛。本方的配伍特点是以清营解毒为主，配以养阴生津和"透热转气"，使入营之邪透出气分而解，使其热清烦除，津生渴止，由邪热内盛所致之诸证自解。

加减：皮疹隐隐，疹色暗淡，可加紫草、牛蒡子以活血解毒。便秘者加瓜蒌、火麻仁。

中成药：湿热痹颗粒，口服，3～6岁：1/2袋/次；＞6岁：1袋/次，1日2～3次。正清风痛宁片，常释片：1～4片/次，1日3次；缓释片：1～2片/次，1日2次；控释片：1片/次，1日1次。需从小剂量开始服用，两周后慢慢加量，以避免毒副作用，有皮疹及白细胞减少需停药。四妙丸，水丸，每15粒重1g，口服，1次3～6g，1日2次。

3. 寒湿痹阻证

证候：此证多表现为发病缓慢，畏寒肢冷，关节强痛，遇冷加重，或关节肿胀痛，屈伸不利；舌质淡，苔白，脉细弱。

证候分析：风寒湿邪阻滞经络气血，不通则痛，故症见关节疼痛等；寒湿阻络，气血凝滞，故疼痛固定而不移；寒湿较甚，阻滞经脉，阳气不得宣通，故得寒痛剧，遇热痛减，症见畏寒肢冷等。

治法：温阳散寒，利湿活络。

方药：乌头汤合桂枝汤加减。

制川乌3～6g，麻黄3g，细辛3g，豨莶草10g，桂枝10g，川芎10g，生黄芪15g，赤芍、白芍各9g，续断9g，青风藤15g，寻骨风15g，白芥子9g，威灵仙15g，鸡血藤15g，全虫5g，丹参9g，萆薢9g。

方解：方中麻黄发汗宣痹；乌头、细辛散寒止痛；桂枝解肌发表，散外感风寒；芍药益阴敛营，合则调和营卫，相须为用；威灵仙、鸡血藤、川芎、丹参、萆薢活血化瘀止痛；豨莶草、青风藤、寻骨风祛风除湿，通络止痛；白芥子温通经络，消肿散结；全虫解毒散结，通络止痛；续断补肝肾，强筋骨。

中成药：寒湿痹颗粒，口服，6～10岁：每次1/2袋；＞10岁：1袋/次，1日2次，注意热痹禁用且不可久服。正清风痛宁片，常释片：1～4

片 / 次，1 日 3 次；缓释片：1 ～ 2 片 / 次，1 日 2 次；控释片：1 片 / 次，1 日 1 次。需从小剂量开始服用，2 周后慢慢加量，以避免毒副作用，有皮疹及白细胞减少需停药。滑膜炎颗粒，口服，3 ～ 6 岁：每次 1/2 袋；> 6 岁：1 袋 / 次，1 日 2 ～ 3 次。四妙丸，水丸，每 15 粒重 1g，口服，1 次 3 ～ 6g，1 日 2 次。

4. 肝肾不足证

证候：迁延日久，外邪伤及稚弱之阴阳，气阴耗伤，损及肝肾，以致肝肾不足。表现为关节疼痛肿胀、僵硬、变形，甚则筋肉挛缩，形体消瘦，自汗，气短乏力，口干，溲赤或低热如潮，五心烦热，两颧潮红，盗汗；舌红少苔或无苔，脉沉细无力或细数无力。

证候分析：痹病日久不愈，气血津液运行不畅之病变日甚，血脉瘀阻，津液凝聚，痰瘀互结，闭阻经络，深入骨骱，出现关节肿胀畸形等症，甚至深入脏腑，出现脏腑痹的证候。

治法：益气养阴，补益肝肾。

方药：独活寄生汤加减。

黄芪 15g，党参 9g，独活 9g，桑寄生 30g，续断 15g，牛膝 9g，杜仲 9g，肉桂 3g，茯苓 15g，熟地黄 9g，赤芍、白芍各 9g，当归 9g，鸡血藤 15g，秦艽 9g。

方解：病久体衰，气血运行不畅，肝肾亏虚。方中用独活、桑寄生祛风除湿，养血和营，活络通痹为君药。牛膝、杜仲、熟地黄补益肝肾，强壮筋骨为臣药。当归、芍药补血活血；黄芪补气升阳；鸡血藤祛瘀生血，活血通络；党参、茯苓益气扶脾，均为佐药，使气血旺盛，有助于祛除风湿；又佐以肉桂祛寒止痛。使以秦艽祛周身风寒湿邪。各药合用，是为标本兼顾、扶正祛邪之剂。对风寒湿三气着于筋骨的痹证，为常用有效的方剂。

中成药：尪痹颗粒，口服，> 6 岁：1/2 ～ 1 袋，1 日 2 次，湿热者慎用。正清风痛宁片，常释片：1 ～ 4 片 / 次，1 日 3 次；缓释片：1 ～ 2 片 / 次，1 日 2 次；控释片：1 片 / 次，1 日 1 次。需从小剂量开始服用，2 周后慢慢加量，以避免毒副作用，有皮疹及白细胞减少需停药。

5.瘀血阻络证

证候：此证多见于寒湿凝滞或痰热伤阴，迁延久病，导致气血不足，血行不畅，瘀血内停，经脉失养痹阻不通，表现为关节刺痛，或夜间加重，肿胀不明显，肌肤干燥甚或甲错；舌质暗红，尖边可见瘀点、瘀斑，苔薄白，脉细涩。

证候分析：痹证迁延，病邪入里，气血不足，经脉瘀阻，可见关节疼痛，活动不利。舌质暗红，尖边可见瘀点均为血瘀之象。

治法：活血化瘀，舒筋通络。

方药：身痛逐瘀汤加减。

当归9g，川芎9g，赤芍、白芍各9g，桃仁9g，红花9g，乳香3g，白芷9g，香附9g，地龙9g，牛膝9g，甘草6g，茯苓9g，威灵仙9g。

方解：方中威灵仙祛风除湿；桃仁、红花、当归、川芎、芍药活血祛瘀；威灵仙祛风除湿；白芷祛风散寒，消肿止痛；乳香、香附行气血，止疼痛；牛膝、地龙疏通经络以利关节；茯苓健脾利水渗湿；甘草调和诸药。

中成药：瘀血痹胶囊，口服，>6岁：3粒/次，1日3次。经期女孩慎用。正清风痛宁片，常释片：1～4片/次，1日3次；缓释片：1～2片/次，1日2次；控释片：1片/次，1日1次。需从小剂量开始服用，2周后慢慢加量，以避免毒副作用，有皮疹及白细胞减少需停药。

四、症状治疗

1.发热

证候：持续高热，皮疹隐隐，关节疼痛，局部红肿，口干咽痛，溲赤便干；舌质红，苔白或黄，脉滑数。多见于全身型。

治法：清热解毒，凉血通络。

方药：清营汤、白虎汤、竹叶石膏知母汤加减。

生石膏15～30g（先煎），芦根15g，水牛角6～9g，生地黄12g，牡丹皮9g，知母9g，竹叶3g，忍冬藤15g，威灵仙15g，柴胡10g。

水牛角也可用羚羊角粉代替（3g 分冲）。

2. 关节痛

证候：关节肿痛，活动受限，或畸形，屈伸不利，无发热。多见于关节型。

治法：活血通络，消肿止痛。

方药：宣痹汤、四妙丸、乌头汤加减。

炙川乌 3～6g，炙草乌 3～6g，细辛 3g，桂枝 9g，秦艽 9g，鸡血藤 30g，丹参 9g，苍术 9g，防己 9g，青风藤 30g，海风藤 30g，威灵仙 9g，桑枝 9g。

3. 皮疹

证候：发热已退，躯干或四肢皮疹隐隐，不痒，关节时有疼痛，食纳不佳，大便不调；舌质红，苔白腻，脉滑数。多见于全身型。

治法：清利湿热，解毒消斑。

方药：生薏米 15g，败酱草 10g，青黛 3g，紫草 10g，钩藤 10g，莲子心 4g，土茯苓 10g，茅根 15g。

4. 癥瘕（肝脾肿大）

证候：发热或无热，时有关节肿痛或畸形，颈部瘰疬，腹部膨隆，肝脾肿大，形体消瘦，面色无华，自汗或盗汗；舌红少苔，脉细数。可见于全身型及关节型晚期。

治法：软坚散结，解毒化瘀，益气养阴。

方药：生牡蛎 30g，川芎 10g，赤芍 10g，海藻 10g，昆布 10g，夏枯草 10g，熟地黄 10g，桑寄生 15g。

五、其他治疗

1. 中药靶向治疗

中药靶向治疗采用中药定向透药治疗仪、FBG-1 型离子导入治疗仪，将中药通过穴位导入，起到消肿止痛的作用。耦合剂采用中药（冰乌膏），时间 15～20 分 / 次，1 日 2 次。

2.中药泡洗

治疗下肢关节炎，采用泡洗桶对下肢关节进行中药泡洗，泡洗时间15～20分钟，1日1～2次。

（1）湿热痹阻型：麻黄10g，细辛10g，忍冬藤30g，青风藤30g，海风藤30g，知母10g，茯苓20g，泽泻20g等。

（2）寒湿阻滞型：艾叶30g，制川乌15g，草乌20g，川芎15g，苍术15g，白芷20g，羌活15g等。

（3）痰瘀互结型：桃仁20g，红花20g，白芥子20g，半夏10g，皂角刺20g，乳香20g，没药20g，威灵仙15g等。

3.中药熏蒸

应用蒸床，根据中医辨证处方，采用中药熏蒸治疗全身关节炎。

4.中药贴敷

以下各证型用药研粉，包成热罨包局部塌渍、熏洗配合中药离子导入，每日1次，每次持续20～30分钟，以7天为1个疗程。

（1）寒湿痹阻型：附片20g，川乌2g，川花椒20g，细辛10g，泽泻20g，白术20g，桑枝20g，桂枝20g，红花30g，威灵仙30g，芒硝20g。

（2）痰瘀痹阻型：桃仁20g，红花20g，白芥子20g，半夏10g，皂角刺20g，乳香20g，没药20g，牛膝30g，伸筋草30g，透骨草30g。

（3）肝肾不足型：桑寄生20g，独活20g，羌活20g，续断20g，杜仲20g，鸡血藤30g，刺五加20g，牛膝30g，伸筋草30g，透骨草30g。

（4）邪瘀化热型：生石膏30g，大黄10g，地榆30g，滑石20g，苦参20g，黄芩30g，黄连10g，麻黄10g，冰片2g。

【临床与实验研究】

中医学对JIA的报道多还沿用JRA的诊断分类方法，其近年报道治疗JRA多采用中西医结合的方法，或在西药治疗的基础上加用中医辨证，亦有在辨证治疗的基础上加用如雷公藤多苷、正清风痛宁、白芍总苷等中药提取药物，以提高疗效。

一、专方治疗

1."九味蠲痹通络汤"是王静安治疗幼年型类风湿关节炎的有效验方，由黄柏、防己、当归、苍术、蜈蚣、乌梢蛇、牛膝、薏苡仁、紫苏叶等组成。方中薏苡仁、苍术胜湿健脾、祛风通痹；防己祛风利水、消肿止痛；黄柏善清热除湿，治足膝疼痛；当归活血化瘀止痛；牛膝补肝肾强筋骨、祛风湿导邪下行；蜈蚣、乌梢蛇祛风通络、止疼痛解痉挛，二药为治顽痹要药。方中一味紫苏叶是王老多年来的临床用药经验，其认为风为六淫之百病之长，六淫之中他邪皆依附其上，侵袭人体，客于肌肤关节经络，既邪自外而入内，亦可以从内引之外出。紫苏叶发泄散诸邪而化痰气。《药品化义》说："紫苏叶……为生发之物……疗伤风伤寒，湿热脚气，放邪气出路之要药。"全方药虽九味，却融清热除湿祛风、活血化瘀、通络消肿止痛于一体，驱邪为主，散中有补，结合临床辨证化裁，守法治疗，常能获得满意疗效。

2.唐莉珍、林秀彬以下方为基本方加减治疗幼年特发性关节炎40例，处方如下：赤芍10g，川芎10g，虎杖10g，丹参10g，威灵仙10g，鸡血藤10～15g。湿热痹阻者加生石膏15～30g，知母10g，桑枝10g，豨莶草10g，苍术6g，黄柏6～10g；风寒湿痹者加独活10g，秦艽10g，伸筋草10g，桂枝10g，细辛6g，海风藤10～20g；肝肾虚损者加黄芪10～20g，川续断10g，杜仲10g，桑寄生10～15g，牛膝10g，狗脊10g；经年不愈，病痼日久者加地龙10g，全蝎6g，乌梢蛇10～20g。每日1剂，水煎至200～300mL，分2～3次服。本组治疗结果为痊愈9例，显效6例，有效10例，无效5例，总有效率为87.5%。疗程最短者25天，最长者154天，平均45.5天。

二、病因病机的研究

1.李少川认为，幼年特发性关节炎属中医学"热痹"范畴，其病机为湿聚热蒸，蕴于经络。《温病条辨·中焦篇》云："湿聚热蒸，蕴于经络，寒战热炽，骨骱烦疼，舌色灰滞，面色萎黄，病名热痹。"又云："热痹势缓而治反难。"李少川教授认为，从本病发热持续不退来说，可知其病机并非单受六淫之邪而出现的表证，也不是邪入暮原的半表半里证，更不是发热如潮的阳明腑证，而是以湿聚热蒸为其主要表现。因此，宗吴鞠通之论，李少川教授认为本病的病机为湿聚热蒸，蕴于经络。遇及此类病儿，李少川教授常宗吴鞠通宣痹汤化裁。

2. 王静安认为，小儿生理特点如初升旭阳，生机旺盛，阳常有余，阴常不足，在病理方面每有易于化热的趋向。幼年特发性关节炎在活动期或发作期也有热病居多，较少寒证的临床特点，虽有风寒湿痰瘀之因，久之亦多化热。正如《临证指南医案·幼科要略》所说："体属纯阳，所患热病最多。"这时临证常见患儿舌红脉滑数，患处多有红肿热痛，其理亦然。

3. 朱良春认为，幼年特发性关节炎临床表现属中医学"痹证、发热"范畴，患者多有先天禀赋不足、阳气先虚的因素，病邪乘虚袭踞经隧，气血为邪所阻，深入骨骱，胶着不去，痰瘀交阻，凝涩不通，邪正混淆，如油入面，为本虚标实之证。

三、辨证论治的研究

1. 李少川认为本病主要为湿热痹阻证，治疗以"宣痹汤"化裁。方由防己、杏仁、滑石、连翘、山栀子、薏苡仁、半夏、晚蚕砂、赤小豆、姜黄、海桐皮等11味药组成，旨在宣痹清热利湿。一般情况下，李教授常以金银花藤、茯苓皮配方中之防己，恐其苦寒直折；海桐皮多配木瓜、丝瓜络，以防其燥热伤阴。若感受风邪，加薄荷、淡豆豉、荆芥穗以微苦微辛，疏散表邪；舌苔白腻而中心垢厚时，加佩兰、藿香、厚朴、黄连以芳香逐秽，苦温化湿；病延时久，关节疼痛不得转侧时，可加羌活、独活、川芎、当归以活血灭风，宣风祛湿。李教授反复强调："不可错误认为此病高热持续不退，必然伤其阴液，而予生地、玄参、麦门冬辈。妄投阴药，势必恋邪，对病不但无益，反而有害。"因此对本病治疗在运用宣痹清热利湿之际，切忌酸甘滋阴，至为重要。另外切莫见斑治斑，防其邪热遏伏。本病在发热之时，常伴发皮疹，皮疹多为丘疹状及荨麻疹样大小不等的斑点，此乃湿热郁于肺胃，充斥内外，营血热炽，透于肌表而发。李教授认为，斑疹的出现，反映了邪气外透之象，宜见不宜多，不见则邪闭，湿热不得宣透；多见则说明湿热蕴阻之壅盛。从传统治则而论，"斑宜凉血，疹宜透泄"。不过，该病斑疹之发，乃湿聚热蒸，充于肌表所致。临床遇及此类情况，李教授常以"三仁汤"化裁以宣化畅中、清利湿热。通常以大豆卷、炒山栀子、连翘、厚朴、炒薏苡仁、半夏、杏仁、滑石、竹叶、鲜芦根为方。若伴有关节疼痛，加姜黄、桑枝以宣痹祛湿；疹色暗淡，疹形稀疏，加紫草、牛蒡子以活血解毒。本病的病因尚不明确，一般认为与免疫、感染及遗传有关，可能由于微生物（细菌、支原体、病毒等）感染持续地刺激机体而产生变态反应。李教授从中医理论出发，认为脾胃的健运与否是改变变态反应的内在基础，感受时邪为诱发疾病的外因条件。从湿热发病的病机特点来看，"湿土之气，同类相召"，湿热之邪，始虽外受，终归脾胃。因此，在热退之后，清理肠胃湿热，健运中宫之升降，充其后天，增强机体，已成为治疗当中特别是防止复发，不可忽略的一环。此阶段，李教授喜用王氏连朴饮化裁，常以藿香、厚朴、黄连、半夏、炒山栀子、陈皮、连翘、枳壳、莱菔子、六神曲、滑石、甘草为方，每多奏效。同时，还要注意调其饮食，适其寒温，勿妄作劳，安怡静摄，一般经过半年左右的调治，多可康复。

2. 王静安在诊治本病中认为虽见患儿遇阴雨天症状加重，仍不可作寒湿论处，故在治疗过程中清热消炎凉泄之药不可少，且量宜大，如方中黄柏、防己、薏苡仁、忍冬藤之属，亦是控制关节炎症、消除充血水肿、减少患处炎症所致免疫复合物形成堆积的关键之一。在治疗幼年型特发性关节炎时，其病理产物以湿痰瘀浊最难剔除，一旦形成则阻滞气血经络，使病情反复难愈，反之又成为致病因素，形成恶性循环，给治疗带来极大困难。大量的临床实践告诉我们，这些病理产物是造成患儿关节滑膜充血水肿形成炎性病变组织，日久软骨被吸收，关节面粘连，融合关节腔内纤维化，使关节肿胀热痛、活动受限，关节僵硬，最终肢体致残的重要原因。所以在治疗该病时，要始终不忘利湿化瘀和消痰，所谓"治风先治血，久病多瘀，顽疾多痰即是"，如方中当归、川芎、川红花、牛膝、防己、薏苡仁、橘络等皆是，尤其是蜈蚣、乌梢蛇等虫蛇类药品极善搜剔经络之邪散结通络止痛，为治顽痹之要药。在治疗后期病情趋于稳定，患儿逐步康复，这时邪气势已大衰，此宜渐增益气温通之品，如黄芪、桂枝等，以加快疾病的痊愈。幼年特发性关节炎治疗时间长，缠绵胶滞，易于反复，在辨证辨病的基础上应守法守方坚持服药，不能一见临床症状消失就停药息治，即使实验室复查结果转阴也应坚持治疗一段时间，方可逐渐停止服药，以免病邪余焰未尽而复燃，卷土重来功亏一篑。

3. 李嘉庆运用中西医结合方法治疗幼年类风湿关节炎 30 例，取得满意效果。西药采用泼尼松、芬必得。中医分型：①邪痹少阳，枢机不利型：多见于 JIA 全身型，证见高热，伴有寒战，口渴汗出，皮疹鲜红，小便黄赤，大便干，关节对称性红肿热痛，舌红，苔黄腻，脉滑数。治法：和解少阳，清热利湿。方药：取小柴胡汤合土茯苓饮加减，药用柴胡、黄芩、金银花、连翘、土茯苓、大青叶、薏苡仁、生甘草、黄柏。②热毒炽盛，邪痹关节型：可见关节红肿灼热疼痛，晨起周身骨节沉重不适，或低热，或腋下淋巴结肿大，舌红，苔黄腻，脉数。治法：清热解毒，利湿通络。方药：取四妙散加减，药用金银花、板蓝根、苍术、黄柏、薏苡仁、羌活、独活、青风藤、海风藤、土茯苓。③余毒未尽，气虚血瘀型：多见于幼年特发性关节炎痊愈阶段。证见关节疼痛不甚，肿胀轻，或见午后、傍晚低热，周身乏力，精神倦怠，纳差，舌淡红，苔薄黄或剥脱。治法：清热益气，活血通络。方药选自拟虚热痹方，药用金银花、黄芪、太子参、土茯苓、川牛膝、红花、苏木、生甘草、白薇。结果总有效率为 93.3%。

4. 王蔼平观察中西医结合治疗 JIA 76 例，采用中医辨证分型：风热犯表型拟银翘散加减（金银花、连翘、板蓝根、青风藤等）；热炽气营型用白虎汤合清营汤加减（生石膏、知母、生地黄、元参等）；痰瘀热痹型用清热化痰汤加减（桂枝、云苓、南星、贝母等），并配合西药如小剂量强的松，非甾体抗炎药甲氨蝶呤等，总有效率96%。中西医结合治疗具有改善病情、缓解症状、保护关节功能的作用。

5. 翟作红拟扶正温经散寒，祛风胜湿通络大法。方药：黄芪、当归、制川乌、制草乌、桂枝、秦艽、羌活、独活、威灵仙、川牛膝、泽泻、茜草、丹参、白芍、赤芍、甘草。西药：甲氨蝶呤片、雷公滕多苷片。治疗10天，症状明显改善；3个月后，症状基本全部消失；继服1年防止病情复发，追踪随访至今身体检查正常。

6. 张恩霖以雷公藤配合中医辨证的方法治疗JRA。临床将RA分为：①邪毒郁阻型：主要表现高热，全身关节肿痛，皮肤斑疹或有心悸、气促；舌质红，脉数。治则：清热凉血，解毒通络。方药：生地黄、牡丹皮、赤芍、石膏、知母、紫草、桑枝、忍冬、连翘。②湿热郁阻型：发热汗出不退，关节肿胀疼痛；舌红，苔白腻、黄腻，脉滑数。治则：清热祛湿通络。方药：苍术、黄柏、薏苡仁、秦艽、桑枝、忍冬、当归、赤芍。③寒湿郁阻型：关节疼痛或肿，遇寒痛增或畏寒，肢体不温；舌质淡，苔白腻，脉弦或沉缓等。治则：散寒除湿通络。方药：羌活、独活、防风、桂枝、灵仙、川芎、当归、赤芍、鸡血藤、川乌。④久病虚损瘀滞型：病史长，出现关节变形，功能障碍，面色无华，肢体肌肉萎缩等。治则：补肝益肾，益气养血。方药：黄芪、鸡血藤、桑寄生、牛膝、枸杞子、川续断、仙灵脾，近期疗效较高，且副反应较少。

7. 郭君治疗JIA，即西药甲氨蝶呤、芬必得加用正清风痛宁。临床观察患儿加用正清风痛宁治疗后临床症状减轻，血生化指标改善优于对照组；尤其在疗程结束后可长期单独口服，能提高免疫功能，减少复发与感染，在远期疗效、复发率方面均优于对照组。其认为加用正清风痛宁克服了单独应用西药出现的副反应，是中西医结合治疗儿童JRA的有效方法。另外随着科技进步，一些新型医疗仪器可通过局部皮肤或穴位促进药物的吸收，达到促进关节肿胀消退、提高疗效的目的。

【西医治疗】

一、一般治疗

急性期卧床休息，增加营养，采取有利于关节功能的姿势。有关节变形、肌肉萎缩、运动受限等病变时应配合理疗、按摩和医疗体育，必要时行矫形手术。鉴于本组疾病关节肿胀疼痛反复发作，需长期治疗，对年长儿童和家属有一定的心理压力，医护人员应予以心理支持，树立战胜疾病的信心。对于急性期关节剧烈疼痛伴有全身症状者应卧床休息，并注意休息的体位，尽量避免关节受压，为保持关节功能位，必要时短期夹板固定，以防畸形。与附着点炎症相关的关节炎应睡木板或硬床垫，避免睡高枕。缓解期病例一般不主张过多卧床休息，尽量鼓励患儿参加适当运动，尽可能像正常儿童一样活动。采用医疗体育、理疗等措施减轻关节强直和软组织挛缩。

二、药物治疗

（一）非甾体类抗炎药

非甾体类抗炎药是治疗 JIA 的一线药物，约 1/3 的 JIA 患儿对非甾体类抗炎药敏感，单用即可控制临床症状及异常体征。非甾体类抗炎药的治疗机制是通过抑制环氧化酶（COX），阻断花生四烯酸转化为炎症介质前列腺素，从而发挥抗炎止痛和解热作用。近年来发现存在两种 COX，其中 COX-1 为体质酶，它维持人体生理需要，参与合成调节正常细胞活动所需的前列腺素，具有保护胃黏膜、维持肾血流量等功能，而 COX-2 是在致炎因子等刺激下产生的，并促使合成大量前列腺素，引起炎症反应。各种非甾体类抗炎药对 COX-1 和 COX-2 抑制作用强弱不同。如阿司匹林、消炎痛对 COX-1 抑制作用比对 COX-2 抑制作用强，因此胃肠道刺激等不良反应多；而布洛芬、扶他林与此相反，不良反应较少。实际上非甾体类抗炎药用于儿童的主要不良反应是肝酶升高，肝脏损害，并未见严重的胃肠道反应。另外，吲哚美辛有较强的抗炎作用，可以用于全身型 JIA，栓剂目前常用。非甾体类抗炎药治疗 JIA 仅能缓解症状、抗炎止痛，属于对症治疗药物。它不能长时间抑制组织和关节的进行性损伤，不能延缓或阻止病情发展，而且 2/3 患儿的病情不能用非甾体类抗炎药单独控制，因此需要给予二线药物等才能有效治疗。

（二）疾病控制药（DMARDs）

这类药物可以防止和延缓关节炎的骨侵袭，但往往起效较缓慢，需要数周或数月方能见效，故又称为慢作用药。

1. 甲氨蝶呤（MTX）

自 1986 年以来，有大量病例研究证实，甲氨蝶呤是治疗 JIA 安全有效的药物，目前多主张对确诊为 JIA 的患者早期给予甲氨蝶呤治疗，为达到较好疗效，常需要较长时间服药，病情缓解后仍应持续服用一段时间。剂量：10 ～ 15mg/m^2 每周 1 次口服，24 小时后配合叶酸口服可减少副作用。甲氨蝶呤的主要不良反应是口腔溃疡、胃肠功能紊乱、骨髓抑制、肝损害和感染，目前尚无致癌和导致不育的报道。目前甲氨蝶呤对少关节型疗效最好，也有助于控制银屑病型 JIA 的皮疹与关节炎，而全身型 JIA 效果较差。

2. 柳氮磺胺吡啶

柳氮磺胺吡啶是 5– 氨基水杨酸和磺胺吡啶通过偶氮键结合而成，它的作用机制不明。柳氮磺胺吡啶最常见的不良反应为药物过敏、胃肠道反应、肝损害、骨髓抑制、中枢神经异常及可逆性男性不育。柳氮磺胺吡啶主要用于少关节型或扩展性少关节型。

3. 来氟米特

来氟米特是美国 FDA 于 1998 年批准用于治疗类风湿关节炎的免疫抑制剂，1999 年开始在国内应用。来氟米特通过抑制二氢乳清酸脱氢酶及酪氨酸激酶减少嘧啶的形成，致使 DNA 合成障碍，进而抑制淋巴细胞活性及由此导致的免疫反应。其通过抑制破骨细胞的作用而减少 RA 的骨吸收，对改善患者关节疼痛、肿胀及晨僵作用与柳氮磺胺吡啶和甲氨蝶呤类似，不良反应主要有乏力、上腹不适、皮疹及可逆性肝酶升高，可选择应用于难治性全身型JIA。

4. 环孢素A

环孢素A单独治疗JIA的关节症状并不起效，但在治疗全身性JIA时有效，可以减轻炎症反应，缓解症状，使体内的炎性指标降低。尤其在合并巨噬细胞活化综合征（MAS）时，静脉应用环孢素A可以达到非常好的效果。该药的主要不良反应是高血压及肾毒性，如果血清肌酐＞30%的正常上限时要停药。用药时要监测血药浓度，使血药谷浓度维持在125～175μg/mL。其他不良反应有牙龈增生、多毛等。

5. 硫唑嘌呤

硫唑嘌呤治疗JIA有一定的疗效，但并不常用。其主要不良反应是腹痛、转氨酶增高、白细胞减少和皮疹。如果能检查甲基转移酶，对用药有指导作用，甲基转移酶缺乏时可能会有粒细胞减少症，需减少用药剂量。

6. 沙利度胺

沙利度胺曾在欧洲被广泛用作催眠镇静剂治疗失眠症及妊娠反应等疾病，1961年因发现致畸胎的不良反应而停用。但自1965年陆续报道沙利度胺被广泛应用于治疗多种慢性炎症及免疫性皮肤病，并取得较好疗效。沙利度胺有特异性免疫调节作用。国内外均有沙利度胺治疗RA、AS有效的报道。

7. 其他DMARDs

其他DMARDs包括羟氯喹、青霉胺、他克莫司。这些药物通常用于难治性JIA或特殊适应证，如巨噬细胞活化综合和/或具有其他风湿病特点的重叠综合征及不能耐受以上常用的DMARDs者。目前尚无明确的JIA应用这些药物的指南。

常用DMARDs不能控制的顽固JIA患者，可以选择DMARDs的联合用药，但各药物的不良反应可能会叠加，需注意监测，有关DMARDs联用的方案来源于成人类风湿关节炎（RA）资料，如MTX、柳氮磺胺吡啶和羟氯喹三联用药，儿童难治性JIA一般建议选择DMARDs与生物制剂联合治疗，传统 DMARDs 的联合应用疗法可作为补充和选择性治疗方案。近年来提倡联合治疗"下台阶方案"代替传统的"金字塔方案"，主要理由是 JIA 的转归并不如以往认为的那样好，9%～48%出现严重残疾。故主张早期使用二线药物，如甲氨蝶呤或柳氮磺胺吡啶。

（三）肾上腺皮质激素

全身糖皮质激素治疗仅适用于全身型 JIA 伴危及生命的合并症如心包炎、心肌炎。一般给予强的松 2mg/（kg·d）或同等剂量的其他制剂，合并巨噬细胞活化综合征的严重患儿可采用甲强龙 15～30mg/（kg·d）冲击治疗。其还可用于治疗对非甾体类抗炎药治疗无效或出现明显不良反应的全身型及严重多关节炎型，给予中小剂量强的松 0.25～1mg/（kg·d），并应尽快减量，疗程尽可能短。另外，少关节炎型患者可以局部使用糖皮质激素，于病变关节腔处注射长效糖皮质激素，每年每个关节腔内注射不超过 4 次，间隔 4 周以上，负重的关节间隔 8～12 周，在并发虹膜睫状体炎时局部可应用糖皮质激素类眼药水滴眼。

（四）丙种球蛋白

大剂量静脉滴注丙种球蛋白治疗难治性全身型 JIA，已引起很多临床医师的重视，但随机双盲研究未能确定疗效优于安慰剂。建议丙种球蛋白用于治疗严重的全身型特发性关节炎患儿及长期治疗无效者。

（五）生物制剂

1. TNF-α 拮抗剂

TNF-α 拮抗剂已被临床试验证实对 JIA 有效，目前已被 FDA 批准用于儿童 JIA 的有依那西普、阿达木单抗。而英夫利昔单抗、戈利木单抗、赛妥珠单抗批准用于成人类风湿关节炎的治疗，虽已有临床用于 JIA 的报道，但还没有被 FDA 批准用于儿童。目前的指南建议使用 TNF 抑制剂作为第二或第三线 DMARDs，用于难治性 JIA，对于临床提示有预后不良特征、多关节炎持续活动和有骶髂关节病变的患者，建议早期使用。

（1）依那西普　由 2 种可溶性的 TNF-α 受体融合于 IgG 的 Fc 部分组成，是 TNF 和淋巴毒素的有效抑制剂，1999 年被 FDA 批准用于 2 岁以上多关节炎型 JIA 患者。用法：0.8mg/kg，每周 1 次或 0.4mg/kg，每周 2 次，皮下注射，最大量每周 50mg。依那西普与 MTX 联合应用有较好的协同作用，研究资料表明，依那西普耐受性好，对 JIA 患者的关节功能、生长发育、生活质量及阻止骨关节的破坏性进展和修复有很好的作用，远期不良反应和严重感染率低。最常见的不良反应包括短暂的局部皮肤反应和轻微的感染，有发生脱髓鞘疾病、恶性肿瘤和诱发自身免疫性疾病、巨噬细胞活化、系统性红斑狼疮（SLE）等的报道。

（2）英夫利昔单抗　是一种嵌合单克隆 IgG1（鼠人）抗体，结合可溶性和膜结合 TNF-α，不仅中和 TNF，而且中和抗体依赖产生 TNF 的细胞毒性细胞。其通过静脉输注给药，剂量和频率根据临床反应而不同。由于儿童体内的药物清除较成人迅速，导致检测不到体内的药物浓度，所以目前尚没有被 FDA 批准用于治疗 JIA。现在推荐的剂量为 6～10mg/（kg·次），用药时间为 0、2、6 周，随后每 8 周 1 次维持治疗。有研究显示英夫利昔单抗治疗 JIA 相关的葡萄膜炎有较好效果，对于关节炎治疗 14 周可有所缓解，目前尚无足够的数据比较英夫利昔单抗与依那西普的疗效。目前英夫利昔单抗被视为依那西普治疗无效后的二线或三线用药，治疗 JIA 相关的葡萄膜炎的首选用药。3%～5% 的患者有明确的输液反应或明显的过敏反应，9% 有新抗体形成，与 MTX 联用可减少抗体的生成。感染，尤其结核感染是英夫利昔单抗较常见的不良事件，其长期安全性及对 JIA 的疗效还需更有力的研究证实。

（3）阿达木单抗　是一种完全人源化单克隆抗体，类似于英夫利昔单抗，结合可溶性和膜结合的 TNF-α，2008 年获得 FDA 批准用于 4 岁以上的多关节炎型 JIA 患者，欧洲批准用于 4～12 岁儿童 JIA 患者。临床随机双盲对照研究显示，83% 的多关节炎型 JIA 患者在治疗 16 周后达到缓解，进一步临床试验显示，40% 的患者在治疗 104 周后达到临床缓解。用法为皮下注射，≤30kg，20mg，每 2 周 1 次；>30kg，40mg，每 2 周 1 次。不良反应为感染和注射局部的反应，罕见严重感染。阿达木单抗对 JIA 相关的葡萄膜炎有效。抗阿达木单抗抗体的产生，可减弱阿达木单抗的疗效。

2. IL-1β 拮抗剂

和 TNF-α 相似，IL-1β 在 JIA 的发病机制中起重要作用，可能会导致骨质破坏和侵蚀。IL-1β 拮抗剂对 TNF-α 拮抗剂治疗效果欠佳的 JIA 全身型有效，包括阿那白滞素、人抗 IL-1β 单克降抗体和利洛纳塞。阿那白滞素是人重组 IL-1 受体拮抗剂（IL-1Ra），类似于自然的 IL-1Ra，IL-1 受体竞争结合在细胞表面，防止 IL-1 和随后的细胞信号传导。适应证为 NSAIDs 或皮质类固醇或 MTX 治疗无效的持续的活动性 JIA 全身型（包括发热和关节炎为主要症状），目前美国风湿病学会建议为活动性、难治性、有不良预后征兆 JIA 全身型患者的一线用药。临床研究实验显示阿那白滞素可明显改善 JIA 全身型的症状和炎症指标，但对多关节炎型效果不显著，治疗巨噬细胞活化综合征的效果有争议，因此，阿那白滞素尚未被 FDA 批准用于 JIA。国内尚无应用报道。不良反应为注射局部疼痛、肝损伤和严重感染。

3. IL-6 拮抗剂

托珠单抗是人源的、单克隆 IL-6 受体抗体，与天然水溶性及膜结合的 IL-6 受体竞争，减少细胞信号的传导。2011 年被 FDA 批准用于成人 RA 和儿童（2 岁以上）JIA 全身型。临床研究显示，托珠单抗可以显著改善 JIA 全身型的临床症状，快速稳定体温，停用激素，恢复影像学病灶，促进儿童生长参数的进步。用法：12mg/kg（< 30kg）或 8mg/kg（> 30kg），每 2 周静脉输注 1 次。严重不良事件包括输液反应、消化道出血、严重的感染、巨噬细胞活化综合征、气管炎、肺炎、肺动脉高压、中性粒细胞减少症和肝转氨酶升高。

4. 细胞抑制剂

（1）阿巴西普　是人源性，为两个细胞毒 T 淋巴细胞相关抗原 4（CTLA-4）分子的细胞外功能区与人 IgG1 的 Fc 段结合而成的可溶性融合蛋白，属 T 淋巴细胞抑制剂的一种。2008 年获得 FDA 批准用于多关节型 JIA 的治疗，目前建议用于 6 岁以上 JIA 儿童，经 TNF-α 拮抗剂治疗 4 个月后仍有中度或高度疾病活动者。国内尚无应用报道。一般耐受性良好，尚无严重不良事件报道，目前报道的不良反应有轻微的感染、输液反应和局部注射反应。

（2）利妥昔单抗 是一种嵌合单克隆鼠抗体的人CD20，为阳性的B淋巴细胞受体抗体。自身反应性B淋巴细胞可抑制抗原递呈给T淋巴细胞而改变免疫应答，在RA的关节炎性反应机制中具有显著作用。成人资料显示利妥昔单抗联合MTX方案可显著改善TNF-α拮抗剂治疗无效的患者，FDA已批准用于成人难治性RA的治疗。目前相关的儿童资料较少，个例报道建议用于难治性多关节炎型和JIA全身型患儿。目前美国风湿病学会建议应用于TNF-α拮抗剂和阿巴西普治疗无效的多关节炎型患者，特别是RF阳性者。不良反应为低丙种球蛋白血症、感染、进行性多灶性脑白质病变，输液反应和过敏反应较常见，建议使用前应用抗组胺药或激素。

生物制剂相关的不良反应有注射部位或输液反应及感染风险的增加，特别是机会性或分枝杆菌感染的发生。建议强调在治疗期间必须加强药物安全性监测：①监测患者的血清肌酐、全血细胞计数、肝功能水平及尿常规。②对接受MTX治疗的患者，如肌酐水平超过正常上限2倍，则应减少MTX用；如肌酐水平持续超过正常上限3倍，应停止使用MTX。③开始进行TNF抑制剂治疗的患者应接受结核筛查，且每年复查一次。④对有感染乙型或丙型肝炎危险因素的患者，建议在开始MTX或TNF抑制剂治疗前进行病毒抗体检测。

三、外科治疗

JIA患儿经过正规药物治疗，病情仍不能控制，为改善生活质量可考虑手术治疗。JIA滑膜切除的适应证与疗效尚有争论。一些矫正严重畸形的重建手术如全关节置换，均应待骨关节发育成熟时，约18岁后才能进行。

JIA的治疗是一个长期的过程，治疗的选择往往取决于患儿的临床分型及对药物的敏感性。早期诊断，尤其是准确的鉴别诊断对于JIA患儿的治疗和预后都很重要。另外JIA的不同临床分型对于治疗的选择亦相当重要，例如，相对于其他类型的 JIA，全身型 JIA 涉及几乎所有的关节，其免疫系统损伤较重，而少关节型则损伤较轻，因此在选择免疫药物时务必明确诊断。预后差的患者需要采用积极的治疗方法。下列因素提示预后差：多关节型、RF 阳性、HLA–DR4 阳性、皮下结节、早期起病的对称性小关节受累、全身型 JIA 伴依赖糖皮质激素才能控制症状或伴 6 个月病程血小板计数 $> 600 \times 10^9/L$。对于典型的严重全身型 JIA 患儿，多种药物治疗无效，必须服用大剂量激素；全身型 JIA 病情反复，迁延不愈，出现严重关节炎，长期服用激素减量困难的患儿；多关节型患儿起病后迅速发生关节活动受限，有骨质破坏倾向及类风湿因子阳性需考虑给予联合治疗。另外，免疫功能的监测亦相当重要，对于新的生物制剂在临床中的安全性以及远期疗效尚需观察证实。

【预后与转归】

研究显示 JIA 总体预后较以前发现的差，30%～40% 逐渐进展为关节残疾，严重的残疾主要为关节功能丧失或因虹膜睫状体炎所致的视力障碍。病死率为 0.4%～2.0%，主要见于有淀粉样变性和巨噬细胞活化综合征的全身型患者。50%～70% 的全身型和多关节炎型 JIA 患者、40%～50% 的少关节炎 JIA 患者进入成人期后仍然有活动性病变。有些患者在数年缓解后在成人期偶尔会复发。

JIA 不同亚型预后不同，80%～90% RF 阴性的患儿预后良好，尽管其中一部分长期处于活动状态，但较少发生关节功能残疾。约 50% 以上 RF 阳性 JIA 多关节型患者要发生永久性关节破坏和残疾。全身型 JIA 可反复发作，大部分在急性热退后关节症状迅速消退，经 7～10 年随访，25% 左右发生严重关节畸形和功能障碍。全身型有重要脏器受累者未经及时和适当的治疗，可有生命危险。少关节炎型和多关节炎型临床经过可互相转化，关节炎持续活动 1～2 年有发生侵蚀性关节炎的危险。7%～48% 遗留有明显的关节功能障碍，少关节炎型可发生虹膜睫状体炎，导致失明。

第二节　幼年强直性脊柱炎

【历史沿革】

幼年强直性脊柱炎（JAS）是儿童常见的一种风湿性疾病，是以膝、踝和骶髂等关节受累为特征的慢性炎症疾病。JAS不同于成人，多是先累及周围关节，尤其是以不对称的下肢关节为主，常在发病的5～10年后才出现中轴脊柱关节受累。JAS的概念为：早期以周围关节、肌腱附着点及关节周围组织的炎症为特点，类风湿因子（RF）、抗核抗体（ANA）常阴性，与HLA-B27有着密切关系。在JIA国际风湿病学联盟的分类标准中定名为与附着点炎症相关的关节炎。近年来报道的JAS发病率有增加趋势。国外报道，在美国密歇根州安阿伯市，1961～1979年,618例儿童风湿病中，JAS占6%；1979～1987年，英国哥伦比亚温哥华市，466例儿童风湿病中，JAS占15%，其中1980～1985年346例儿童风湿病中，JAS占25%。在公开发表的资料中，JAS的男女发病比率差异较大，2.8∶1～9∶1。国外Calin等人报道,JAS的性别差异与年龄有关,12岁以下，男女比率为1.4∶1；12～16岁为3∶1，相似于成人。

【病因与病机】

一、中医病因病机

JAS属于中医学"痹证"范畴，病因主要为感受风寒湿邪，如《儒门事亲》所述："小儿风、寒、湿三气合而为痹……"其发病机制是外邪侵袭经络，气血运行受阻，留滞关节所致。先天禀赋不足是引起痹证的内在因素。其中风气盛者为行痹，疼痛游走不定；寒气盛者为痛痹，疼痛剧烈，部位固定；湿气盛者为着痹，肌肤、关节麻木重着。由于小儿体禀纯阳，素体经络蓄热，故风寒湿邪极易从阳化热，因小儿脾常不足，后天调护稍有偏颇，即可致湿邪停聚于内，湿热相合，流注关节，痹阻经络而引起关节肿胀。故儿童早期以湿热型偏多。湿热郁久，累及肝肾，阳失温煦，精化无源，筋骨失于濡养，则筋挛骨松，关节变形而致寒湿痹，此型儿童发病较少。

二、西医病因病理

1.遗传因素

在 1974 年 Breweton 即确定 AS 与 HLA-B27 强相关，是至今最肯定、最具临床意义的 HLA 与疾病相关联的典型。强直性脊柱炎患者 HLA-B27 阳性率在 83%～95% 之间，而正常人群 HLA-B27 阳性出现的频率在 4%～8% 之间，并显示了种族和地区之间的差异。我国海南省吴艳等医师对 2002 年 6 月～2005 年 4 月期间，海南省人民医院门诊和住院的 126 例 3～16 岁的疑似 JAS 患儿和 2001 年 8 月～2005 年 4 月期间在该院作亲子鉴定的 428 例 1～16 岁的正常儿童的 HLA-B27 样本进行了比较。发现疑似 JAS 患儿组 HLA-B27 阳性为 59.52%，男性阳性率为 66.07%，女性阳性率为 7.14%；对照组 HLA-B27 阳性率为 4.67%，男女比例大致相当。证明了 HLA-B27 与 JAS 有高度相关联性。北京赖建铭医师等报道 55 例 JAS 患儿中 B*2704 阳性者 27 例，B*2705 阳性者 25 例，B*2702、B*2707/2708、B*2705/2708 各一例。B*2705 阳性组 36% 患儿关节肿痛伴发热，其中 68% 存在外周关节炎，36% 为多关节炎，71% CT 显示骶髂关节病变为 2 级以上改变；B*2704 阳性组仅表现为关节肿痛，均无发热，74% 存在外周关节炎，其中有 15% 为多关节炎表现，32%CT 显示骶髂关节病变 2 级以上改变。JAS 临床表现因 HLA-B27 亚型分布不同而各有特点，等位基因 B*2705 阳性患儿除关节症状外更易同时伴有发热，预后较等位基因 B*2704 阳性患儿差。

JAS 与成人 AS 在遗传学方面存在差异，前者常为 SC42 单倍型和 G10-1 乙二醛酶表型，而后者则多为 SC31 单倍型和 G10-2 乙二醛酶表型，这也许是造成他们临床特点有些不同的原因。虽然 JAS 与 HLA-B27

强关联，但是仍有 10% 的患者 HLA-B27 阴性，而正常人中 HLA-B27 阳性为 4%～8%，这表明 JAS 发病还有其他易感基因影响。北京的朱晓泉等医生为了研究中国人群中 TNF-α 基因与强直性脊柱炎（ankylosing spondylitis，AS）病理发生的潜在关系，通过对中国南方 36 名 AS 患者的 TNF-α 基因启动子进行扫描分析，发现 -850 处突变型 T 等位基因出现频率较高（43.06%），此多态位点在男性和女性中都与 AS 发生存在显著性关联。因此，TNF-α 基因启动子 -850C → T 的突变可能是 AS 发生的新易感基因。另外，在成人 AS 研究中发现的其他基因还有 HLA-B60、HLA-DR、LMP（low molecular weight protein，低分子量蛋白）和 TAP（transporters associated with antigen processing，抗原处理相关转运蛋白）基因、MICA 基因（MHC class I chain-related A locus gene，MHC Ⅰ类 A 位点相关基因）、热休克蛋白（HSP），其他还发现有 HLA-A4 及其亚型 A*2402、HLA-DPB1、T 细胞表面受体（TCR）中胚系基因等。

总之，JAS 是一种遗传因素为主的多基因复杂性疾病，遗传度大于 90%。HLA 基因区是易感的主要遗传位点，区外的易感基因合计约占遗传易感因素的 1/2。

2. 免疫机制

儿童此类研究极少，而对于成人强直性脊柱炎则近年来多有报道，提出 AS 患者存在多种抗体和细胞免疫改变，提示该病具有自身免疫性特征。黄烽发现 AS 患者 NK 细胞活性明显低于正常人，对 B 细胞功能抑制减弱，在加剧 AS 患者细胞免疫 / 体液免疫失衡中起重要作用。解放军总医院朱剑等通过检测 AS 患者外周血中 CD4 和 CD8 T 淋巴细胞分泌细胞因子的情况，探讨 T 淋巴细胞亚群与 AS 发病的关系。在 AS 患者外周血淋巴细胞中，以 Th1 型细胞为主，但 Th1 细胞的分化能力较 Th2 细胞下降，且随着炎症活动，这种下降更明显，推测 AS 的发病与 Th1 型细胞因子增多，而 Th2 型细胞因子减少有关，但尚不清楚 Th1/Th2 细胞群，特别是 Th1 细胞在 AS 中的确切作用。提示进一步探讨 Th1 与 Th2 细胞的平衡将有助于理解它们在 AS 发生、发展中的作用，从而为临床治疗提供新的思路。黄烽总结早期 AS 患者磁共振（MRI）及病变免疫组织学研究发现，软骨与骨交界区有大量分泌 TNF-α 的 T 细胞和巨噬细胞浸润，并有 TNF-α 及 TGF-β mRNA 而非 IL-1 表达水平的升高，说明 TNF-α 参与了 AS 的发病机制。某些促炎细胞因子如趋化因子 IL-8、生长因子等也在病变组织有异常表达。AS 患者 Th1 细胞因子功能可能受损，并且与疾病持续存在相关。B27 阳性个体似乎呈 TNF-α 低分泌状态，这可能导致对抗某种微生物的免疫功能下降。然而，这些"缺失"是由基因决定的，还是环境因素影响的结果及它们与疾病的相关程度仍不清楚。

3. 激素影响

HLA-B27 在男性和女性相同的分布，提示 JAS 应该在男孩和女孩中一样常见，然而发现男孩的发病率是女孩的 4～6 倍，这无疑涉及激素状态。JAS 通常开始于较大儿童或青春期，当性腺功能显著发育时期，这可能与男孩睾丸激素的突发增加有关，而女孩则被迅速增加的雌激素保护。也有人报道，性激素通过影响免疫系统或与 HLA-B27 相互作用致 AS 发病。

4. 感染因素

目前研究发现，支原体、沙门菌、耶尔森菌、衣原体等与 AS 发病有关，这些微生物有着共同的特点，它们能侵入黏膜表面并能在细胞内复制，它们的体表含有脂多糖。它们的完整抗原已经在强直性脊柱炎的滑膜组织和滑液中发现，但是患者滑膜细胞中检出的一种或多种细菌 DNA 与发病、诊断无关。JAS 患者血清中发现抗肽聚糖的 IgG 抗体水平较高，此肽聚糖为细菌细胞壁的组成部分，在动物模型中可促发 AS 及 Reiter's 综合征。关于克雷伯菌在 AS 中的作用研究较多，在 JAS 患者的一级亲属血清中亦发现克雷伯菌 IgG 抗体升高。

5. 其他因素

有一部分医生认为，外伤是 JAS 发病的诱因。韩国报道 288 位脊柱关节病患者中有明确关节损伤史者占 4.2%，都在损伤当时或 1 个月内发病。父母育龄和胎次有明显关联，父母育龄越大、胎次越晚越易患本病。可能与父母随年龄增长，生殖细胞发育及受精卵质量发生变化，可能使子代中不良遗传负荷增加；多子女家庭经济等情况较差，交叉感染机会增多等原因有关。

【诊断与鉴别诊断】

一、诊断要点

（一）临床表现

本病男性多发，男女之比为 6∶1～9∶1。

1. 起病

JAS 多由外周关节起病，最初很少有中轴关节症状，据统计仅有12.8%～24% 有腰骶椎的僵直或活动受限，80%～90% 表现周围关节病变或肌腱附着点病变，以下肢关节受累为主。少关节型多于多关节型，以单侧或非对称性表现为主。外周关节受累一般关节少于 4 个，即使在多关节型中，受累关节通常也少于 10 个。

2. 周围关节病变

85%～98% 表现下肢关节受累，上肢关节受累仅占 12%～16%。周围关节病变可持续或反复发作数月或数年，受累关节多为膝、踝及足的跖骨、趾骨及跗骨关节，而手指小关节极少受累。长期的关节炎症可致关节糜烂、破坏及强直，从而导致运动障碍和肌肉萎缩。

3. 肌腱附着点病和腱鞘炎

肌腱附着点病和腱鞘炎系指肌腱末端在骨的附着点（如跟腱和跖底筋膜附着于跟骨的后面和下面）或肌腱韧带和关节囊附着于骨处（如腓肌外侧）的炎性病变。表现为局部肿痛、压痛，或微红或热，约 1/3 病例为首发，80% 病例病程中可出现外周部分的肌腱端炎，主要在下肢，发病早期在足的某个部位（如足底筋膜跟骨、第 5 跖骨基部、第 1 和第 5 跖骨头附着点以及跟腱骨附着点等），以后发展到多处，呈对称或非对称性分布，一般持续 3～9 个月，反复发作，部分和完全缓解，或严重和持久的病变均可见。新近研究证明，足弓受累可先于中轴关节症状数年出现，包括附着点炎、肌腱滑膜炎、足弓骨过度生长和强直。足部病变成为儿童失能的原因之一，个别病例以腱鞘炎、滑膜炎或趾（指）炎为唯一表现，多在足，偶见个别手指。肌腱附着点病是 JAS 的典型临床表现，MRI 可发现由胫骨、腓骨及趾长屈肌腱之前后滑膜囊组成的滑膜鞘，这种损害被定义为强直性跗骨炎，为 JAS 的组成部分，是与 HLA-B27 有关的一种独立形式。

肌腱附着点的慢性炎症常引起相连骨实质的侵袭性破坏和囊性病变，伴骨膜下新骨形成，引起多骨增生、骨膜病变及骨刺、韧带骨赘形成。显微镜下表现为慢性肉芽肿性炎症、淋巴细胞增生为主，也可见到巨噬细胞和组织细胞。

4. 中轴关节病变

中轴关节病变多在起病 3 ～ 10 年后出现。髋关节 X 线变化，几乎皆为 12 岁以后患者。典型症状为腰骶部、髋部疼痛，夜间加重，活动后减轻。出现中轴关节症状者大多数同时伴有比较严重的外周关节病变、附着点炎。髋关节受累绝大多数发生在发病的前 10 年内，如果发病的 10 年内无髋关节的受累，以后再发生髋关节病变概率很低。在病程的早期或发病时即有髋关节受累者，易发生破坏性病变，少数患儿最终需进行髋关节置换。在儿童时期很少波及胸椎和颈椎。

5. 关节外表现

JAS 患者 5% ～ 10% 有高热、体重下降、肌无力、肌萎缩及全身衰竭状态。少数患者有淋巴结肿大和严重贫血。14% ～ 27% 有反复发作的虹膜睫状体炎，多为单侧眼受累，持续 4 ～ 6 周缓解，很少留有后遗症。主动脉关闭不全及寰枢椎半脱位致中枢神经系统并发症极少见，但是也有医生认为心脏损害对于 JAS 来说占 10% 左右，应当作为危险因素引起重视。继发于非甾体抗炎药的肾乳头坏死已有报道；在英国 3.8% 的 JAS 患者有肾淀粉样变性，认为与严重周围关节病和持续性血沉增快有关。

（二）实验室及放射学检查

1. 80% ～ 90% 的患儿 HLA-B27 阳性，RF 阴性，ANA 可阳性。

2. 活动期血沉增快，可伴轻度贫血、白细胞增多、血小板增多，IgM、

IgG、IgA 可增高。

3. 关节 B 超可鉴别附着点炎。

4. 放射学检查：早期骶髂关节炎 X 线有时难以确定。CT、MRI 分辨率高，层面干扰小，可以发现骶髂关节的轻微变化，有利于骶髂关节炎的早期检出。CT 检查能显示骶髂关节骨质受破坏的程度和进行病理分级。磁共振检查可直接显示软骨及骨质异常，包括软骨信号强度和形态的异常改变，对骶髂关节早期软骨改变，特别是软骨下水肿、骨质增生硬化和关节面下脂肪积聚显示得较早。国外有医生提出应用锝^{99}骨显像技术可以早期发现患儿中轴关节病变，对 JAS 的诊断有很大帮助。

5. 其他：北京赵伟等通过夹心 ELISA 法同时测定患者血清、关节液及健康志愿者血清中白细胞介素 -1A（IL-1A）、IL-1B、IL-6、IL-8、IL-12、肿瘤坏死因子 -α（TNF-α）等单核因子水平及部分炎性指标水平，研究单核因子在发病机制中的作用及其与疾病活动性的相互关系并进行分析。发现除 IL-12 外，关节液中其他单核因子水平均明显高于血清水平，血清中部分单核因子水平与炎性指标（红细胞沉降率、C 反应蛋白、血小板计数等）呈一定程度的正相关。说明在 JAS 的发病机制中，作为致炎因素的单核因子通过细胞因子网络，参与了 JAS 的病理过程，这种作用主要是局域性的。与其他单核因子相比，IL-6 水平与疾病的活动性更为密切。

二、诊断标准

参照国际风湿病学联盟（ILAR）幼年特发性关节炎分类标准中与附着点炎症相关的关节炎进行诊断。

关节炎合并附着点炎症，或关节炎或附着点炎症，伴有下列情况中至少两项：

1. 有骶髂关节压痛和 / 或炎症性腰骶部疼痛（目前表现或病史）。

2. HLA-B27 阳性。

3. 6 岁以上发病的男性患儿。

4. 急性或症状性前葡萄膜炎。

5.家族史中一级亲属有强直性脊柱炎、与附着点炎症相关的关节炎或骶髂关节炎、炎症肠病性关节炎、Reiter's综合征、急性前葡萄膜炎。

除外标准：

1.银屑病或一级亲属患银屑病。

2.类风湿因子IgM间隔3个月以上两次阳性。

3.患者有全身型JIA表现。

三、鉴别诊断

（一）JAS与其他儿童脊柱关节病的鉴别

除JAS外，儿童时期还包括其他儿童脊柱关节病，与JAS相同之处是HLA-B27多呈阳性，RF为阴性，常伴骶髂关节炎及脊柱炎，现鉴别如下：

1.瑞特综合征

瑞特综合征多见于年长男孩，常发生于志贺菌、耶尔森菌、空肠弯曲菌和衣原体感染后，表现为尿道炎、结膜炎及关节炎，也称尿道 - 眼 - 关节综合征。全身表现可有发热、皮疹、胃肠炎。

2.炎症性肠病

炎症性肠病主要指溃疡性结肠炎和局限性小肠炎，临床以便血、腹泻为主，可伴有关节炎。关节炎常与肠病活动有关，很少发展为关节的破坏和畸形。

3.反应性关节炎

反应性关节炎多发生于志贺菌、耶尔森菌、沙氏菌和衣原体引起的胃肠道感染的数月或数周后，预后较好。

4.银屑病关节炎

本病在儿童较少见，以女性多见，多数患儿有远端指间关节受累及跟腱炎，关节炎可发生于银屑病后，也可先于银屑病。除关节炎外，患儿可有指甲凹陷。

（二）JAS与AS的鉴别

JAS临床以包括足跟在内的外周关节受累多，受累率达100%，表现为反复发作的膝、踝、髋、跖趾、趾间关节等下肢关节为主的关节炎，往往寡关节比多关节常见，多为单侧关节或呈不对称性。而附着点以足为主，如足底筋膜跟骨、第5跖骨基部、第1和第5跖骨头、跟腱跟骨、髌骨、胫骨粗隆等附着点，较少以特征性的腰骶部疼痛、发僵起病。AS 则以包括颈椎在内的中轴关节受累多，外周关节受累率仅占24%～75%。JAS 虹膜睫状体炎发生率低于 AS，虽可反复发作，但多不留残疾，且多发生于 B27 阳性的多关节型者。JAS 的 CT 表现：骶髂关节四级改变、脊柱椎体变形、骨桥及骨赘形成较成人发生率低，中轴关节改变较成人少。

JAS 还需与关节结核、骶髂关节区的骨转移瘤及脊髓肿瘤、布氏杆菌性关节炎、化脓性关节炎、风湿热相鉴别。①关节结核：好发于 5～15 岁儿童，临床多有原发结核病灶，有结核中毒症状，结核菌素试验阳性。以膝关节结核多见，骶髂关节结核少见，且骶髂关节结核常合并周围关节冷脓肿，而少见骨质疏松。②骶髂关节区的骨转移瘤及脊髓肿瘤：临床疼痛剧烈，X 线常表现虫蚀状、斑片状骨破坏或融合成大片状的骨质缺损，无骨质硬化边，或见斑点状、棉球状高密度影，甚至象牙样骨质密度。③布氏杆菌性关节炎：骶髂关节 X 线改变虽与强直性脊柱炎相同，但多发病于牧区，常有急性感染史，布氏杆菌补体结合实验或血清凝集反应呈阳性。④化脓性关节炎：以单关节病变为主，局部红肿热痛明显，全身感染中毒症状重，常伴高热、寒战，末梢血白细胞明显升高，关节液混浊，涂片有大量脓细胞。⑤风湿热：表现为游走性关节肿痛，无关节畸形，常伴心脏损害、皮下小结、环形红斑等，血清抗链球菌溶血素"O"升高，HLA–B27 阴性。

【中医治疗】

一、辨证要点

1. 本虚标实，湿热为重

本病早期多以下肢关节肿胀、热痛为主，初期主要以邪实为主，湿热之邪痹阻经脉是本病发病的关键。又因本病多见于青少年，此年龄段本应是肾气充旺之时，正值人的一生"长"和"壮"之时，故此期患病与先天禀赋不足有着直接的关系。脾肾不足、湿热痹阻证型是幼年强直性脊柱炎最常见的证型。

2.病邪深入，肝肾两伤

湿热之邪痹阻日久，深侵肝肾，伤及肾阳则布化失司，寒凝脉涩，伤及肝阴则筋脉不荣，病邪由浅入深，从轻到重，终致骨骺脊髓受累，骨质损伤，关节变形，腰背僵直，脊柱僵曲。肝肾不足、寒湿凝滞证型多发生在幼年强直性脊柱炎后期。此期在儿童发病较少。

二、诊疗思路

JAS，发病初期为本虚标实，脾肾不足是其本，湿热之邪痹阻经脉，气血不畅是其标。在发病早期应以清热祛湿、活血通络为主，兼补肾健脾。后期病情日久，深侵肝肾而致骨骺脊髓受累，出现关节变形者属于肝肾亏虚，气血凝滞，治疗应以补益肝肾、温通血脉、强筋健骨为主。

小儿先天脾常不足，用药时应时时顾护脾胃，既不能呆补、滞补以防碍胃，也不能一味苦寒清热，损伤脾阳，补益、清热的同时均应注重通调脾胃之气，补泻互参，温清兼顾，正如先师张从正所云："善用药者，使病者而进五谷者，真得补之道也。"

三、辨证论治

1.湿热留恋，痹阻经络

证候：关节肿胀、疼痛明显，疼痛固定，重着不移，关节触之发热，得冷则舒，头身困重，五心烦热，纳食不佳，口渴不欲饮，大便干或溏；舌质红、苔厚腻，脉滑数。

治法：清热利湿，通经活络。

方药：四妙丸加减。

苍术10g，黄柏6g，生薏仁30g，知母10g，云苓10g，白术10g，青风藤 15g，海风藤 15g，牛膝 10g，鸡血藤 15g，忍冬藤 10g，威灵仙 10g。

方解：苍术专入脾胃，统治三部之湿能泄肾经虚热；知母、黄柏滋阴清火；生薏仁可健脾利湿消肿；云苓、白术合用健脾化湿；青风藤、海风藤、鸡血藤、忍冬藤可通经活络，舒筋止痛；威灵仙、牛膝可补肝肾，祛风除湿。诸药合用，共奏清热祛湿、补肾强筋、活血通络之功，使热清而不伤阴，补肾而不滋腻，去湿亦护脾。最终以达湿热祛，肾气足，经络和，气血通，病情缓解或得以控制。

加减：腰痛者，加杜仲、金狗脊、川续断；恶风重者，加防风；肌肤不仁者，加海桐皮、豨莶草；胸闷、苔腻者，加藿香、佩兰。

2. 肝肾亏损，气血郁阻

证候：病程日久，迁延不愈，关节僵直变形，腰骶转侧不利，弯腰困难，遇冷加重，得温则舒，畏寒肢冷，四肢困倦，面色无华；舌质淡、苔白，脉沉缓。

治法：滋补肝肾，益气活血。

方药：独活寄生汤加减。

独活 5～10g，桑寄生 15～30g，川续断 10g，肉桂 4g，生地黄 10g，熟地黄 10g，杜仲 10g，山茱萸 10g，制附片 4g，桂枝 10g，生薏仁 30g，细辛 3g，川乌 4g，草乌 4g，荜茇 4g。

方解：独活、桑寄生、川续断、杜仲可补肝肾，祛风湿，强筋骨；川乌、草乌辛温有毒，可祛风燥湿、散寒止痛，用量宜小，中病即止，不宜久服；制附片、肉桂辛甘大热，可温肾助阳；生地黄、熟地黄、山茱萸可补血填精；桂枝能通阳散寒，行肌表；细辛辛温能发散风寒，祛风止痛；薏仁能利湿消肿；荜茇可温经散寒。

加减：关节痛、发僵者，加桑枝、姜黄、羌活；痛甚者，加乳香、没药、泽兰、蜈蚣、地龙；背冷恶寒者，加淫羊藿、鹿角霜。

【临床与实验研究】

一、病因病机研究

1.焦树德谨遵仲景先师"诸肢节疼痛,其人魁羸"之意,创立了"尪痹"的病名,指出痹的发病特点主要是三邪深侵入肾,肾主骨故发生骨质受损,关节变形。根据长期临床实践又提出肾虚寒湿证、肾虚标热轻症、肾虚标热重症,并制定了补肾祛寒为主,辅以化湿、散风、养肝荣筋、活瘀通络、强壮筋骨之法。

2.阎小萍1999年又提出了"大偻"病名,"大偻"之名最早见于《素问·生气通天论》,其描述的证候特点与强直性脊柱炎的临床表现很近似。"大"者具有两层含义,一为脊柱乃人体最大的支柱,二深寓"病情深重"之意。"偻"字在《辞源》注:"曲背","背"者含义有二,一则指颈以下,腰以上部位,二则指背部、腰部、骶部的总称;"曲"包含有当直不直而屈曲或当屈曲而不曲反僵直的双重含义。阎小萍教授认为大偻的病因众多,细究不外三方面:①肾督亏虚、阳气不足;②外感六淫、邪气深浸;③正虚邪阻、经络瘀阻。在辨证分型上,阎小萍运用了经络学说和循经辨证,根据疾病的活动期和稳定期将强直性脊柱炎分为六种证型:①肾虚督寒证;②邪郁化热证;③湿热伤肾证;④邪痹肢节证;⑤邪及肝肺证;⑥缓解稳定证。治疗上以补肾壮骨,治其病本,以活血通络,贯穿始终,同时兼顾调和营卫、顾护脾胃。分别选用补肾强督清化汤、补肾强督利节汤及补肾强督调肝汤辨证治疗。临床中善用药对,如补肾善用桑寄生配川续断、熟地黄配鹿角胶、骨碎补配补骨脂等;活血通络选用土鳖虫配制穿山甲、泽兰配泽泻、炒川楝子配制元胡、片姜黄配枳壳;调和营卫用桂枝配芍药;循经辨证,病在太阳选葛根配防风、羌活配独活,治在肝经,则选用潼蒺藜配白蒺藜、香附与郁金,在肾经用仙灵脾配玄参、络石藤配鸡血藤;祛风通络止痛多选用青风藤配海风藤、络石藤;清热通络则以忍冬藤配桑枝或络石藤;补虚和血通络予石楠藤配鸡血藤;调护脾胃则以徐长卿配千年健、焦白术配砂仁、生薏苡仁与炒薏苡仁合用。阎小萍还倡导强化强直性脊柱炎的综合治疗，临床以中药为主，同时兼顾中西结合，内外同治，加强功能体育锻炼及健康教育，对于控制 AS 病情、提高患者生活质量取得了较好的疗效。

二、辨证论治研究

1. 路志正在撰写的《治痹心得》指出，第一，治痹病不可单用风药，以防其性温燥灼津耗液，用之过度可耗泄正气，还可使风变火、寒化热，由实变虚，加重病情。应用时应当配伍血分药、阴分药，一方面可节制其刚燥之性，另一方面亦可取治风先治血、血行风自灭之意。第二，注重痰、瘀、燥、毒。在痰、瘀、燥、毒存在的情况下，必须佐入祛痰、活血、润燥、解毒之品，方能提高疗效，缩短病程。第三，同一痹病，所病的部位不一，用药当有加减，因为中药除了性味功能以外，尚有归经的特点，每一药物都有善走的经脉与部位。第四，治痹病应重视脾胃。不论实痹、虚痹、顽痹，只要脾胃健旺，则疗效明显，预后较好。无湿则无痰，无痰则少瘀，脾胃强健则五脏六腑俱旺，气血充盈则筋脉关节得以濡润，四肢肌肉有所禀受也。第五，痹病后期应注意培补肝肾，使阴充阳旺，以增强驱邪外出之力，御邪再侵之功。第六，虫类药应用时应当注意其性多燥烈，易伤阴耗血，味多腥易碍胃滞脾，故使用时易加入养血柔肝或补肾滋阴药，更易顾护胃气，阴虚火旺及脾胃虚弱者宜慎用。第七，注意综合疗法，包括针灸、推拿、理疗、熏洗、外敷、药浴、食疗等措施。

2. 谢海洲著《治痹三要四宜》。"三要"为扶正培本、祛湿健脾、利咽解毒。"四宜"为：①寒痹宜温肾。②热痹宜养阴。③寒热错杂宜通。指出寒痛者，阳气未至也；热肿者，阳气郁积不幸不行也。因皆由于阳气运行障碍所致，所以治疗上以通为要。可选用桂枝、桑枝、路路通、丝瓜络、老鹳草、徐长卿等取其能通行血脉，血气和则障碍除，寒热错杂症状缓解。④久病入络宜活血搜剔。

3. 朱良春将 AS 分为肾痹、骨痹两型，又将肾痹分为湿热郁阻和肾督亏损两型。湿热郁阻型以清湿热为主，兼以补肾督、通奇经，药用蒲公英、白花蛇舌草、山药、金荞麦、鸡血藤、威灵仙各30g，青蒿、银柴胡、炙蜂房、䗪虫、徐长卿、地龙、炙僵蚕、虎杖各10g，配服扶正蠲痹胶囊（扶正蠲痹胶囊采用鲜动物药蕲蛇、全蝎、蜈蚣、地龙等，加强蠲痹通络、祛风定痛之功）。而 AS 后期归为骨痹型，属气血亏损、督脉空虚型，治以益肾壮督、蠲痹通络，虚实兼顾。药用穿山龙50g，青藤、仙鹤草、萆草、威灵仙、鸡血藤各30g，青蒿子、生地黄、熟地黄各15g，乌梢蛇、炙蜂房、䗪虫、地龙、僵蚕、全当归各10g，甘草6g，配扶正蠲痹胶囊。

4. 崔学增指出：①治病求本，注重补益肝脾肾、祛湿清热解毒并重。临床上多选用党参、白术、茯苓、黄芪健脾益气，兼见口干、舌燥少津者，则选用太子参益气生津；用桑寄生、淫羊藿、杜仲、狗脊、菟丝子等滋补肝肾；用白芍、龙骨、牡蛎、当归、地龙等养肝平肝；用虎杖、蒲公英、紫草、白花蛇舌草等清热解毒；用苍术、羌活、独活、威灵仙等祛风除湿。薏苡仁性味甘淡、微寒，入脾、肺、肾三经，祛湿除痹，健脾又略有清热功效，在治疗中可兼顾多方，应当重用，一般 100～200g，部分患儿可用500g。②法中参西，参考理化检查，确立治法，对 X 射线表现未见竹节样变、肌腱、韧带、骨附着点炎症明显，或见急性前葡萄膜炎者，注重清热解毒祛湿，重用紫草、苍术、白花蛇舌草、威灵仙等；对 X 线表现呈竹节样变者，注重补肾祛湿，重用桑寄生、淫羊藿、杜仲、狗脊、菟丝子等，佐以活血化瘀，如红花、莪术、桃仁等，或清热凉血，加牡丹皮、生地黄。对 HLA-B27 阳性者，注重健脾祛湿，重用茯苓、白术；对 HLA-B27 阴性者，注重补脾益肾平肝，重用黄芪、甘草、杜仲、菟丝子、山茱萸、龙骨、牡蛎等。

5. 陈纪藩将强直性脊柱炎分为湿热毒瘀型和寒热错杂型，认为"桂枝芍药知母汤"用药较为详尽，兼顾了风寒湿热虚实诸方面。方中桂枝、麻黄、防风温通阳气，辛散寒湿；芍药、知母和阴清热；白术、附子助阳除湿止痛；生姜、甘草和胃调中。全方共奏通阳行痹、祛风除湿、和营止痛之效。以此方为基础制成"通痹灵"片剂，作为临床专病用药。陈纪藩经长期临证用药观察，总结出常用的治痹药物，这些药物大多药性平和，适于风湿病缓攻缓补，如需加强祛风湿药力者，可酌情加入威灵仙、羌活、苍术、防风、独活；如需加强通经络药力者，可选用枝藤之品，如络石藤、宽筋藤、鸡血藤、桑枝、海风藤、雷公藤；如需加补肝肾强筋骨药力者，可选用续断、牛膝、杜仲、桑寄生、五加皮；如见肌肉萎缩者，则重用黄芪、白术、生地黄、淫羊藿；如是久病或痛甚，即使无明显瘀血征象，也应加入化瘀药力，可选用活血化瘀之缓品，取宿邪宜缓攻之意，如川芎、当归、丹参、姜黄、赤芍、三七、泽兰、桃仁、红花；对腰背强直、僵硬、屈伸不利者，应加用虫类搜风剔络之品，如全蝎、蜈蚣、僵蚕、地龙、蜂房、乌梢蛇、穿山甲，虫蚁之类具迅速飞走之灵性者，可祛浊开凝，宣通气血；如见肢体麻木不仁，关节肿久不消，可酌情加胆南星、白芥子、白芷、浙贝母、法半夏以祛除痰凝；如见咽部红肿，咽干不适，可加玄参、麦冬、桔梗、岗梅根、射干等利咽解毒之品；久服搜风通络之品，易破气耗血伤阴，反而不利于筋脉的濡润，若见筋脉拘急，此时可加玉竹、山药之类以润养筋脉。

6.陈湘君经过多年临床实践，认为该病是由于先天肾阳虚衰，督脉失温，外感寒邪，内寒外寒相合，寒性凝滞，凝痰成瘀，导致脊柱疼痛僵硬、强直变形。急性期以温阳祛寒为治疗原则。方取乌头汤之义，药用制川乌9g，生麻黄6g，芍药30g，黄芪30g，桂枝12g，白术12g，防风12g，防己12g，知母12g，甘草9g。慢性期以益肾温督、化痰通络为治则。药用熟地黄15g，鹿角片12g，肉桂3g，桑寄生15g，独活、狗脊各12g，杜仲、怀牛膝各15g，川芎30g，当归12g，细辛9g，麻黄、白芥子各6g，方取阳和汤合独活寄生汤之义，共奏温阳补血、散寒通滞之效。

7.舒尚义认为本病在病程上分早、中、晚期，根据证候特点又分为急性发作期和缓解期。急性发作期又分为无热型发作和有热型发作。无热型发作期以温经散寒、祛风除湿、通经止痛为治则。方药用自拟寒湿方（附子、麻黄、细辛、独活、桑寄生、桃仁、六方藤、桂枝、茯苓、甘草）加杜仲、狗脊、牛膝、续断；若疼痛甚者，加姜黄、炙没药、蜈蚣；若下肢膝踝关节肿胀明显者，加泽泻、防己；项背僵痛者，加葛根、杭白芍等。有热型发作，注重清热解毒，和解表里。方药用自拟加减柴胡汤（柴胡、炒黄芩、法半夏、板蓝根、知母、生石膏、蒲公英、连翘、泽泻、牛膝、续断、狗脊、姜黄、六方藤、炙没药、甘草）。缓解期重在散寒除湿，补益肝肾，通络止痛。方药用自拟寒湿方加补骨脂、淫羊藿、菟丝子、鹿角霜、狗脊。对痛势剧烈难忍，舌质暗红有瘀点、瘀斑等，治以温通经络、活血化瘀，多选用性味温通的活血药，如红花、桃仁、莪术等，还常选用延胡索、川芎、台乌以行气通利血脉。

8.尹玉茹将 AS 分为隐匿期、活动期、稳定期论治：隐匿期治以祛风散寒化湿，药用秦艽 20g，独活 15g，土茯苓 20g，威灵仙 15g，川牛膝 18g，川芎 12g，王不留行 15g，细辛 6g。恶风明显者，加防风；畏寒怕冷者，加桂枝；项背强痛者，加葛根。活动期注重清热利湿解毒，药用黄柏 12g，金银花 30g，板蓝根 20g，土茯苓 20g，虎杖 20g，川牛膝 18g，薏苡仁 20g，川续断 5g，赤芍、白芍各 15g，独活 15g，土鳖虫 9g，生甘草 6g。稳定期重在补益肝肾、化痰逐瘀，药用狗脊 20g，生地黄 20g，川续断 15g，骨碎补 12g，蜂房 9g，鹿含草 15g，乌梢蛇 10g，水蛭 6g，皂角刺 15g，苏木 10g，泽泻 10g。

9.王为兰治疗强直性脊柱炎根据疼痛、肿胀、麻木性质不同而选药不同。如腰骶隐痛为肾虚，佐用熟地黄、附子；肩背腰隐痛，当考虑风寒湿痹的轻症，佐用姜黄、羌活；腰痛绵绵为肾阳虚，佐用附子、肉桂。空痛为肾阴虚，佐用鹿角胶、龟甲胶；酸痛多由湿著肌表，佐用白术、防风。气血不足，佐用党参、当归；精气损伤，佐用山茱萸、巴戟肉；气滞血瘀，佐用乌药、桃仁。酸痛见于四肢为风湿阻络，佐用桂枝、白术；酸痛见于腰骶为肾精亏损，佐用熟地黄、仙灵脾。胀痛多因肝郁气滞，佐用香附、郁金；肝阳上亢，佐用生石决明、牡蛎、牛蒡子；腰背骶尾部胀痛是气机淤滞，佐用乌药、青皮；湿热下注佐用苍术、黄柏、牛膝。刺痛多为瘀血阻滞，佐用桃仁、红花；湿热内蕴，佐用苍术、黄柏；火热熏灼，佐用生石膏、黄连、黄芩；骶尾刺痛属跌仆损伤，佐用土鳖虫、自然铜、血竭、乳没。冷痛多为寒湿内浸，佐用附子、白术，或阳气虚药佐用附子、肉桂；急痛为经脉痉挛，佐用杭白芍、甘草、钩藤；跳痛多见疮疡，宜西黄丸、醒消丸。风湿肿胀加麻黄、羌活、白术、生葛根；寒湿肿胀加附子、苍术、桂枝（肉桂）、鹿角霜；湿热肿胀加苍术、黄柏、生苡米、生鹿角。麻木偏风寒加麻黄、防风、葛根、桂枝；偏寒湿加桂枝、白术、苡米；风痰壅络加半夏、白术、天麻、茯苓、陈皮。肝风内动加钩藤、天麻、僵蚕、白芍、杭白菊；肝郁气滞加柴胡、枳壳、香附、白芍、佛手。

10. 林昌松等从张仲景《金匮要略》创制桂枝芍药知母汤为基础筛选药物，配制痛痹灵，并在痛痹灵基础上结合辨证论治取得良好的疗效。临床上分型如下：①湿热瘀阻型，见于强直性脊柱炎早期、中期的急性活动期，治宜清热解毒、化湿通络、活血止痛。方用四妙丸加味，湿重者加萆薢、茵陈、泽泻、威灵仙、木瓜以除湿；热盛者加忍冬藤、白花蛇舌草、赤芍、生地黄、柴胡、黄芩以清热凉血；风盛者加防风、羌活、川芎、鸡血藤以活血祛风；疼痛剧烈，瘀阻明显加三七、丹参、姜黄、泽兰、穿山甲以活血通络止痛。②寒热错杂型，见于强直性脊柱炎中期，治宜温清并用、祛风除湿、和血通络。方用桂枝芍药知母汤加减。③肝肾气血亏虚者，为强直性脊柱炎晚期，治宜补益肝肾、调和气血。方用独活寄生汤加减。

11. 韦嵩认为，强直性脊柱炎为顽痹，之所以经久不愈，与伏、顽之痰为患密切相关。认为对于顽痰、伏痰，常用方剂如二陈汤等祛湿之力显弱，而剔痰祛积之品如白芥子、白附子、白僵蚕、制南星、皂角刺、竹沥等验用颇效。对于顽痹有痰湿痹阻之象者，组方中如配以剔痰通经之药，佐以桂枝、细辛、白芷、苍耳子、葛根、络石藤等以达温化湿、通经透痹之功，能有效地缓解关节疼痛，消除肿胀，阻止病情进展。

12. 姜泉将强直性脊柱炎分为：①瘀血湿热痹阻型，治以清热利湿、养阴通络。药用苍术、生薏苡仁、秦艽、土茯苓、络石藤、车前草、女贞子、地骨皮、桑寄生、乌梢蛇等。②慢性活动期为瘀血阻络、肝肾不足型，治以活血通络、补益肝肾。药用羌活、独活、鸡血藤、丹参、青风藤、海风藤、桑寄生、伸筋草、续断、骨碎补、女贞子、全蝎等。

13. 陆肇中将强直性脊柱炎分为阳虚型、肝肾阴虚型、寒湿型、风盛型、痰瘀痹阻型、寒热错杂型，分别选方为阳和汤、真武汤合方化裁；左归饮、二至丸、当归补血汤合方化裁；甘草附子汤、防己黄芪汤、苓桂术甘汤合方化裁；羌活胜湿汤化裁；大活络丹化裁；桂枝芍药知母汤、清心莲子饮合方化裁。

14. 陈林囡用雷公藤合独活寄生汤治疗强直性脊柱炎 55 例，基本方：雷公藤 12～25g，独活 10g，怀牛膝 10g，川芎 10g，桂枝 10g，仙灵脾 10g，防己 10g，桑寄生 12g，杜仲 12g，熟地黄 15g，鸡血藤 15g，薏苡仁 20g。每日 1 剂，每剂 2 煎，文火煎 1 小时，每煎煎汁 200mL，顿服，疗程 3～4 周。治疗期间重症患者加服非甾体抗炎药。结果显效 28 例，有效 24 例，无效 3 例，总有效率 94.5%。

15. 冯文岭用中药风湿灵治疗强直性脊柱炎的动物实验表明，风湿灵除对角叉菜胶引起的足水肿有抗炎作用外，还对变态反应所致的炎症有显著抑制作用。其重要成分为人参 5%、丹参 12%、生地黄 36%、附子 8%、土鳖虫 8%、枸杞子 8%、菟丝子 8% 等蜜制成丸，每丸重 3g，每袋 30 丸，每次 3～4 丸，每日 3 次，饭后口服。3 个月为 1 疗程，2～3 个疗程后评定效果。临床观察 38 例患者，结果缓解 10 例，显效 17 例，好转 9 例，无效 2 例。

16. 娄玉铃以肾痹汤为基础方，用熟地黄、何首乌、淫羊藿、桑寄生、续断、丹参各 20g，杜仲、地龙各 15g，川芎、红花各 12g，荜茇、金毛狗脊各 30g，水煎，每日 1 剂，分 2 次服。舌红少苔，脉数者加生地黄、玄参各 20g；遇冷加重，得温则减者加制附片 5g，桂枝 15g；髋膝踝关节肿疼者，加牛膝、木瓜各 15g；肩及颈项部疼痛者加威灵仙、羌活各 12g，葛根 20g。西药用消炎痛 25～50mg，每日 3 次，中西药合用治疗 60 例患者，两周为 1 个疗程，两个疗程间隔 3～5 天，治疗两个疗程后评定结果。临床治愈 18 例，占 30%；显效 31 例，占 51.7%；有效 9 例，占 15.0%；无效 2 例，占 3.3%，有效率 96.7%。

17. 冯兴华认为肾脏虚损是强直性脊柱炎发生、发展的重要原因，也是强直性脊柱炎经久不愈、内传入里的结果。强直性脊柱炎急性期多表现为湿热痹阻证。临床将强直性脊柱炎分为两型，湿热痹阻证和肾虚血瘀证。湿热痹阻证用四妙丸加减，选苍术、黄柏、薏苡仁、苦参、土茯苓、金银花、连翘、防己、川牛膝等；肾虚血瘀证选用淫羊藿、补骨脂、熟地黄、枸杞子、菟丝子、杜仲、怀牛膝、当归、赤芍、制乳香、制没药、细辛等。

18. 南京金实提出辨证论治为基础，辨证与辨病相结合，以经验方强脊定痛汤为基础进行辨证加减，药物组成有当归、白芍、牛膝、橘核、蜈蚣、全蝎、威灵仙、肉桂、青风藤、甘草。其中当归、白芍养血活血；牛膝补肾强筋；橘核行气止痛；蜈蚣、全蝎、威灵仙搜风剔络；肉桂温阳祛寒；青风藤通络祛风；甘草调和诸药。并提出在病变早期或在缓解期应注重补肾强督，多用血肉有情之品。强调强直性脊柱炎早期即有痰瘀痹阻络脉，故化痰祛瘀通络治法寓于强直性脊柱炎治疗始终。

19. 曹贻训认为该病以肾虚为本，邪实为标，一切病证均可视作在肝肾亏损、气血虚弱病理基础上的不同证候表现，所拟强脊汤重用狗脊、川续断、补骨脂、桑寄生以滋补肝肾，又以生黄芪、党参、当归、白芍等大补气血，令肝肾充实，气旺血行，痹阻诸证自然迎刃而解。方中又集独活、桂枝、姜黄、络石藤、千年健、老鹳草等以通阳行痹，祛风散寒；以川芎、全蝎、地龙、延胡索以活血定痛；葛根不但为督脉引经之品，而且配以甘草解肌止痛。综观本方，具有培补肝肾、补养气血、通阳行痹、活血止痛之功。

20. 郑春雷以补肾养血、温经散寒、祛风化痰、化瘀壮骨、活血通络为基本思路，自拟竹节风汤。竹茹化痰调胃；松节、防风、独活、威灵仙祛风除湿；川续断、骨碎补益肾养精；桂枝、白芍调和营卫，祛风活血；当归养血活血；马钱子搜风活络，散结开痹；地龙、全蝎、穿山甲、乌梢蛇活血祛瘀，通络止痛，祛风除湿。诸药合用，取得良效。

三、实验研究

1. 广东林昌松将中医与西医学相结合，研究 IL-6、TNF-α 与中医辨证分型的关系，发现湿热壅滞督脉是 AS 病情急性活动的主要病理机制，IL-6、TNF-α 作为致炎因子直接参与了这一过程，同时提示清利湿热、活血通督法应是活动期 AS 的重要治疗原则。

2. 温州吴春雷观察 AS 患者大便肺炎克雷伯杆菌（KP）检出率和血液纤维蛋白原（APL）、促肾上腺皮质激素（ACTH）变化，初步探讨其与中医辨证分型的关系。湿热型 AS 患者中大便 KP 的检出率及血清抗 KP 抗体水平均显著高于正常对照组和瘀血型、肾虚型患者，说明湿热型的形成与肠道细菌感染、胃肠功能紊乱有关。瘀血型 APL 显著高于湿热型和肾虚型患者，说明血瘀证与 APL 含量升高、血液凝固性上升有关。在 AS 的中后期或缓解期，病情相对稳定，主要表现为肾虚，与 AS 肾阳虚患者 ACTH 降低相符。针对不同分型采用清热利湿、活血化瘀、补肾强筋药物可取得良好疗效。

3. 郭玉海等用 SD 大鼠和昆明种小白鼠造模，观察强脊汤对强直性脊柱炎机体免疫功能的影响，以肿瘤坏死因子、白介素 2 为指标进行实验观察。结果显示：该方药对大鼠体内肿瘤生长因子、肿瘤坏死因子水平具有明显降低作用，并可双向调节免疫异常小鼠体内的白介素 2 水平。

4. 刘讯等以强直性脊柱炎患者髋关节囊成纤维细胞为材料，采用体外细胞培养技术，观察中药通痹灵胶囊及含药血清对体外培养的强直性脊柱炎成纤维细胞增殖的影响。结果显示：通痹灵胶囊浓缩液及含药血清不仅对成纤维细胞增殖有明显抑制作用，还对其 DNA 的合成有抑制作用。

5. 温州张纯武用 SD 大鼠和昆明种小白鼠造模，观察人参皂苷对佐剂性关节炎模型大鼠血清 TNF 的影响和对免疫异常模型小鼠 IL-2 的双向调节作用。结果显示：人参皂苷可明显降低大鼠血清中 TNF 的水平，说明人参皂苷可以通过抑制患者体内的 TNF 来达到抑制骨质破坏的作用，从而控制病情的进展，防止致残。本文的研究还证实，人参皂苷可双向调节小鼠血清中 IL-2 的水平，说明人参皂苷在细胞免疫中确具有双向调节作用，可减缓自身免疫的发生及发展，从而减轻炎症反应，为探索中药治疗本病的作用机理提供了重要线索。

6.现代药理研究表明独活寄生汤具有：①对损伤修复作用：对大鼠梨状肌急慢性损伤模型疗效的病理切片观察结果，证实了独活寄生丸对梨状肌损伤具有显著的修复性疗效。②抗炎作用：给小鼠灌服独活寄生汤（10g/kg 连续7天）或外涂左耳（0.1mL/只），对二甲苯或巴豆油混合所致小鼠耳郭炎症反应有明显的抑制作用。实验研究证明，独活寄生汤对炎症早期引起的组织水肿和渗出具有明显抑制作用，并有显著镇痛作用。③调节免疫作用：给大鼠灌服独活寄生汤8g/kg剂量，连续7天可明显增加胸腺和脾脏质量，对肾上腺质量无明显影响。

【西医治疗】

一、药物治疗

（一）非甾体类抗炎药（NSAIDs）

该类药物常用的有双氯芬酸2～3mg/（kg·d），每日分3次，和吲哚美辛1～3mg/（kg·d），每日分3次，可缓解症状性关节炎、肌腱末端炎、发僵及发热等。新的选择性COX-2抑制剂主要优点在于胃肠道副作用小，但在儿科尚没有进行大样本病例疗效及副作用的观察，也没有常规的剂量，因此儿科非甾体类抗炎药仍选传统药物。

2005年，Wander等做了一项随机对照试验，测试长期持续用NSAIDs治疗和必要时才用NSAIDs治疗对AS患者的病情在影像学方面表现的影响。215例AS患者，参与了以塞来考西（Celecoxib，COX-2抑制剂）、酮洛芬（Ketoprofen）和安慰剂作对照进行随机双盲的临床试验，患者随机分入长期持续用NSAIDs或必要时用NSAIDs治疗的小组，观察2年。实验结果显示在不增加毒性作用的情况下，持续使用NSAIDs的治疗方案可减缓有症状患者在影像学显现出的病情进展，可见NSAIDs的治疗作用及机制值得进一步探讨。在长期的临床验证中，肯定了NSAIDs在缓解患者临床症状等方面的作用，在治疗和改善患者生活质量中起着重要的作用。但该类药物在胃肠道及其肾毒性方面的副作用在临床应用中也应予以重视。

（二）改善病情药物

1. 柳氮磺吡啶（SSZ）

SSZ 是治疗的类药中研究最多的药物。SSZ 能抑制白细胞游动，降低蛋白溶解酶活性，抑制多种细胞因子如白细胞介素（IL）-6、IL-1α、IL-1β 及肿瘤坏死因子（TNF）等活性。Chen 等通过对 MEDLINE 等资源中实验进行对比分析，结论为：患者和医师们认为 SSZ 可减少 ESR 和减缓晨僵，但未有明确的证据显示其有改善机体功能、疼痛、脊柱活动的灵活性方面的作用，有高水平的 ESR 和外周关节炎早期患者可从中获益。该类药物的不良反应主要见于胃肠道和神经系统，如恶心、呕吐、头痛等，其他还有皮疹、骨髓抑制等。Savastano 报道 1 例男性患者因用 SSZ 治疗引起双侧听觉神经受影响而失去听力。因此，在用 SSZ 治疗的同时，应该注意剂量的个体化，其不良反应是随其剂量的增加而增加的。儿童剂量为初始剂量 20～30mg/（kg·d），每日分 2～3 次，一周后逐步递增至 40～50mg/（kg·d）。推荐最大剂量为每日 2g。

2. 甲氨蝶呤（MTX）

MTX 为叶酸拮抗剂，对二氢叶酸还原酶具有高度亲和力，以竞争方式与其结合，阻断该酶活性，使叶酸不能转变为具有生理活性的四氢叶酸而发挥辅酶作用，使脱氧尿苷酸不能转变为脱氧嘧啶核苷酸，而阻断 DNA 合成。MTX 也可阻止嘌呤核苷酸的生物合成，从而干扰 RNA 和蛋白质的合成。Gonzalez-Lopez 等通过与安慰剂的对照试验，评价 MTX 对活动期患者的效应和安全性，并进行了 24 周双盲、随机，与安慰剂对照的试验，从而比较 MTX 7.5mg 每周与安慰剂在活动期 AS 患者中的反应。结果在 24 周有目的的治疗分析中，17 例 MTX 治疗的患者中，有 53% 患者有效，而 18 例安慰剂治疗的患者中，有 17% 有效。作者认为 MTX 对于 AS 患者是有效和安全的，但对于其效应的持久性和长期使用的安全性仍需要长时间研究来进行评价。Chen 和 Liu 通过对 MEDLINE 等资源中的试验进行对比分析，认为 MTX 对于 AS 患者的疗效尚未有统计学上明显的肯定，需要有更高质量、更大样本、更长期的随机对照试验来验证治疗中 MTX 对于患者的疗效及其毒副作用。因 MTX 是一种细胞毒性药物，常见不良反应包括恶心、纳差、脱发、骨髓抑制，严重的不良反应是肝脏损害和肺部病变，故在应用中要注意权衡利弊，注意其毒副作用，监测肝功能。儿童剂量：$10 \sim 20mg/（m^2 \cdot w）$，每周 1 次。

3. 沙利度胺（Thalidomide）

沙利度胺能抑制单核细胞产生 TNF-α 与 IL-12，也能协同刺激人淋巴细胞、辅助 T 细胞应答，还可抑制血管形成和黏附分子活性。临床观察发现，沙利度胺可使麻风患者血清 TNF-α 水平下降 50% $\sim$ 80%。黄烽等通过为期 1 年的开放性试验来验证沙利度胺是否有潜在的治疗作用并从基因水平研究其作用机制。通过对 30 例 HLA-B27 阳性的男性难治性 AS 患者进行研究，以 7 项临床指标（BASDAI 指数、BASFI 指数、全身痛和脊柱痛 Likert 四级评分、晨僵时间以及患者和医生的总体评价四级评分）作为主要疗效指标，用 6 个其他临床指标（扩胸度、指地距、枕壁距、试验、血沉和 C 反应蛋白水平）作为次要疗效指标，同时用基因芯片研究部分患者的外周血单个核细胞（PBMC）中炎性基因表达谱，然后再用逆转录聚合酶链反应来进行验证。结果共有 26 例患者完成了该项试验，毒副作用少，而且较轻。7 个主要疗效指标中，有 4 项改善超过 20% 的患者人数占总人数的 80%。在治疗的第 3 $\sim$ 6 个月间，某些指数明显下降，9 例患者疼痛症状消失；同时患者 PBMC 中 TNF-α 中的 2A 的转录显著减少。结论认为沙利度胺对难治性 AS 是一种很有前途的药物，其生物学作用机制与炎症因子 TNF-α 基因表达受抑制有关。沙利度胺对难治性 AS 是一种极具潜在治疗价值的药物，但由于其对胎儿发育的影响，禁止用于妊娠及有可能受孕的妇女。部分病例可能发生外周神经病变，其不良反应还有晨起困倦感、口干及便秘等。儿童剂量 2 $\sim$ 3mg/（kg·d），每日分 2 $\sim$ 3 次。

（三）生物制剂

近年来发展的生物制剂亦开始在患儿中应用，其中肿瘤坏死因子 - α（TNF-α）拮抗剂，包括单克隆抗体（如英夫利昔单抗、阿达木单抗）和融合蛋白（如依那西普）。英夫利昔单抗（infliximab，商品名 Remicade），是一种人、鼠 IgG1J 同型链上的嵌合性抗 TNF-α 单克隆抗体，由人体恒定区和鼠类可变区组成，约 2/3 人源性，1/3 鼠源性，1998 年首次上市，是最早在临床应用的治疗强直性脊柱炎的生物制剂。阿达木单抗（adalimumab，商品名 Humira）是人源化的单克隆 TNF-α 抗体，是人单克隆 D2E7 重链和轻链经二硫结合的二聚物，可特异性地与 TNF-α 结合并阻断其与 p55 和 p75 细胞表面 TNF 受体的相互作用。在体外有补体存在的情况下，本品也可溶解表面 TNF 表达细胞。2003 年 1 月，Humira 首次在美国上市。依那西普（etanercept，商品名 Enbrel），是一种完全人源化的可溶性 TNF-α 受体二聚体融合蛋白，由 TNF-α 受体 p75 的细胞外段与人 IgG1 Fc 段融合形成，即可溶性 TNF R2+ Fclg 融合蛋白，与 TNF-α 发生高亲和性结合，使 TNF-α 的生物活性丧失。以上生物制剂中，Remicade 为静脉滴注，其余均为皮下注射。FDA 批准依那西普、阿达木单抗可单独或联合病情缓解抗风湿药（DMARDs）治疗，而英夫利昔单抗应同时联合甲氨蝶呤（MTX）治疗，以减少人抗嵌合体抗体的产生。

白介素 –1（IL–1）拮抗剂为新一类生物制剂，也被用于儿童和青少年风湿病。阿那白滞素（anakinra）是重组非糖基化的人 IL–1 受体拮抗剂，能竞争性地与 IL–1Ñ 型受体（IL–1Rl）相结合，从而阻滞在多个组织和器官中表达的 IL–1 的生物活性。其 2001 年 11 月首次在美国上市，适用于对 1 个或多个 DMARDs 治疗无效的中重度活动性类风湿关节炎患者，能减轻症状和体征，或是作为 TNF-α 抑制剂治疗失败后的选择，也可作为成人 Still 病、新生儿发病的多系统炎症性疾病（NOMID）、与遗传异常相关的儿童反复发热性疾病 [（Muckle–Wells 综合征及 TNF-α 相关的周期性综合征（TRAPS）] 的可选择药物，还被用于强直性脊柱炎、儿童特发性关节炎、骨关节炎、系统性红斑狼疮等。本药可单用或与甲氨蝶呤联合应用。抗 T 细胞特异性抑制剂即协同刺激因子阻断剂，阿贝塔西普（abatacept，商品名 Orencia）是此新一类制剂的首个由细胞毒性 T 细胞相关抗原 4 和 IgG1 Fc 片段组成的可溶性受体（CTLA–4Ig），可封闭抗原提呈细胞上两个配基 CD80（B7-I）和 CD86（B7-2）的相互作用，即阻断 Th 细胞活化的第二信号途径 CD28 与 B7 的结合，故能选择性抑制 T 细胞活化，能够减缓活动性类风湿关节炎患者关节损伤的进程。美国食品与药品监督管理局（FDA）2005 年底批准 abatacept 用于治疗中到重度的类风湿关节炎，也用于银屑病的治疗，对早期类风湿关节炎、早期未分化关节炎、儿童特发性关节炎及系统性红斑狼疮的应用正在研究中。abatacept 为 MTX 或 TNF-α 拮抗剂反应不佳的患者提供了新的治疗方法。abatacept 联合 TNF-α 拮抗剂治疗的患者感染发生率较高，故不推荐其与 TNF-α 拮抗剂或 IL-1 受体拮抗剂联用。全面评估该药的安全性还有待于更长时间的追踪观察。

（四）其他

1. 白芍总苷

白芍总苷为白芍中提取的有效成分，具有广泛的药理效应，通过动物实验证实白芍有抗胆碱能作用、免疫调节作用，可抑制特异性细胞免疫反应和单核 / 巨噬细胞、T 淋巴细胞功能，并对免疫器官重量无明显影响；具有较好的抗炎和镇痛作用，且无明显毒性损害，安全范围大。用法用量：每次 0.3 ～ 0.6g，每日 3 次。

2. 1,25- 二羟维生素 D_3

郑毅医师研究应用 1,25- 二羟维生素 D_3 治疗 JAS，发现该药具有调节机体 T 细胞功能、抑制 B 细胞合成和控制病情进展的作用，并且可以改善 JAS 全身性骨质疏松的状况。

二、辅助治疗

西安马兴医师研究发现，身高和体重对青少年 AS 早期骨矿含量和骨密度有着极其重要的正相关意义。进而提示，如果能在积极治疗 JAS 的同时，正确开展康复训练及促进青少年成长发育，将有利于发挥身高和体重对骨矿含量和骨密度的正相关作用，对于维持和增加骨量和骨密度、改善骨强度、降低 JAS 相关性骨质疏松及骨折危险性都大有好处。

【预后与转归】

本病可迁延数年，持续或反复发作的髋、膝、踝关节炎较成人多见，病情常活动与静止交替出现，部分患儿最终可累及脊柱而发生强直。女童强直性关节炎发病较男童晚，病情相对较轻，可发生于小关节、颈椎关节，但较少累及脊柱。

第三节　反应性关节炎

【历史沿革】

1916 年，Hans Reiter 报告在普鲁士军队中，患关节炎、非淋球菌尿道炎、结合膜炎 3 症的病例，后来称为瑞特综合征。1969 年，Ahvonen 提出反应性关节炎（reactive arthritis，ReA）的概念。目前，西欧学者认为反应性关节炎是不全型 Reiter 综合征，即仅有关节炎表现的 Reiter 综合征。1981 年，美国风湿病学会提出的反应性关节炎的定义是伴随尿道炎、宫颈炎之后，持续 1 个月以上的关节炎。1982 年 Goldkmithlong 报告小儿上呼吸道链球菌感染后发生的一过性关节炎，目前称为链球菌感染后反应性关节炎（post streptococcal reactive arthritis，PSRA）。近年发现，包括细菌、病毒、衣原体、支原体、螺旋体等在内的绝大多数微生物感染后均可引起反应性关节炎，因此广义的反应性关节炎范围甚广，是临床上常见的关节炎之一；然而经典的反应性关节炎仅指某些特定的泌尿生殖系或胃肠道感染后短期内发生的一类外周关节炎。

【病因与病机】

反应性关节炎是继身体其他部位感染后由于免疫反应异常所出现的一种急性、无菌性关节炎症，少数患者为关节外表现，如肌腱端炎、腊肠趾等。目前多指发生在肠道或泌尿道感染后出现的关节炎，也有少数发生于上呼吸道感染后。由于本病缺乏特异性实验室诊断金标准，且前驱症状易被忽略，加之临床医生对本病认识较少，故早期误诊率较高。目前认为该病为一种 T 细胞依赖性炎症性疾病，曾被称为 Reiter 综合征（具有典型尿道炎、结膜炎和关节炎三联征者）。1969 年 Ahvonen 首次将其命名为 ReA。因与 HLA–B27 有一定相关性，可出现附着点炎症，可能累及脊柱，故部分患者可归于幼年特发性关节炎（ERA 型）范畴。

一、中医病因病机

反应性关节炎在中医文献中无相似病名记载，根据其临床表现，应归属"痹病"范畴。《内经》指出："风寒湿三气杂至，合而为痹。"认为风寒湿邪为致病外因，更强调"邪之所凑，其气必虚"，突出以正气虚为内因。由于禀赋素虚，或患病之后脏腑内伤，阴阳失调，气血不足，湿热之邪乘虚内侵，郁于关节、筋骨、肌肉，留于经络，久而化热所致。清代林珮琴《类证治裁·痹症》说："诸痹……良由营卫先虚，腠理不密，风寒湿乘虚内袭，正气为邪气所阻，不能宣行，因而留滞，气血凝涩，久而成痹。"是对其病因及发病学的具体概括。

1. 湿热内蕴

小儿为纯阳之体，肝常有余，脾常不足。外感风寒湿邪，郁而化热，湿热流注关节，导致病变丛生。

2. 痰瘀阻络

风寒湿邪外袭，沿经脉深窜入里，留着筋骨，气虚无力鼓动，邪不得散，致气血运行不畅，日久血留成瘀，津凝成痰。痰瘀互阻，经脉闭阻，则病情反复发作，缠绵难愈。

3. 肝肾阴虚

病情日久，耗伤真阴；或先天不足，肝肾失养；或湿热内蕴，耗伤阴液，久则真阴亏虚。肝肾阴虚，筋脉失养，屈伸不利，引发关节不适。

4. 脾肾阳虚

肾为先天之本，脾为后天之本，在生理上脾肾阳气相互资生，相互促进。脾主运化，布精微，化水湿，有赖命火之温煦；肾精须靠脾阳的供养。若肾阳不足，不能温养脾阳，则脾阳不足，脾阳久虚，损及肾阳，则肾阳亦不足。小儿脾肾不足，先天禀赋不足，后天调护不周，筋脉、关节失养发为本病。

二、西医病因病理

反应性关节炎病因迄今尚不明了，多认为与感染后引起的自身免疫疾病有关，既有体液免疫的异常，又有细胞免疫的改变。与感染、遗传标记（HLA–B27）和免疫失调有关。患者亲属中骶髂关节炎、强直性脊柱炎和银屑病发病数增加。滑膜的病理改变为非特异性炎症；韧带及关节囊附着点的炎症性病变是 ReA 病变活动的常见部位。本病多见于青年男性。国内尚无相关的流行病学数据报道。

本病在儿童多由肠道感染引起，也有少部分患者由呼吸道感染引起。肠道感染菌多为革兰阴性杆菌，包括志贺菌属、沙门菌属、耶尔森菌属及弯曲杆菌属等。呼吸道感染以链球菌、支原体感染等为多见。鼠伤寒血清变型沙门菌引发本病最多，在沙门菌感染暴发约 3 周后可有 6%～10%患者发病。据研究，本病约 60% 病例为 HLA-B27 阳性或为与 HLA-B27 呈交叉反应的 HLA-B7、HLA-B60 阳性。由沙门菌或志贺菌引起的反应性关节炎，在临床表现上无差异。小肠结肠炎耶尔森菌是流行区最为一般性的反应性关节炎致病菌，青年人多罹，发生于急性局限性胃肠炎之后。关节炎几乎全部呈现为多发性，尤以下肢与手为多，临床症状呈慢性而反复活动。

【诊断与鉴别诊断】

一、诊断要点

（一）临床表现

本病患儿发病年龄为 1.58～13.33 岁，平均（7.81±3.35）岁。

1. 发热

一般在感染后数周出现发热，热型为中至高热，每日 1 ～ 2 个高峰。多不受退热药物影响。发热虽没有特异性，但却是 ReA 最常见的关节外表现，发热程度较成人高。

2. 关节炎

患者首发症状以急性关节炎多见，典型的关节炎出现在尿道或肠道感染后 1 ～ 6 周，呈急性发病。多为单一或少关节炎，非对称性分布，呈现伴有关节周围炎症的腊肠样指（趾）。关节炎一般持续 1 ～ 3 个月，个别病例可长达半年以上。儿童 ReA 同样主要累及下肢大的持重关节，多为非对称性、游走性少关节炎，少数表现为小关节的多关节炎。关节局部红肿热痛，关节炎呈自限性，常在数周内缓解，少数持续数月至数年。其中主要累及膝、踝及髋等大关节，上肢受累也可见，如肩、腕、肘等，但至少 1/3 的患者只有下肢关节炎，膝关节常有明显肿胀及大量积液。背部不适常放射到臀部和大腿，在卧床休息和不活动时加重。部分患儿可出现骶髂关节受累。可伴有肌腱附着点炎，表现为足跟的跟腱和跖筋膜附着点处肿痛。跟腱附着点炎是肌腱端病的典型表现。

初次发病症状通常在 3 ～ 4 个月内消退，并可恢复正常。但有复发倾向，某些患者可在反复发作过程中发生关节畸形、强直、骶髂关节炎和（或）脊柱炎。

3. 尿道炎

儿童患者可出现无菌性尿道炎症状，有尿频和尿道烧灼感，尿道口红肿，可见清亮的黏液样分泌物，也可以出现自发缓解的出血性膀胱炎或前列腺炎。旋涡状龟头炎为阴茎龟头和尿道口无痛的浅表性红斑溃疡，龟头炎的发生与尿道炎的有无或轻重无关。龟头炎一般在几天或几周痊愈，极少数可持续几个月。女性患者可表现为无症状或症状轻微的膀胱炎，有少量阴道分泌物或排尿困难。

4. 皮肤表现

溢脓性皮肤角化症为病变皮肤的过度角化，这种皮损无论从临床表现还是从组织病理上都很难与脓疱性银屑病相鉴别，是 ReA 的典型皮肤改变。通常出现于足底和手掌，也可累及指甲周围、阴囊、阴茎、躯干和头皮。开始为红斑基底上清亮的小水疱，然后发展成斑疹、丘疹并形成角化小结节。类似于银屑病的指甲角化，一过性浅表口腔溃疡也可见于部分患儿。结节红斑是耶尔森菌感染的临床表现，常见于女性、HLA-B27 阴性及缺乏胃肠道症状的患者。

5. 眼部表现

在儿童，眼部疾患以结膜炎为主，通常症状较轻，常常在关节炎发作时出现，可以是单侧或双侧受累，伴有无菌性分泌物，1～4 周多可自行缓解，但很容易复发。少数患者出现急性前葡萄膜炎（虹膜炎），表现为眼睛疼痛、发红和畏光，预后一般较好，但是如不治疗可出现失明。角膜炎、角膜溃疡、巩膜炎、视神经和球后神经炎、前房出血也可见于持续性或慢性患者。

6. 其他

反应性关节炎患儿很少发生心肌炎，少数患者可出现主动脉病变和传导异常。主动脉环和升主动脉是通常受累的部位，少数患者由于主动脉中层病变和主动脉根部扩张最终发生主动脉瓣关闭不全。少数患者可出现心电图的异常，如 I 度房室传导阻滞，可能进展为 II 度或完全性房室传导阻滞。

尿常规异常较少见于儿童，少数患者可出现蛋白尿、镜下血尿或无菌性脓尿。肾小球肾炎和 IgA 肾病也可见于少数患者，严重的系统性坏死性血管炎、血栓性浅表性静脉炎、紫癜、淀粉样变性、颅神经和周围神经病也是慢性病患者少见的并发症。

（二）实验室检查

1. 病原体培养

有尿道炎症状者可做尿培养；有肠道症状时，大便培养对确定诱发疾病的微生物有帮助。

2. 炎症指标

急性期可有白细胞增高、红细胞沉降率（ESR）增快、C 反应蛋白

（CRP）升高。慢性患者可出现轻度正细胞性贫血，补体水平可以增高。CRP是临床上最广泛使用的系统性炎症标志物之一，当机体受到感染或组织损伤时，IL-2和IL-6促使肝脏合成大量的CRP，CRP参与免疫应答，具有免疫调控作用。有学者认为CRP能发挥抗炎功能，是机体重要的抗炎介质之一，CRP是机体非特异性免疫功能的组成部分。反应性关节炎的患者通常都有4～8周前驱感染病史，细菌感染者的CRP水平与病情密切相关，凡是治愈或好转者CRP可以从较高水平降至正常。研究表明，大量合成的CRP能与有荚膜的细菌结合，加强对它们的清除。在反应性关节炎患者的关节中存在针对细菌肽段活化的T淋巴细胞反应，可引发IL-2、IL-6、TNF-α等细胞因子的级联放大反应，这些因子使更多的炎症细胞趋化聚集，使局部产生炎症反应，同时滑膜可能辅助网状内皮系统，通过局部的巨噬细胞使循环中的细菌产生聚集，从而加强免疫反应。

3. HLA-B27检测

HLA-B27阳性与中轴关节病、心肌炎和眼葡萄膜炎相关，因此，该项检查对本病的诊断有辅助价值。尽管HLA-B27与ReA联系紧密，相关研究也较多，但HLA-B27在ReA致病机理中的作用仍未明了。有研究认为，由HLA-B27将细菌多肽和/或交叉反应性自身多肽递呈给CD8+T细胞可能是HLA-B27相关疾病中致病的关键步骤。也有学者研究HLA-B27可以调节宿主细胞与引发ReA的微生物之间的关系，从而影响这些微生物进入宿主细胞。耶尔森菌感染可影响宿主细胞HLA-B27的表达。目前的观点倾向于HLA-B27可能是疾病严重性的标志，而不是易感性的标志。

4. 其他

同其他脊柱关节病一样，患者通常为类风湿因子（RF）阴性和抗核抗体阴性。

（三）放射学检查

放射学检查并非诊断的必要条件，但是对于患者的评价仍非常重要。在病程早期，放射学的表现可以是完全正常或仅显示软组织肿胀，当关节炎反复发作，约20%的患者可以出现放射学异常。最具特征性的受累部位包括足小关节、跟骨、踝和膝关节，在中轴部位则包括骶髂关节、脊柱、耻骨联合和胸肋关节等。炎症部位非对称的骨化是具有诊断价值的放射学特征。肌腱附着点，特别是在跟腱、足底肌腱和筋膜处可见骨膜反应和骨侵蚀。侵蚀性关节可累及足小关节，有 12% 的患者可出现足畸形，伴独特的边缘和绒毛状周围骨炎，沿着掌指、跖趾和指趾体部出现线形骨周围炎。10% 的患者在疾病早期即出现骶髂关节炎。慢性 ReA 患者最终约有 70% 出现单侧（早期）或双侧（晚期）骶髂关节异常；非对称性椎旁"逗号样"骨化是 ReA 独特的影像学发现，多累及下 3 个胸椎和上 3 个腰椎，椎体方形变不常见。

二、诊断标准

目前多沿用 1996 年 Kingsley 与 Sieper 提出的 ReA 的分类标准：

1. 外周关节炎：下肢为主的非对称性寡关节炎。

2. 前驱感染的证据：①如果 4 周前有临床典型的腹泻或尿道炎，则实验室证据可有可无；②如果缺乏感染的临床证据，必须有感染的实验室检查证据。

3. 排除引起单或寡关节炎的其他原因，如其他脊柱关节病、感染性关节炎、莱姆病及链球菌 ReA。

4. HLA-B27 阳性，ReA 的关节外表现（如结膜炎、虹膜炎及皮肤、心脏与神经系统病变等），或典型脊柱关节病的临床表现（如炎性下腰痛、交替性臀区疼痛、肌腱端炎或虹膜炎），这些不是 ReA 确诊必须具备的条件。

ReA 是一种与特定部位感染相关的脊柱关节炎，因此诊断时需注意寻找泌尿生殖道或肠道前驱感染的证据，同时具备脊柱关节病常见的临床表现，如典型的外周关节炎为以下肢为主的非对称性寡关节炎，常有肌腱端炎、眼炎、炎性下腰痛、阳性家族史以及 HLA-B27 阳性等，有以上表现者诊断并不困难，但由于各种表现可在不同时期出现，所以诊断有时需要数月时间。发展为慢性 ReA 患者，其关节炎和（或）皮损的表现类似银屑病关节炎、强直性脊柱炎和白塞病。

三、鉴别诊断

1. 细菌性关节炎

细菌性关节炎多为单关节炎，急性发病，常伴有明显的感染中毒症状，如高热、乏力等。关节局部多有比较明显的红、肿、热、痛的炎症表现，滑液为重度炎性改变，白细胞计数 > 50×10^9/L，中性粒细胞为主，可发展至骨髓炎。部分患儿滑液培养可以发现致病菌。

2. 急性风湿热

急性风湿热属于广义 ReA 的范畴，患者多为医疗条件较差地区的青少年，发病较急，起病前 2 ~ 3 周多有链球菌感染史，临床上常有咽痛、发热和四肢大关节为主的游走性关节炎，关节肿痛消退后不遗留骨侵蚀和关节畸形，患者还常同时伴发皮肤环形红斑、心脏炎、舞蹈症等表现。检查外周血白细胞增高，抗链 O 升高。

3. 银屑病关节炎

ReA 主要与银屑病关节炎 5 种临床类型中的非对称性少关节炎型相鉴别。此型常累及近端指（趾）间关节、掌指关节、跖趾关节及膝和腕关节等四肢大小关节，少数可以遗留关节残毁。银屑病关节炎患者常有银屑病皮肤和指（趾）甲病变。

4. 强直性脊柱炎

强直性脊柱炎好发于青年男性。主要侵犯中轴关节，但也可以累及外周关节，在病程的某一阶段甚至可以出现类似 ReA 的急性非对称性少关节炎，有些患者可以同时有典型家族史，部分患者有炎性下腰痛，同时有 X 线证实的骶髂关节炎。

5. 肠病性关节炎

肠病性关节炎除有类似 ReA 的急性非对称性少关节炎外，还伴有明显的胃肠道症状，如反复腹痛、脓血便、里急后重等，纤维结肠镜检查可以明确克罗恩病或溃疡性结肠炎的诊断。

6. 白塞病

白塞病基本病变为血管炎，全身大小动静脉均可受累，有反复口腔黏膜、生殖器溃疡并伴眼炎。虽可有关节病、关节炎，但通常较轻。本病有较为特异的皮肤损害，如针刺反应、结节红斑等。可有动脉栓塞和静脉血栓形成。

【中医治疗】

一、辨证要点

1. 正邪交争，明确病因

"正气存内，邪不可干"，正气不足是本病发病的内在依据，邪气是发病的重要条件，正邪相争，邪胜正虚则发病。因此，扶正和祛邪为治疗本病的基本原则。本病往往反复发作，虚实夹杂，因此在治疗方面，根据正邪双方相互消长的盛衰情况及正邪在矛盾斗争中所占的地位，决定扶正与祛邪的主次、先后。急性期以驱邪为主，兼以扶正，先攻后补，使邪有去路；缓解期以扶正为主，兼以驱邪，则有利于振奋自身正气，祛除邪气。同时，扶正不可峻补，以防邪气壅滞，更伤正气。

2. 湿热致病，明确辨证

西医学认为，反应性关节炎发病与细菌、病毒感染有关，而药理研究表明，清热化湿、清热解毒药物多具有抗菌、抗病毒的作用，部分药物还能起到免疫调节作用，可以通过抑制机体的体液免疫亢进，减少自身免疫反应引起的组织损伤。因此在辨证基础上，要加强清热利湿、清热解毒药物的选择与治疗。

3. 活血化瘀，贯穿始终

本病基本病机为正气亏虚，气血壅滞，阻于肌肉、关节、经络而发病。该病多为慢性病程，气血周流不畅，瘀血内生。因此瘀血既是机体在病邪作用下的病理产物，又可作为病因作用于人体，发病过程中存在着不同程度的瘀血内阻的证候，故活血化瘀药要贯穿始终。

二、诊疗思路

本病起病较急，病因复杂，外因多为风寒湿等外邪侵袭，导致经脉痹阻，气血凝滞；内因为气血不足，肝肾亏虚。病久痰瘀互结，正虚邪恋，虚实夹杂。故早期治疗应清热祛湿，化痰通络，重在祛邪；后期强调健脾补肾，活血化瘀，滋补肝肾。

三、辨证论治

1. 湿热内蕴证

证候：关节肿胀疼痛，皮温升高，局部喜凉怕热，可伴发热，胸脘痞闷，恶心呕吐，大便溏泻灼肛，或见眼红畏光涩痛，或见小便淋沥涩痛；舌质红，苔黄腻，脉濡数。

治法：清热祛湿，通利关节。

方药：四妙丸加减。

黄柏 10g，苍术 10g，牛膝 10g，薏苡仁 10g，栀子 10g，滑石 10g，木瓜 10g，车前子 10g，络石藤 15g，忍冬藤 15g，伸筋草 15g。

方解：方中以黄柏、炒栀子为君药，取其寒以胜热，苦以燥湿，且善除下焦之湿热。苍术苦温，健脾燥湿除痹；薏苡仁、滑石、车前子利水渗湿，除痹止痛，共为臣药。牛膝活血通经络，补肝肾，强筋骨，且引药直达下焦；络石藤、忍冬藤、伸筋草活血通络；木瓜舒筋活络，和胃化湿，共为佐药。诸药合用，共奏清热利湿、通利关节之功。

加减：热盛者，加寒水石 20g、知母 10g；湿盛者，加白术 15g、茯苓 10g、泽泻 10g；两眼烧灼疼痛者，加决明子 12g、野菊花 10g；下痢赤白者，加白头翁 10g、黄连 6g、马齿苋 10g；小便赤涩疼痛者，加扁蓄 12g、瞿麦 12g。

2. 痰瘀阻络证

证候：肢端肿胀疼痛，色暗红或有瘀斑，关节疼痛，夜间尤甚，有晨僵；舌暗红或有瘀点、瘀斑，苔白腻，脉弦滑。

治法：活血化瘀，祛痰通络。

方药：桃红四物汤加减。

桃仁 10g，红花 10g，皂角刺 10g，赤芍 10g，生地黄 10g，当归 10g，川芎 6g，地龙 6g，陈皮 10g，茯苓 10g，白术 10g，伸筋草 10g，鸡血藤 10g，忍冬藤 10g，络石藤 10g。

方解：方中桃仁破血行滞而润燥，红花活血祛瘀以止痛，共为君药。赤芍、川芎助君药活血祛瘀；地龙活血通经；皂角刺搜风消肿；伸筋草、鸡血藤、忍冬藤、络石藤舒经活络，共为臣药。生地黄、当归养血益阴，清热活血，均为佐药。陈皮、茯苓、白术健脾运脾，为使药。合而用之，使血活瘀化气行，则诸症可愈。

加减：痰盛者，加白术 10g、泽泻 10g、半夏 6g、橘红 6g；瘀血明显者，加丹参 10g。

3.肝肾阴虚证

证候：病久关节肿胀、屈伸不利，伴腰膝软弱无力，五心烦热，胁肋隐痛，或见耳鸣、盗汗、汗多；舌光红，少苔，脉数。

治法：滋补肝肾，通络止痛。

方药：六味地黄丸加减。

熟地黄 10g，泽泻 10g，山茱萸 10g，牡丹皮 10g，山药 10g，茯苓 10g，女贞子 10g，旱莲草 10g，伸筋草 10g，鸡血藤 10g。

方解：方中熟地黄滋阴补肾，填精益髓，为君药。山茱萸、女贞子、旱莲草补养肝肾，取"肝肾同源"之意；山药补益脾阴，亦能固肾，共为臣药。四药配合，肾、肝、脾三阴并补。泽泻利湿而泄肾浊，并能减熟地黄之滋腻；茯苓淡渗脾湿，并助山药之健运，与泽泻共泄肾浊，助真阴得复其位；牡丹皮清泄虚热，并制山茱萸之温涩；伸筋草、鸡血藤活血通络，均为佐药。肝、脾、肾三阴并补，以补肾阴为主，这是本方的配伍特点。

4.脾肾阳虚证

证候：关节冷痛，四肢麻木，神疲乏力，少气懒言，形寒肢冷，腰膝酸痛，大便稀溏，小便清长；舌淡胖，边有齿痕，苔白，脉沉细。

治法：健脾补肾，温阳化气。

方药：独活寄生汤加减。

熟地黄 10g，山药 10g，山茱萸 10g，枸杞子 10g，续断 10g，杜仲 10g，寄生 10g，桂枝 10g，白术 10g，茯苓 10g，太子参 10g，牛膝 10g，独活 10g，威灵仙 10g。

方解：续断、杜仲、寄生、山茱萸补肝肾，强筋骨，共为君药。熟地黄、山药、枸杞子滋补肝肾，阴中求阳，共为臣药。茯苓、白术、太子参健脾；牛膝强筋骨、补肝肾；独活、桂枝温经散寒止痛，共为佐药。威灵仙祛风湿、通经络，以为使药。全方共奏健脾补肾、温阳化气之功。

四、其他治疗

1. 口服正清风痛宁片 1～2 片，每日 3 次，饭后服用，用以镇痛、消炎、免疫调节。

2. 外治法：黄连、黄柏、大黄、桃仁、红花、乳香、没药等制成外敷粉剂，可奏活血化瘀、清热凉血、消肿止痛之功效。

【临床与实验研究】

1. 张意侗等提出本病病机为湿热内郁，蕴结下焦，流注关节，气血瘀滞。治当清热利湿，活血化瘀通滞。目前主要证型分为瘀血留滞、气虚湿阻、湿热阻络，其中又以湿热阻络多见。西医治疗主要在于缓解关节疼痛，恢复关节功能，阻止关节破坏，尚无特异性治疗方法。国内外通常将 NSAIDs 作为一线首选用药，对于初次发病者，可同时应用甲氨蝶呤、柳氮磺吡啶等 DMARDs，虽然疗效尚可，但治疗时间长，患者依从性较差，且易出现不良反应。

2. 莫成荣将本病分为 3 型：①邪实型：症见关节红肿热痛，筋脉拘急，昼轻夜重，烦渴，舌红少津，脉细数，此为热痹实热内盛兼阴液亏少之证候，当以祛邪为主，兼顾扶正，治以清热解毒逐痹，兼以养阴清热，予三妙丸加减。②正虚型：症见筋脉牵扯拘急，骨节疼痛，伴见形瘦乏力、烦躁盗汗、头晕耳鸣、面色红赤、腰膝酸软、关节红肿热痛、屈伸不利、舌红少苔、脉弦细、尺脉弱等，此为肝肾不足或长期妄用温燥之品损伤肝肾之阴，筋骨失于濡养所致，当以扶正为主，兼顾祛邪，治以滋肾养肝，兼以活血通络，予六味地黄丸加减。③正虚邪恋型：症见肌肤肢体麻木酸痛，或见筋脉挛急不舒，面色苍白无华，唇色淡白，舌淡，脉细，此时扶正祛邪同用，治以温通经脉，活血通络，予桃红四物加减。

3.陆乐等提出，根据现代遗传学研究，免疫遗传因素对该病有很大的影响。该病与 HLA-B27 基因有较强的相关性，对于 HLA 基因与诱发感染的病原体之间的相互作用，目前有几种假说：①机体与病原体抗原产生交叉免疫，病原体感染后引发了机体的自身免疫反应；②病原体-宿主细胞交叉免疫反应发生了改变，可能是通过特定的 HLA 等位基因改变宿主对关节源性组织的免疫应答反应。

4.杨敏等提出，根据近几年研究发现，反应性关节炎患者的 HLA-B27 阳性率达 65%～96%，HLA-B27 携带者发生反应性关节炎的机会增加 50 倍。但是，HLA-B27 基因既不是反应性关节炎的唯一致病原因，也不是其必需条件。HLA-B27 基因阳性患者的临床症状明显重于该基因阴性的患者，且 HLA-B27 阳性者容易发展成为慢性反应性关节炎。除 HLA-B27 之外，现已证明 HLA-B51、B60、B39 及 B7 均可能增加反应性关节炎的易感性。HLA-B60 与 HLA-B27 在反应性关节炎中有协同作用。HLA-B39、B7 则见于 HLA-B27 阴性的患者，可能直接参与反应性关节炎的致病过程。

【西医治疗】

目前尚无特异性或根治性治疗方法。和其他炎性关节病一样，治疗目的在于控制和缓解疼痛，防止关节破坏，保护关节功能。

1.一般治疗

口腔与生殖器黏膜溃疡多能自发缓解，无须治疗。急性关节炎可卧床休息，但应避免关节制动。当急性炎症症状缓解后，应尽早开始关节功能锻炼，以免引起纤维强直和肌肉萎缩。

2. 非甾体抗炎药（NSAIDs）

本类药物种类繁多，但疗效大致相当。具体选用因人而异，可减轻关节肿胀和疼痛及增加活动范围，是早期或晚期患者症状治疗的首选。具体用法与不良反应可参考强直性脊柱炎用药。

3. 抗生素

抗生素对 ReA 的治疗作用仍有争议。有研究表明，对有明确前驱感染病史而未接受过抗生素治疗者，或前驱感染不甚明确，而关节炎病程不长仍有发热及白细胞增高者，给予抗生素治疗可收到良好效果。但也有观点认为对于肠道型 ReA，抗生素治疗常常是无效的，并不推荐于 ReA 发生之后使用。

4. 糖皮质激素

对 NSAIDs 不能缓解症状的个别患者，可短期使用糖皮质激素，但口服治疗既不能阻止本病的发展，还会因长期治疗带来不良反应。外用糖皮质激素和角质溶解剂对溢脓性皮肤角化症有用。关节内注射糖皮质激素可暂时缓解膝关节和其他关节的肿胀。对足底筋膜或跟腱滑囊引起的疼痛和压痛，可局部注射糖皮质激素治疗，使踝关节早日活动，以免跟腱变短和纤维强直。必须注意避免直接跟腱内注射，这样会引起跟腱断裂。

5. 慢作用抗风湿药

当 NSAIDs 不能控制关节炎，关节症状持续 3 个月以上或存在关节破坏的证据时，可加用慢作用抗风湿药，应用最广泛的是柳氮磺吡啶，对于重症不缓解的 ReA 可试用甲氨蝶呤和硫唑嘌呤等免疫抑制剂。

6. 生物制剂

肿瘤坏死因子（TNF）抑制剂已经成功地用于治疗其他类型的脊柱关节病，如强直性脊柱炎、银屑病关节炎等。但对 ReA，尚缺乏随机对照的研究验证其有效性和安全性，一些小样本的开放研究或病例报道表明其可能有效。目前国内此类药物有 2 种：重组人 II 型肿瘤坏死因子受体 – 抗体融合蛋白和肿瘤坏死因子单克隆抗体。

【预后与转归】

ReA 的自然病程因人而异，可能与感染的特殊微生物和宿主因素，包括 HLA-B27 阳性有关。第一次发作的寡关节炎多在半年内缓解，大部分患者 2 年后病情完全缓解。部分患者病程可超过 2 年，少数患者，特别是伴有溢脓性皮肤角化症的患者可能预后较差。第一次发病 3～4 年后，部分患者可出现包括外周关节炎、肌腱端炎、虹膜炎或其他关节外症状的复发。髋关节受累、持续性 ESR 升高以及对 NSAIDs 反应不好，提示预后不良。部分患者可以出现与强直性脊柱炎难以鉴别的中轴关节病。

第四节　幼年皮肌炎

【历史沿革】

皮肌炎（dermatomyositis, DM）是一种免疫介导的，以横纹肌和皮肤急慢性非化脓性炎症为特征的多系统受累的疾病。1863 年 Wagner 首先报告本病，称为多发性肌炎。1887 年 Unverricht 将该病命名为皮肌炎（DM）。1975 年 Bohan 和 Peters 提出 DM 的 5 条诊断标准并将本病分为 5 型：Ⅰ 型为多发性肌炎；Ⅱ 型为皮肌炎；Ⅲ 型为伴有恶性肿瘤的 PM/DM（副肿瘤性皮肌炎）；Ⅳ 型为儿童（幼年）型皮肌炎；Ⅴ 型为 PM/DM 并发胶原血管疾病（重叠综合征）。1991 年 Euwer 提出无肌病性皮肌炎（ADM），为皮肌炎的一个临床亚型，其诊断标准为无明显肌肉损害依据而仅具备典型皮肌炎的皮肤损害。

【病因与病机】

幼年皮肌炎（juvenile dermatomyositis, JDM）是儿童期发生的一种慢性自身免疫性炎性肌病，以横纹肌和皮肤非化脓性炎症为主要特征，临床表现为近端肌无力和各种皮疹，可伴不同程度的肌萎缩。本病可累及多个系统和器官。在疾病早期表现为不同严重程度的免疫复合物性血管炎。国内目前尚无完整的流行病学资料，国外报告发病率为 2～4 人 / 百万儿童，女童略多于男童。起病年龄多在 5～14 岁。中医学文献中无皮肌炎的病名，现代多数医家认为其与"肌痹""痿证""阳毒""皮痹"等相类似。

一、中医病因病机

皮肌炎中医学称为"肌痹"，根据其临床表现及病机，其早期类似痹证，后期类似痿证。中医学文献对肌痹的记载最早见于《黄帝内经》，《素问·长刺节论》曰："病在肌肤，肌肤尽痛，名曰肌痹，伤于寒湿。"《素问·痹论》曰："肌痹不已，复感于邪，内舍于脾。""脾痹者，四肢懈堕，发咳呕汁，上为大塞。"认为肌痹的基本特征是全身的皮肤肌肉疼痛，肌痹不愈，又感受了邪气，病邪就会侵犯脾脏，引起四肢倦怠无力、咳嗽、呕吐涎汁、胸膈上塞满感。小儿属稚阴稚阳之体，肝常有余，脾常不足，感受病邪，易于热化，风热毒邪，内传营血。热毒炽盛，蕴郁肌肤，痹阻经络，而致"肌痹""痿证"。《素问·痿论》云："肺热叶焦，则皮毛虚弱急薄，著则生痿躄也……脾气热，则胃干而渴，肌肉不仁，发为肉痿。"《诸病源候论》云："此由血气虚弱，若受风寒湿毒，气血并行肌腠。邪气盛，正气少，故血气涩，涩则痹，虚则弱，故令痿弱也。"强调了脏虚致痿的病因病机。

本病主要的病因病机为正气虚损为本，外邪侵袭为标，呈现虚实夹杂的病理过程。内外合邪，内因责之肝肺脾肾不足，在此基础上复感寒湿、风热、湿热等之邪，化火化毒，生湿生痰生瘀，蕴结而成。后期则以肺脾肾虚为主。

1. 感受外邪

小儿乃稚阴稚阳之体，其脏腑娇嫩，形气未充，表卫不固，易为外邪乘袭而致病。感受外邪后极易化热化火，风热毒邪侵袭，内传营血，热毒炽盛，气血两燔而引起急性发作，故见皮疹鲜红，颜面水肿，触之灼热。风寒等邪侵袭，经络筋脉阻滞，肌肉关节失养，而致痿痹；或久处湿地，或涉水淋雨，外感湿邪，渐积不去，郁而生热，浸淫筋络，以致关节肿痛，日久筋脉缓迟不用，成为痿痹。正如《素问·生气通天论》中说："因于湿，首如裹，湿热不攘，大筋软短，小筋弛长，软短为拘，弛长为痿。"

2. 湿热内蕴

李梴《医学入门》曰："痹属风寒湿三气侵入而成，然外邪非气血虚则不入，此所以痹久亦能成痿。"吴崑《医方考》曰："湿气着于肌肉，则营卫之气不荣，令人痹而不仁，即为肉痿，肉痿即肉痹耳。"小儿"脾常不足"，脾虚生湿，湿热合邪，蕴郁肌肤，痹阻经络，郁而化热，而致肌肉疼痛，毒热内传于脾，脾气受损则四肢肌肉无力。

3. 正气虚损

小儿先天禀赋不足，或后天失养，脾胃虚弱，毒邪入侵，迁延日久，耗伤气血阴液，气血亏虚，无以濡养筋脉、关节、肌肉，日久导致关节疼痛、肌肉萎缩并见，发为痿痹；久病导致肝肾亏虚，复感外邪，而发为痹病；肝肾亏虚，筋骨失于濡养，筋伤则筋纵不能自收持，骨伤则骨痿不能起于床，发为本病。《素问·痿论》曰："有所远行劳倦，逢大热而渴，渴则阳气内伐，内伐则热舍于肾，肾者水脏也，今水不胜火，则骨枯而髓减，故足不任身，发为骨痿。"又曰："腰脊不举，骨枯而髓减，发为骨痿。""大经空虚发为肌痹，传为脉痿。"

二、西医病因病理

1. 病因

本病病因和发病机制不明，其发病与感染和免疫功能紊乱有关。多种感染，尤其是病毒感染，特别是柯萨奇病毒与皮肌炎发病有关，有报道83%的早期皮肌炎患者有柯萨奇病毒感染的血清学证据。感染引起淋巴细胞释放细胞因子等机制损害肌纤维，同时肌肉蛋白变性而具有了抗原性，产生自身抗原抗体反应也可能起一定作用。一般认为本病为细胞介导的免疫失调所引起的骨骼肌疾病。在皮肌炎患儿，HLA–B8 和 DR3 明显增加，但它与家族遗传的关系尚未确定。美国报道儿童皮肌炎患者其疾病的迁延性与 HLA-DQA10501 相关。

2. 病理

广泛血管炎是儿童皮肌炎的主要病理变化，小动脉、小静脉和毛细血管可见血管变性、栓塞、多发性梗塞。在电镜下血管变性以内皮细胞变化为主，内皮细胞肿胀、变性、坏死，引起血小板堆积、血栓形成而造成管腔狭窄和梗阻。这种血管改变可见于皮肤、肌肉、皮下组织、胃肠道、中枢神经系统和内脏包膜。皮肤改变表现为表皮萎缩、基底细胞液化变性、真皮水肿、慢性炎性细胞浸润、胶原纤维断裂与破碎。肌肉组织由于肌束周围肌纤维小血管病变，使肌纤维粗细不等、变性、坏死。病程较长者，肌纤维萎缩或为纤维性结缔组织替代、钙质沉着。胃肠道血管损害可形成溃疡、出血和穿孔。

【诊断与鉴别诊断】

一、诊断要点

（一）临床表现

1. 一般症状

本病起病多缓慢，早期不易引起注意。一般症状有全身不适、食欲减退、体重减轻、困倦乏力、腹痛、关节痛、发热等。个别也有全身表现严重，进展迅速，急剧恶化而死亡。

2. 肌肉症状

本病肌肉症状表现为对称性肌无力疼痛和压痛，有时出现水肿和硬结，任何部位肌肉均可受累，肢带肌、四肢近端及颈前屈肌多先受累。病初患儿可表现为上楼困难、不能蹲下、穿衣困难等，进而发展为坐、立、行动和翻身困难。涉及眼、舌、软腭时可致眼睑下垂、斜视、吞咽困难、呛咳等。肋间肌和膈肌、腹肌受累时，可引起呼吸困难进而危及生命。晚期肌肉萎缩可致关节屈曲挛缩。

3. 皮肤症状

典型的皮肤改变为上眼睑或上下眼睑紫红色斑疹伴轻度浮肿。皮疹可逐渐蔓延及前额、鼻梁、上颌骨部位。颈部和上胸部"V"字区、躯干部及四肢伸侧等处可出现弥漫性或局限性暗红色斑疹。部分皮疹消退后可留有色素沉着。皮疹可与肌无力同时出现，或发生在肌肉症状出现后数周，也有以皮疹为首发症状的病例。还有一种特征性皮肤改变是高登征（Gottron's sign）。此类皮疹见于掌指关节和指间关节伸面及跖趾关节和趾关节伸面，亦可出现于肘、膝和踝关节伸侧，皮疹呈红色或紫红色，黄豆大小，部分可融合成块状，可伴细小鳞屑。部分患儿在甲根皱襞可见僵直的毛细血管扩张，其上常见瘀点。部分患儿可以出现"机工手"，表现为手指末端皮肤粗糙、皲裂，有小血栓形成。严重和迁延不愈的皮肌炎患儿常发生皮肤溃疡，眼角部、腋窝、肘部或受压部位出现血管炎性溃疡是严重的并发症，特别是当它们继发感染后则治疗困难。

4. 钙质沉着（calcinosis）

钙质沉着可发生于皮肤和皮下组织或较深层的筋膜和肌肉，表现为皮下小硬块或结节、关节附近呈团块状沉着、肌肉筋膜片状钙化等。钙化区常形成溃疡，并渗出白色石灰样物质。钙沉着部位也可发生继发感染。广泛钙化最常发生于未治疗或未充分治疗而病程迁延和进展的患儿。最早可发生于病后 6 个月，也可发生于起病后 10 ～ 20 年。钙质沉着是幼年皮肌炎的特殊表现。

5. 其他系统症状

食管和胃肠是最常受累的器官，可因肌肉病变导致食管运动异常。有时 X 线检查已有异常表现而临床可无症状。心脏方面可见心脏增大、心电图异常，严重者可因心肌炎、心律失常、心功能不全而死亡。少数患儿出现肺间质浸润、肺纤维化，偶有肺出血、胸膜炎和自发性气胸。眼部症状可出现视网膜绒毛状渗出、色素沉着、视乳头萎缩、水肿出血或视神经纤维变性。部分患者还可并发脂肪代谢障碍，表现为局限性或广泛性皮下脂肪消失。

北京儿童医院回顾性分析了 110 例 JDM 患儿，其中合并间质性肺疾病（ILD）的有 39 例。其首发症状依次为单纯皮疹（17 例，43.6%）、皮疹和肌肉症状同时出现（14 例，35.9%）、发热（4 例，10.1%）及肌无力（3 例，7.7%）。仅有 20 例（51.3%）患儿有呼吸系统症状，但同时合并有消化系统症状的患儿 24 例（61.5%），合并心电图及心脏彩超异常的患儿 27 例（69.2%）。肺 CT 提示肺内病变主要为条索状改变的有 25 例（64.1%），其次为磨玻璃 10 例（25.6%），网、线状影 9 例（23.1%）及结节改变 5 例（12.8%）；同时合并有肺实质浸润的比例高（28 例，71.8%）。病变部位以双肺背侧为主。严重者（4 例，10.1%）可合并纵隔气肿、气胸、肺出血及皮下气肿。24 例患儿行肺功能检查，异常者 15 例（62.5%）。本组资料病死 4 例（10.1%）。提示 JDM 合并 ILD 患儿的肺部 CT 检查往往早于临床症状发现 ILD，多与其他系统、脏器损害并存。预后较无合并 ILD 的 JDM 患儿差。

（二）辅助检查

1. 一般检查

血沉 /CRP 可升高，病情活动时，24h 尿肌酸＞ 200mg，尿肌酸肌酐比值升高。抗核抗体（ANA）可阳性，多为斑点型，滴度较低，少数患儿可测到抗 Jo-1 抗体。

2. 血清肌酶

肌酶活性增高是皮肌炎的特征之一。肌酶包括肌酸激酶（CK）、肌酸磷酸肌酶（CPK）、醛缩酶（ALD）、乳酸脱氢酶（LDH）、草酰乙酸转氨酶（GOT）等。一般认为 CK、CPK 最为敏感，其次为 GOT、丙氨酸转氨酶（GPT）和 ALD 增高。肌酶升高反映肌纤维的活动性损伤或肌细胞膜通透性增加，并与肌炎的病情变化相平行。肌酶改变常出现于病情改变前数周，晚期肌萎缩后不再有 CPK 的释放，故 CPK 可以正常。

3. 肌电图（EMG）

绝大多数患者出现肌源性损害的表现。典型的肌电图呈三联征：①插入性电位增加、纤颤波、正锐波。②自发异常的高频放电。③低幅、短时限的多项动作电位。自发性电活动是疾病活动性指标。EMG 与肌力和骨骼肌肌酶水平有相关性。（专家共识：肌电图异常提示肌源性损害，即肌肉松弛时出现纤颤波、正锐波、插入激惹及高频放电；轻微收缩时出现短时限低电压多项运动电位；最大收缩时可出现干扰相等）

4. 活检

肌肉病理变化可以是肌肉广泛性或局灶性炎性损伤。炎症浸润为本病的特征性表现。皮肌炎患者的皮肤病理改变为非特异性，不能作为诊断依据。

5. MRI 检查

MRI 检查是诊断肌炎的一种新的无创性检查手段。肌炎明显时四肢出现对称性的异常高密度 T2 像，提示该处肌肉水肿和炎性改变。

二、诊断标准

1. Bohan 和 Peter 提出的诊断标准

具备对称性四肢近端肌无力、特征性皮肤改变和肌酶增高的典型病例诊断并不困难。目前仍沿用 Bohan 和 Peter（1975 年）提出的诊断标准：

（1）在数周至数月内，对称性近端肌（肢带肌和颈屈肌）进行性无力，伴或不伴吞咽困难和呼吸肌无力。

（2）血清骨骼肌肌酶谱升高，特别是 CK 升高。

（3）EMG 有三联征改变。

（4）骨骼肌活检病理组织学异常。

（5）特征性的皮肤损害。

对于儿童患者，具备第 5 条，再加其中的 3 项或 4 项可确诊为 JDM；加上其中的 2 项可能为 JDM；加上其中的 1 项为可疑 JDM。

有学者主张以 MRI 替代有创的 EMG 和骨骼肌活检用于 JDM 的诊断。

2. 分期

JDM 的病程大致可分为前驱期、急性进展期、稳定期和恢复期 4 个阶段。首先是数周至数月的前驱期，主要包括一些非特异症状；随后为数天至数周的急性进展期，出现特征性的近端肌无力和皮疹；稳定期的肌炎和皮疹往往持续 1～2 年；恢复期出现肌萎缩和关节挛缩，伴或不伴钙化。

三、鉴别诊断

皮肌炎主要表现为皮疹、肌无力及肌酶的增高，应注意与以下疾病鉴别诊断：

1. 感染后肌炎

一些病毒感染，特别是感染流感病毒 A、B 和柯萨奇病毒 B 后可出现一过性肌炎。可有一过性血清激酸肌酶增高，3～5 天后可完全恢复。此外旋毛虫病、弓形体病及葡萄球菌感染均可引起和皮肌炎相似的症状，也应注意鉴别。

2. 重症肌无力

重症肌无力特征为全身广泛性肌无力，受累肌肉在持久或重复活动后肌无力加重，多伴眼睑下垂，往往晨轻暮重。血清肌酶和肌活检正常。抗乙酰胆碱受体抗体阳性，新斯的明试验可资鉴别。

3. 进行性肌营养不良

进行性肌营养不良为男性发病，有典型的鸭形步态及腓肠肌假性肥大，有明显的家族史，可资鉴别。

此外，应与风湿性疾病中的系统性红斑狼疮、混合结缔组织病及无皮疹的多发性肌炎相鉴别，还应与多发性神经根炎、脊髓灰质炎及脊髓炎等相鉴别。

【中医治疗】

一、辨证要点

1. 抓住主症

肌无力尤其是四肢进行性肌无力，几乎为所有患者共有症状。早期表现为肢软无力困倦，抬举不能，上楼困难，重者蹲下后起立不稳，步履蹒

97

珊，甚至出现吞咽困难或呼吸障碍；后期可见关节挛缩，运动受阻，肌肉硬结，皮下结节以及皮下钙化。

皮疹在急性活动期主要表现为面部鲜红水肿性斑片或紫红色斑片，触之灼热，多属热毒炽盛。缓解期红斑水肿减轻，但面部仍见红赤，眼睑紫红，且时轻时重，易于反复，舌质红，苔白腻，脉弦细而濡。恢复期皮疹色暗，或粉红，时隐时现，皮肤萎缩表现为气阴两虚甚或阴阳两虚。

2.确定分期

（1）活动期　本病早期，多以风热表证为主，外感风热之邪，化为热毒，热毒炽盛，充斥血脉，侵蚀肌肤故见四肢躯干风团样皮疹；风为阳邪，其性主动，风热毒邪上攻，故颜面、颈项、胸前部紫红色水肿，痒甚；热毒炽盛，深入气营故壮热，烦躁不宁，口渴；热毒炽盛，伤及筋肉，故四肢痿软无力；热毒上攻，肺胃受损，故咽痛，饮食呛咳；热伤阴液故尿黄或赤，大便干；舌质红绛，苔黄，脉滑数为热毒炽盛之征象。

（2）缓解期　病程缠绵，湿热蕴结，熏蒸于外，侵蚀肌肤筋脉，故肢体软弱无力；湿热痹阻于肌肤故酸胀肿痛；湿热蕴蒸故面色萎黄；湿热瘀阻故皮肤暗红发斑；脾虚湿盛，湿阻中焦故出现食欲不振，胸脘痞满；舌体胖大，舌苔黄腻，脉象滑数为脾虚湿盛、湿郁化热、湿热蕴蒸之象。

（3）恢复期　病程日久，湿热蕴结或外感风热邪气或热毒之邪，伤阴耗气，余毒未尽故斑色浮红而时轻时重；日久肝肾阴虚，筋脉失养，故日见瘦弱，甚则不用；余邪痹阻故关节肌肉隐隐作痛；肝肾阴虚，髓海不充故头昏目眩；腰为肾之府，肝肾阴虚，腰府失其濡养故腰膝酸软；肝肾阴虚，阴虚火旺故午后身热；肌肤失润故干涩无华；舌红少苔，脉细数为阴虚之征象。

二、诊疗思路

治疗总的原则是清热解毒，健脾祛湿，活血化瘀，益气养阴。早期以风热表证为主，但热毒炽盛有入里之势，表现为皮疹鲜红伴水肿、四肢痿软无力、发热烦躁等。治宜清泄毒热，凉血解毒。

大量临床研究表明，幼年皮肌炎急性活动期以湿热蕴毒证最为多见，表现肌无力进行性加重，面部、关节伸侧紫红色皮疹，治法应以清热祛湿、解毒消斑为主。缓解期主要表现病情迁延，缠绵反复，此乃湿热痹阻于肌肤、经络，脾虚生湿，湿浊阻络致皮肤暗红发斑，肢体痿软无力。治宜清利湿热，健脾通络。

病程日久，或由于活动期热毒灼伤津液，或大剂量激素的应用，患者常表现为气阴两虚甚或阴阳两虚。皮疹色暗或色素沉着，肌肉酸痛，肌肉萎缩，皮下钙化结节，自汗盗汗。此乃病久入络，伤及肝肾，而致肝肾阴亏，气血不足之象。

小儿"脾常不足"，在应用清热祛湿药的同时要注意顾护脾胃，慎用寒凉药，治宜健脾化湿。

三、辨证论治

1. 风热犯肺证

证候：发热恶寒，面部红赤，眼睑紫红，肢软无力，口微渴，少汗；舌质红，苔薄白，脉浮数无力。

治法：疏散风热，凉血消斑。

方药：银翘散加减。

金银花 10g，连翘 10g，薄荷 6g，竹叶 3g，青黛 3g，紫草 10g，荆芥 10g，防风 10g，冬桑叶 15g，生甘草 6g，紫花地丁 15g。

方解：本方为辛凉平剂。方中金银花、连翘既有辛凉透邪清热之效，又有芳香辟秽解毒之功，为主药。辅药薄荷疏散风热；荆芥、防风祛风解表；桑叶清肺润燥；竹叶清热止渴，青黛、紫草、紫花地丁清热凉血消斑。甘草调和诸药，为使药。

加减：咽痛者加板蓝根、牛蒡子；咳嗽者加桔梗、甘草、芦根。

2. 湿热外感证

证候：恶寒少汗，身热不扬，午后热甚，头痛，面部红赤，眼睑紫红，肢软无力困倦，胸闷不饥，口不渴；舌质红，苔白腻，脉弦细而濡。

治法：宣畅气机，清利湿热。

方药：三仁汤加减。

杏仁 10g，滑石 10g，通草 3g，白蔻仁 4g，竹叶 6g，厚朴 10g，生薏苡仁 10g，半夏 6g。

方解：本方白蔻仁芳香辛温，行气化湿，作用于上中二焦；杏仁苦温，善开上焦，宣解肺气，以通调水道，因肺主一身之气，气化则湿散；生薏苡仁甘淡微寒，渗利湿热，以其色白入肺，味甘入脾，味淡渗湿，性寒泄热，三仁均为主药。厚朴、半夏苦温燥湿，利于杏仁、蔻仁宣上畅中；滑石、通草甘淡而寒，辅薏苡仁以清利湿热；竹叶辛淡甘寒，轻清透热，淡渗化湿，均为辅药。诸药配伍，宣上畅中渗下，以治弥漫之湿，其中尤以宣上为主，使气机宣泄，湿祛热除，诸症自消。

加减：面部皮疹重者，加青黛、紫草；卫分症状重者，加藿香、香薷；寒热往来者，加青蒿、草果。

3.热毒炽盛证

证候：数日内眼睑、面颊及上胸背部皮肤迅速出现大片鲜红水肿性斑片或紫红色斑片，触之灼热，四肢近端肌肉无力，发热，口渴喜饮，便结溲赤；舌红绛或紫暗，黄燥而干，脉弦滑数或洪数。

治法：清热解毒，清营凉血。

方药：清瘟败毒饮合复方青黛丸加减。

石膏 15 ～ 20g，生地黄 10g，水牛角 15g，黄连 3g，栀子 10g，黄芩 10g，知母 10g，赤芍 10g，牡丹皮 10g，竹叶 6g，青黛 3g，紫草 10g，蒲公英 10g，白鲜皮 10g。

方解：方中重用生石膏直清胃热，胃是水谷之海，十二经的气血皆禀于胃，所以胃热清则十二经之火自消。石膏配知母，有清热保津之功，再加芩、连、栀子（即黄连解毒汤法）通泄三焦，可清泄气分上下之火邪，诸药合用，目的清气分之热。生地黄、赤芍、牡丹皮共用，为犀角地黄汤法，专于凉血解毒，养阴化瘀，以清血分之热。此外，青黛、紫草、白鲜皮、蒲公英清热凉血，解毒消斑。竹叶清心除烦，利尿通淋，给邪以出路。

诸药的配伍，对疫毒火邪，充斥内外，气血两燔的证候，确为有效的良方。

加减：有吞咽困难、声嘶哑者加射干、牛蒡子；高热不退者加羚羊角粉冲服。

4. 湿热蕴毒证

证候：肌肉无力酸楚，散在红斑，色多紫红或伴肿痛，食欲不振，汗出黏滞，身热不扬，大便黏腻；舌红苔白腻或黄腻，脉数或滑数。

治法：清热祛湿，凉血解毒。

方药：甘露消毒丹合复方青黛丸加减。

滑石10g，黄芩10g，茵陈10g，川贝母10g，通草3g，藿香10g，白豆蔻4g，薄荷6g，青黛3g，紫草10g，败酱草10g，生薏苡仁10g。

方解：方中重用滑石、茵陈、黄芩，其中滑石利水渗湿，清热解暑，两擅其功；茵陈善清利湿热而退黄；黄芩清热燥湿，泻火解毒。三药相合，正合湿热并重之病机，共为君药。湿热留滞，易阻气机，故臣以生薏苡仁、藿香、白豆蔻行气化湿，悦脾和中，令气畅湿行；川贝母清热散结消肿；通草清热利水渗湿；藿香芳香化浊，解表和中；薄荷疏肝调气，畅达气机；青黛、紫草、败酱草凉血消斑。

加减：咽痛者加连翘、射干；四肢无力者加威灵仙、秦艽。

中成药：四妙丸（苍术、牛膝、黄柏、薏苡仁）。功效：清热利湿。服法：1次1袋，1天2次。

5. 气虚血瘀证

证候：皮疹色暗，皮肤干涩少泽，肌痛，肌无力或伴麻木；舌暗淡，苔白，脉缓。

治法：益气养血，活血化瘀。

方药：补阳还五汤加减。

黄芪15g，当归10g，赤芍10g，地龙10g，川芎10g，红花10g，桃仁10g。

方解：本方重用生黄芪，补益元气，意在气旺则血行，瘀去络通，为君药。当归尾活血通络而不伤血，用为臣药。赤芍、川芎、桃仁、红花协同当归尾以活血祛瘀；地龙通经活络，力专善走，周行全身，以行药力，亦为佐药。

加减：肢体沉重者加秦艽、羌活；伴皮肤潮红者加青黛、紫草、牡丹皮。

6. 肝肾阴虚证

证候：皮疹色暗或留有色素沉着或皮肤干涩少泽，肌肉酸痛隐隐，肌肉萎缩，五心烦热，头晕目糊，耳鸣健忘，失眠盗汗；舌红少苔或中剥有裂纹，脉细数。

治法：滋补肝肾，养阴和营。

方药：一贯煎合左归丸加减。

沙参 10g，麦冬 10g，当归 10g，生地黄 12g，熟地黄 10g，枸杞子 10g，川楝子 10g，川芎 10g，白芍 10g，菟丝子 10g，龟板 10g。

方解：方中重用生地黄为君，滋阴养血，补益肝肾。沙参、麦冬、当归、枸杞子为臣，益阴养血柔肝，配合君药以补肝体，育阴而涵阳。并佐以少量川楝子，疏肝泄热，理气止痛，遂肝木条达之性。诸药合用，使肝体得以濡养，肝气得以条畅。菟丝子、龟板滋养肝肾，以助筋骨肌肉强健。熟地黄、川芎、白芍滋阴养血。

加减：小便不利者加茯苓；大便燥结者去菟丝子，加肉苁蓉；伴气虚者加党参、黄芪。

【临床与实验研究】

1. 丁樱将幼年皮肌炎分为 6 型：①风热犯肺证。治宜疏散风热、养阴清肺，方用银翘散合清燥救肺汤加减。②气虚湿热证。治宜益气健脾、清热除湿，方以升阳益胃汤加减。③邪热内盛证。治宜清热凉血，方用清瘟败毒饮合清营汤加减。④肝肾阴虚证。治宜滋补肝肾，方用六味地黄汤加减。⑤气虚瘀血证。治宜活血化瘀，方用身痛逐瘀汤加减。⑥气阴亏虚证。治宜健脾益气养阴，方以补中益气汤、参苓白术散为基础方加减。

2. 陆春玲等从湿论治分五型：①寒湿型：治宜温经散寒、祛湿通络，方用乌头汤、薏苡仁汤、身痛逐瘀汤等随证加减。②湿热型：病初兼表证者，治宜疏风清热、宣化水湿，方用藿朴夏苓汤、三仁汤、银翘散等加减。湿热并重者，治宜辛苦通降、化湿清热并用，方用清热除湿汤、当归拈痛汤、宣痹汤加减。湿热蕴毒者，治宜清热解毒、祛湿化浊，方用甘露消毒丹加减。③脾虚湿盛型：治宜健脾化湿，方用除湿胃苓汤或参苓白术散加减。④湿兼阴虚型：治宜祛湿化浊、滋阴清热，方用平胃散或四妙散合虎潜丸或地黄饮子加减。⑤湿兼阳虚型：治宜温肾壮阳，健脾化湿，方用真武汤合五苓散加减。且陆春玲又从络病学论证皮肌炎并给以相应的治疗。

3. 金相哲辨证分型以风湿热毒入营入血及肝肾阴虚余邪痹阻为纲，运用了普济消毒饮、清温败毒饮、当归拈痛汤、知柏地黄汤和大补阴丸的辨证配伍。

4. 查玉明总结出皮肌炎五法：①对于阳气虚衰者，治以温阳益气、扶正起衰，方用黄芪桂枝五物汤加味。②对于寒凝血脉者，治以驱逐寒邪、温通经脉，方用当归四逆汤合乌头汤加味。③对于正虚邪恋之虚损者，当补脾肺之不足，益气血，复化源，方用八珍汤合小柴胡汤化裁。④对于肌肤枯燥者，当养血润燥、化瘀通络，方用荆防四物汤加味。⑤对于湿热互结者，当清热化湿、消肿解毒，方用当归拈痛汤加味。

5. 陈湘君将皮肌炎分为发作期和缓解期。发作期治以清热、解毒、化湿为主，兼以健脾益气；缓解期治以益气健脾为主，佐以解毒活血，并各自分型。发作期分为3型：①热毒炽盛，蕴积肌肤。治当清热解毒、凉血通络，方用犀角地黄汤合黄连解毒汤。②素体阳虚，寒湿入络。治当散寒化湿、温阳通络，方拟防己黄芪汤合乌头汤。③邪热恋肺，内陷心营。治当清肺解毒、清心凉营，方拟清瘟败毒饮合清营汤。缓解期分为6型：①脾气亏虚。治宜益气健脾为主，佐以利湿，方拟补中益气汤合黄芪防己汤加减。②肝肾阴虚。治当滋补肝肾，养阴和营。方拟六味地黄丸合大补阴丸加减。③脾肾阳虚。治当温肾健脾，通阳利水。方拟金匮肾气丸加减。④气虚血瘀。治拟益气活血为主，方拟补阳还五汤加减。⑤肝旺脾虚。治当清肝柔肝、益气健脾，方拟清肝饮合二至丸加减。⑥脾虚湿困。治当健脾益气、化湿通络，方拟防己黄芪汤加味。

6. 陈学荣根据病情缓急将皮肌炎分为：①急性活动期：热毒炽盛证，治以清热解毒、凉血养阴，方用清营解毒汤或清瘟败毒饮；湿热郁结型证，治以清热解毒、利湿消肿，方用茵陈蒿汤合萆薢渗湿汤加减。②亚急性期：肺热伤津证，治以清热润燥、养阴生津；脾虚湿热证，治以健脾益胃、清热利湿，方用参苓白术散合二妙散加减。③慢性期：气阴两虚证，治以益气养阴，方用益气养阴方加减；气虚血亏证，治以养血益气，方用十全大补汤加减；肝肾阴虚证，治以补肝益肾、滋阴清热，方用虎潜丸加减；脾肾阳虚证，治以温补脾肾、温阳通络。

7. 范永升则将皮肌炎分为活动期及缓解期，活动期治以祛邪为主，兼以固护中焦及肾精，常用清热利湿、凉血活血的当归拈痛汤加减。其认为在活动期予激素足量或大量冲击治疗后，患者多表现为阴虚内热，使用解毒祛瘀滋阴中药以调节免疫、抗炎、调节内分泌，有助于激素及免疫抑制剂的临床减量，从而减少其毒副作用。缓解期当扶正为主，兼以祛邪，采用健脾滋肾、解毒祛瘀之法，方用四君子汤合青蒿鳖甲汤加减，并根据临床表现的不同随证加减。缓解期激素减量阶段，患者常表现为气阴两虚甚或阴阳两虚，采用滋阴益气温阳之法，应着重温肾补脾，药用黄芪、菟丝子、仙灵脾等配合金匮肾气丸，以巩固疗效，防止病情反跳和复发。

8. 程绍恩认为本病主要病因病机是素体禀赋不足，阴阳气血与五脏机能失常，以致邪毒内蕴或内外合邪，脏腑因之受损。毒邪内蕴时应用自拟柴葛芷桔汤随症加减，药用柴胡10g，葛根10g，白芷5g，桔梗10g，玄参10g，生石膏30g，赤芍10g，甘草10g，金银花10g，连翘10g等。病情缓解后，机体虚衰症状较为突出，则应转入以治本为主，养血益气兼祛风湿。方用自拟荆防四物汤加减，药用荆芥10g，防风15g，当归20g，川芎15g，赤芍15g，生地黄30g，党参20g，黄芪20g，何首乌10g，蒺藜20g，薏苡仁25g，紫草10g。并与经验方交替服用，综合治疗，适时调整方剂。邓中光总结邓铁涛经验认为以四君子汤合青蒿鳖甲汤为基本方，顾护正气，扶正祛邪，有利于疾病的康复。齐连仲在立法上以清热除湿、益气活血为治则，采用自拟清解汤加减，药用黄芪、当归、金银花、蒲公英、地丁、马勃、紫草、苍术、黄柏、苦参、柴胡、甘草。

9.李桂等应用双藤清痹丸（水牛角、土茯苓、雷公藤、金银花、大黄、菟丝子、仙灵脾、鸡血藤、枸杞子、生地黄、甘草等）结合醋酸泼尼松治疗热毒瘀阻型皮肌炎有显著的临床症状改善。

10.邢孟涵、赵俊云等将 80 例患者随机分为两组，每组各 40 例，对照组单纯使用激素治疗，治疗组在对照组基础上加服自拟加味五味消毒饮；治疗 3 个月，结果显示治疗组疗效优于对照组，其在肌肉疼痛、发热程度、肌力、CPK、ESR 改善方面亦优于对照组。游石基、王澎澎将多发性肌炎和皮肌炎 130 例随机分为两组，治疗组 66 例，对照组 64 例。对照组单纯使用激素和非甾体抗炎药物治疗，治疗组在对照组治疗的基础上加用抗炎止痛方（羌活、独活、防风、细辛、豨莶草、制川乌、陆英、僵蚕、白芥子、露蜂房、徐长卿根、九节茶），治疗 3 个月评定结果示：治疗组总有效率 90.9%，对照组总有效率 78.1%，两组有效率差异具有统计学意义（$P < 0.05$）。

综上所述，JDM 的基本病机为本虚标实、虚实夹杂，在治疗过程中应权衡邪实与本虚的轻重，扶正祛邪同时运用，注意扶正不留邪，祛邪不伤正。

【西医治疗】

一、一般治疗

一般治疗包括急性期卧床休息，进行肢体被动运动，以防肌肉萎缩，病情稳定后进行积极康复锻炼，以尽可能恢复功能、减少挛缩；给予高热量、高蛋白以及含钙丰富饮食，适量补充维生素 D，减少钙丢失和骨折发生；有吞咽困难者必要时鼻饲以保护气道；避免紫外线暴露；预防感染等。

二、药物治疗

本病主要采用糖皮质激素联合免疫抑制剂治疗。初始治疗用一线药物（泼尼松、甲泼尼龙和甲氨蝶呤等）；对于重症高危患儿、难治性 JDM、对甲氨蝶呤反应不佳、初始治疗效果不好或有不良反应者，以及低龄幼儿的治疗可采用激素联合二线药物（丙种球蛋白、环孢素或硫唑嘌呤等）或三线药物（环磷酰胺、霉酚酸酯、他克莫司和利妥昔单抗或肿瘤坏死因子 α 拮抗剂等）。当联合较强的免疫抑制剂（非生物制剂）治疗时，应根据患儿的个体情况调整糖皮质激素和免疫抑制剂的剂量。针对危重病例可辅助血浆置换治疗。

（一）肾上腺糖皮质激素

随着激素的使用，JDM 的病死率由原来的 33% 降至 2%。

1. 泼尼松

初始根据病情轻重给予 1 ~ 2mg/（kg·d），最大 60mg/d，晨起顿服，重症可分次口服。通常足量用药 1 ~ 2 个月，病情缓解后开始按每 2 周减初始剂量的 10% 调整。以后根据病情缓慢减量至最小维持剂量（不低于生理替代剂量），总疗程一般不少于 2 年。

2. 静脉注射大剂量甲泼尼龙（IVMP）

病情进展迅速或呼吸困难、吞咽困难、发声困难及消化道血管病变者，可采用 IVMP 10 ~ 30mg/（kg·d）（最大量 1g/d），共 3 天，然后服泼尼松（同上）。

（二）免疫抑制剂

1. 甲氨蝶呤（MTX）

甲氨蝶呤为首选的免疫抑制剂，10 ~ 15mg/（m^2·w）口服，早期使用可提高疗效、改善预后、减少钙化，并可减少皮质类固醇的用量。MTX 主要不良反应有肝酶增高、骨髓抑制、肺纤维化、口腔炎等。用药期间应定期检查血常规、肝功能和肺功能（特别是弥散功能）。疗效不佳或出现不良反应可选用其他免疫抑制剂。

2. 环孢素 A（CsA）

3～5mg/(kg·d)，分两次口服。激素抵抗或伴肺间质病变是用药指征。主要不良反应如高血压和多毛等。使用时应控制全血药物谷浓度（C_0）和峰浓度（C_2），把握相关副作用，特别是肾毒性，建议在使用前测定 2 次血清肌酐的基线水平，并动态监测。病情缓解后，可逐渐减至维持剂量。

3. 硫唑嘌呤（AZA）

2～3mg/（kg·d），仅用于 MTX 或 CsA 治疗无效者。不良反应主要为血细胞减少，需定期监测血常规。

4. 环磷酰胺

可采用静脉冲击，在病情获得缓解后，可按序贯治疗的一般原则选择其他一线或二线药物，或患者既往有效的方案。主要用于合并血管炎、肺间质病变或中枢神经系统受累者。主要不良反应有骨髓抑制、出血性膀胱炎、生殖毒性。

5. 霉酚酸酯

30～40mg/（kg·d），分两次口服。

6. 他克莫司

0.1～0.15mg/（kg·d），分两次口服。使用时以控制全血药物浓度为必要条件。全血药物浓度范围 5～15μg/L，目标全血药谷浓度（C_0）维持在 10μg/L，疗程应不少于 6 个月。

（三）静脉注射丙种球蛋白（IVIG）

每月 1～2g/kg，应用 4～6 个月，对肌力和皮疹均有明显改善效果，用于难治性的激素耐药或依赖者，特别适合于疾病进展迅速，包括吞咽困难者，且无明显不良反应。

（四）生物制剂

近年生物制剂开始用于重症、难治性 JDM 的治疗，如利妥昔单抗和 TNF-α 拮抗剂等。

（五）其他

不伴皮肤以外的系统或器官损伤，或皮肤局部治疗未获得改善时，建议医生在选择升级治疗前还须权重风险与疗效的关系。①皮肤病变：羟氯喹 3 ～ 6mg/（kg·d），应用防晒剂，局部激素外用等。②严重的钙质沉积：有报道采用英夫利昔单抗或沙利度胺治疗获得成功的个案。无效者可外科手术治疗。③无肌病性皮肌炎：监测肌力及肌酶的变化，一般只需外用激素，无效者可加用羟氯喹。

【预后与转归】

多数患儿病情活动期在 2 年，少数患儿可达 3 ～ 5 年甚至更长。在运用肾上腺皮质激素前，本病死亡率约 40%；肾上腺皮质激素运用后多数患儿可完全缓解，但 5% 患儿可有严重后遗症。目前国内文献报道病死率在 4.8% ～ 5.8%。有报道 JDM 的病死率仅次于系统性红斑狼疮，而且推测严重病例死亡实际情况要高于统计报告。北京儿童医院曾对部分住院 JDM 患儿进行长期随访，发现经过正规治疗，多数患儿可获得缓解。皮质激素停药过早、减量过快均是导致复发的重要原因。本病的死亡原因为软腭及呼吸肌受累、胃肠道出血及穿孔、肺部受累和继发感染等。

第五节　系统性红斑狼疮

儿童系统性红斑狼疮（SLE）是一种侵犯多系统和多脏器的全身结缔组织自身免疫性疾病。患儿体内存在多种自身抗体和其他免疫学改变。临床表现多样，主要表现为发热、皮疹、脱发、关节痛或关节炎、肾炎、浆膜炎、溶血性贫血、白细胞减少、血小板减少及中枢神经系统损害等。本病可有家族史，儿童 SLE 脏器受累较成人更高，病情发展快，其预后远比成人严重。

儿童系统性红斑狼疮的患病率尚不清楚，国外资料显示 15 岁以前本病的患病率为（0.53 ～ 0.6）/10 万人，目前尚无我国大陆地区儿童 SLE 发病率或患病率的报道，但小样本的病例显示男女患病比例为 1∶（3.9 ～ 5.93）。15% ～ 20% SLE 在儿童时期起病。我国近年来由于实验室检测技术的发展和临床诊断水平的提高，本病的发病数增多，仅次于幼年特发性关节炎，居小儿风湿性疾病中的第二位，早期诊断和综合治疗可使其预后明显改善。

【历史沿革】

系统性红斑狼疮在医学上最初被用来描述面部的一种复发性、红色的溃疡性皮炎。1872年，Kaposi首次阐明了这种急性和慢性皮肤病变类型。1895年，Osler认识到这种病的系统性性质，并认为"渗出性红斑"是一种血管炎的表现形式。1921年，Pulay记录了光敏感型。Libman和Sacks在1923年，Gross在1940年，分别详细描述了本病的心脏累及情况。1935年，Baehr等人全面描述了SLE的临床特点，他们强调即使无典型的皮肤病变，内脏受累也可发生。1948年，Hargraves在观察几例SLE患者的骨髓穿刺标本时发现并描述了狼疮细胞，之后不久，Haserick发现了狼疮细胞可被一种血清因子诱导产生。1956年，Mcescher和Fauconnet发现狼疮细胞形成因子可从血清中通过分离细胞核提取。因此，他们提出这种因子是一种抗核抗体（ANA）。1958年，Friou等描述了一种通过荧光标记抗人球蛋白去检测抗核抗体的方法。ANAS、抗ds-DNA抗体、细胞膜DNA抗体、抗核小体抗体及其他新的SLE血清学标记的发现对SLE的诊断和预后有重要意义。虽然近20%的狼疮患者在儿童期发病，但在20世纪50年代之前有关儿童狼疮的文献描述却很少。在20世纪50年代后期，Zetterstrom、Berglund、Gribetz及Henley等才开始陆续发表多篇有关儿童狼疮的研究报道。

在我国古代没有系统性红斑狼疮这一病名，但历代医书对于系统性红斑狼疮的临床表现均有阐述，根据临床症状，现代医家将其归属于"痹证""阴阳毒""蝶疮流注""葡萄疫""虚劳"等。

汉代张仲景《金匮要略·百合狐惑阴阳毒病脉证治》云："阳毒之为病，面赤斑斑如锦纹；阴毒之为病，面目青，身痛如被杖。"症状类似系统性红斑狼疮的皮肤红斑、盘状红斑、冻疮样皮损、面部赤斑及彩色的花纹斑等。隋代巢元方的《诸病源候论》及元代朱丹溪的《丹溪心镜》对阴阳毒进行了补充，认为阴阳毒伴有发热、手足指冷等症状，其更接近红斑狼疮的临床表现。

明朝陈实功《外科正宗》有："葡萄疫，其患多生于小儿，感受四时不正之气，郁于皮肤不散，结成大小青紫斑点，色若葡萄，发在遍体头面。"与系统性红斑狼疮皮下、双手出现点片状或带状鲜红、暗红、青紫斑片症状非常相似。

明《景岳全书·虚损》："肾水亏，则肝水失所滋而血燥生；肾水亏，则水不归源而脾痰起；肾水亏，则心肾不交而神色败；肾水亏，则盗伤肺气而喘嗽频……故曰：虚邪之至，害必归肾；五脏之伤，穷必归肾。""虚劳"症状亦与系统性红斑狼疮多脏器损害症状类似。

【病因与病机】

一、中医病因病机

1.禀赋不足，肾阴本亏

大多数学者认为先天禀赋不足是儿童系统性红斑狼疮发病的基础。现代大量研究也表明儿童系统性红斑狼疮属于多基因疾病，遗传因素起着决定作用。《灵枢·经脉》云："人始生，先成精，精成而后脑髓生，骨为干，脉为营，筋为刚，肉为墙，皮肤坚而毛发长。"肾居下焦，为阴中之阴脏，具有封藏、贮存精气的作用。《素问·上古天真论》曰："肾者主水，受五脏六腑之精而藏之。"肾所藏之精，既包括先天之精，又包括后天之精。肾所藏的先天之精是人体先天的基础，它禀受于父母，充实于后天。若先天禀赋不足，肾精亏虚，则形体虚衰，易于为病。儿童系统性红斑狼疮肾脏损害多见亦与先天禀赋不足有关。

2.外感六淫，内舍经络脏腑

小儿处于生长发育过程中，正如《温病条辨》中说："脏腑薄，藩篱疏，易于传变；肌肤嫩，神气怯，易于感触。"故儿童对于外邪的抵御能力较成人更差，感邪后若未能得到正确及时的治疗护理则易于传变。《素问·痹论》说："风寒湿三气杂至，合而为痹也……五藏皆有合，病久而不去者，内舍于其合也。故骨痹不已，复感于邪，内舍于肾；筋痹不已，复感于邪，内舍于肝；脉痹不已，复感于邪，内舍于心；肌痹不已，复感于邪，内舍于脾；皮痹不已，复感于邪，内舍于肺。所谓痹者，各以其时，重感于风寒湿之气也。"邪气久留不去，化热生毒，痹阻经络，导致气血运行不畅而血脉瘀滞。外则伤肤损络，内传损及脏腑，久则五脏虚损，六腑为患。小儿因"五脏六腑，成而未全，全而未壮"，其生理机能的特殊性较成人更易感邪，感邪后更易传变入内，影响脏腑。因此，儿童系统性红斑狼疮的预后较成人严重。

3.脾虚湿盛，湿毒蕴结

脾为后天之本，主运化水谷精微，为气血生化之源。小儿"脾常不足"，脾胃虚弱则气血生化乏源而致血亏精少。脾虚后天之精匮乏，不能补益先天之精，则肾精愈亏。脾主运化水湿，脾胃虚弱则水湿停滞，加重气血瘀滞，日久生毒。儿童具有"阳常有余，阴常不足"的生理特点，正如《陈氏幼科秘诀》中谈道："小儿禀赋纯阳，血气热，易生热。"外感六淫之邪，则易从阳化热，化热生毒，毒热内犯五脏，外蚀筋骨，而致起病急骤，危重，毒热与湿相合，则病情缠绵，反复难愈。

二、西医病因病理

SLE的病因与发病机制尚未明确，近年来大量研究证明本病是在遗传易感素质的基础上，外界环境作用激发机体免疫功能紊乱及免疫调节障碍而引起的自身免疫性疾病。

（一）病因

1.遗传因素

国外报道12%的系统性红斑狼疮患儿近亲患有同类疾病。单卵双胎的SLE同病率较高（14%～57%）。SLE患者同胞兄弟姐妹发生SLE的风险是一般人群的29倍。在母亲患狼疮的195例儿童中，抗核抗体

（antinuclear antibodies，ANA）的阳性率为27%。已有资料表明，本病的发病与人类白细胞组织相容抗原（human leucocyte antigen，HLA）Ⅱ类基因DR、DQ位点的多态性相关。Reveille报道，美国黑人SLE患者与DRB1*1503、DQA1*0102和DQB1*0602相关，我国南方汉人与DRB1*0301及DQB1*0608相关。此外，HLA-B8、DR3、C2、C4（特别是C4a）与本病的相关性均有报道。这些均提示本病存在遗传倾向。北京儿童医院报告儿童红斑狼疮的发作与携带HLA-DRB1*15、DRB1*03基因有关，这二者为疾病相关基因。而DRB1*04频率降低，可能为保护基因。发生DRB1*15基因编码序列突变者以重症患者为主，提示HLA分子改变对功能的影响。

2.环境因素

环境因素在SLE的发病中也起了一定的作用。目前已经明确的可以加重SLE的环境因素主要是紫外线β照射会使SLE患者DNA胸腺嘧啶二聚体增多，这大大增加了DNA的免疫原性。还有研究显示紫外线β照射会使SLE患者皮肤角化细胞凋亡增多。

3.其他

除了紫外线β照射，其他可能与SLE发病有关的环境因素还包括激素、感染、药物及某些化学物质。

（二）病理

虽然SLE的确切病因仍不清楚，许多临床表现明显是抗体形成及免疫复合物（immune complex，IC）产生的直接或间接结果。

SLE患者发生肾脏疾病的原因可能是IC在系膜、内皮下或上皮下间隙的形成或沉积，以及随后的补体激活。这些复合物可能会在循环中形成，而且很难从循环中清除，它们也有可能是在原位形成，即游离抗体与已沉积于肾小球的游离抗原或肾小球固有抗原结合。组蛋白对肾小球基底膜（GBM）的亲合力较高，可能会促进IC沉积。与人类SLE活动性肾炎关系最密切的血清抗体反应以DNA/染色质或层粘连蛋白/肌球蛋白/波形蛋白/硫酸肝素为目标，提示这些反应在发病机制中有重要作用。

SLE 患者会产生针对多种细胞表面抗原的抗体。研究发现，针对 66-kDa 膜抗原的抗体与狼疮性肾炎、血管炎和低补体血症相关；针对 55-kDa 抗原的抗体和针对 18-kDa 的蛋白质都与血小板减少有关；针对神经元细胞的抗体与器质性脑病有关。细胞表面的抗体还附着于红细胞、淋巴细胞和血小板。此外，ANA 可能与细胞表面表达的核抗原相互作用，通过激活补体和 / 或细胞渗透引起细胞损伤或死亡。

【诊断与鉴别诊断】

一、诊断要点

（一）临床表现

本病可见于小儿的各个年龄时期，5 岁以前发病患儿很少，青春期儿童多见。北京儿童医院住院 329 例患儿中，以学龄儿童为多见，7 岁以上者占 96%，5 岁以前发病者仅 3 例。和成人一样，都是女多于男，但小儿中男性患者的比例较成人为高。男女之比在小儿中为 1 : 4.3，在成人中为 1 : 8.5。年龄越小，男性与女性之比越高，至性成熟以后，女性发病率显著升高，提示雌激素与本病的发生有密切关系。

其主要临床表现为多系统损害。临床表现多种多样，首发症状也不同。早期可表现为非特异的全身症状，如发热、全身不适、乏力、体重减轻等；也可表现为某一系统或某一器官的征象，如皮疹、雷诺现象、口腔溃疡、脱发、淋巴结肿大、贫血、黄疸、抽搐等；也可能表现为某一项或几项实验室指标异常，如蛋白尿或血尿、血小板减少、不明原因血沉增快、肝功能异常、心电图异常等。上述某一特殊表现可以单独存在持续数月至数年，而其他系统表现并不出现。

1. 全身症状

大多数患儿有发热表现，可表现为不同热型，还可有全身不适、食欲下降、乏力、体重下降、淋巴结肿大等表现。

2. 皮肤黏膜症状

50% 的患儿可见典型的蝶形红斑，皮疹为位于面颊部，横跨鼻梁的鲜红色红斑，边缘清晰，伴轻度浮肿，很少累及上眼睑，可伴有毛细血管扩张、脱屑。一般消退后不留瘢痕。手掌、足掌和指（趾）末端常有红斑，口腔及鼻黏膜可见红斑和溃疡，还可出现脱发、雷诺征、指（趾）坏疽。儿童常有日光过敏，小儿盘状狼疮较成人少见。10%～20%病例在整个病程中不出现皮疹。

3. 肌肉骨骼症状

肌肉骨骼症状多表现为关节炎和关节痛。多为游走性，也可呈持续性，一般很少引起关节破坏和畸形。部分患儿可出现肌痛和肌无力。

4. 循环系统症状

心包、心肌、心内膜均可受累。以心包炎多见，一般积液量不多，严重者可有大量心包积液。心内膜炎常与心包炎同时存在。本病易累及小血管、小动脉和小静脉，可以因广泛急性血管炎而导致狼疮危象。

5. 泌尿系统症状

儿童较成人更易发生肾损害。临床出现肾脏受累者为50%～80%，其中约22%患儿发展为肾功能衰竭。狼疮肾炎的临床表现可以为血尿、蛋白尿、肾功能减退和高血压。狼疮肾炎临床表现一旦出现持续的氮质血症、血肌酐（SCr）≥88.7μmol/L（发病2个月内），内生肌酐清除率（CCr）明显下降，大量蛋白尿、红细胞管型和蜡样管型或有持续性高血压［舒张压＞12kPa（90mmHg）＞4个月］，均提示肾脏损害严重，预后不良。狼疮肾炎是引起儿童系统性红斑狼疮死亡的主要原因之一。

6. 神经系统症状

儿童系统性红斑狼疮神经系统损害的发生率为20%～50%。其临床表现多种多样，可表现为意识障碍、智能减退、记忆减退、行为异常、癫痫、视物模糊、头痛、眩晕、嗜睡、偏瘫、失语等。患儿脑脊液、脑电图可有异常表现，颅脑CT和磁共振可检查出局灶病变、梗死、萎缩、颅内出血等异常改变，核磁较CT更敏感。

7. 呼吸系统症状

呼吸系统症状最常见为胸膜炎伴积液。本病肺损害可为轻度无症状的肺浸润，也可为急性狼疮肺炎而导致患儿迅速死亡。

8. 消化系统症状

消化系统症状可有腹痛、腹泻、恶心、呕吐等。少数患儿可出现无菌性腹膜炎，表现为腹痛和腹水。约 75% 患儿可有肝肿大，半数有肝功能异常，部分可伴有黄疸。约 25% 的患儿有脾肿大。

9. 血液系统症状

多数患儿有不同程度的贫血，约 50% 患儿白细胞减少，15% ～ 30% 患儿出现血小板减少。

（二）实验室检查

1. 血液检查

（1）可见白细胞减少、血小板减少，并可找到相应的抗体。

（2）血红蛋白降低，网织红细胞可增高。

（3）活动期血沉可增快，C 反应蛋白阳性。

2. 尿液常规检查

肾脏损害可见蛋白尿、红细胞。

3. 生化检查

部分患儿可有肝功能异常。

4. 免疫功能检查

（1）免疫球蛋白增高、补体降低、免疫复合物阳性。

（2）自身抗体阳性，ANA 阳性率为 96% ～ 100%，其中抗 dsDNA 抗体及抗 Sm 抗体被认为是 SLE 的标志性抗体。

（3）淋巴细胞亚群异常，淋巴细胞计数减少。

（4）血清补体降低，特别是 C3 降低常常和病情活动度及肾脏损害有关。

二、诊断标准

（一）1997 年美国风湿病学会关于 SLE 的分类诊断标准

1. 颊部红斑。

2. 盘状皮疹。

3. 日光过敏。

4. 口腔溃疡。

5. 关节炎。

6. 浆膜炎：胸膜炎或心包炎。

7. 肾脏改变：

（1）持续性尿蛋白＞ 0.5g/d 或 +++。

（2）可见细胞管型。

8. 神经病变：除外药物或已知代谢紊乱导致的癫痫发作或精神病。

9. 血液学改变：

（1）溶血性贫血，伴网织红细胞增多。

（2）白细胞减少，＜ 4×10^9/L。

（3）淋巴细胞减少，＜ 1.5×10^9/L。

（4）血小板减少，＜ 100×10^9/L（除外药物因素）。

10. 免疫学改变：

（1）抗 dsDNA 抗体阳性。

（2）抗 Sm 抗体阳性。

（3）抗磷脂抗体阳性：包括血清 IgG 或 IgM 型抗心磷脂抗体水平异常；或标准方法检测狼疮抗凝物阳性；或至少持续 6 个月的梅毒血清实验假阳性。

11. 抗核抗体：滴度异常。

（二）中华医学会儿科学分会肾脏病学组 2010 年制定的"狼疮性肾炎诊断治疗循证指南"中的诊断标准

在确诊为 SLE 的基础上，患儿有下列任一项肾受累表现者即可诊断为狼疮性肾炎：

1. 尿蛋白检查满足以下任一项者：1 周内 3 次尿蛋白定性检查阳性；或 24 小时尿蛋白定量＞ 150mg；或尿蛋白 / 尿肌酐＞ 0.2mg/mg，或 1 周内 3 次尿微量白蛋白高于正常值。

2.离心尿每高倍镜视野红细胞＞5个。

3.肾小球和（或）肾小管功能异常。

4.肾穿刺组织病理活检（以下简称肾活检）异常，符合狼疮性肾炎病理改变。

（三）儿童狼疮性肾炎临床表现分型

1.孤立性血尿和（或）蛋白尿型。

2.急性肾炎型。

3.肾病综合征型。

4.急进性肾炎型。

5.慢性肾炎型。

6.肾小管间质损害型。

7.亚临床型：SLE患儿无肾损害临床表现，但存在轻重不一的肾病理损害。

（四）国际肾脏病学会／肾脏病理学会2003狼疮肾炎（LN）分类标准

一旦SLE诊断成立，且临床上出现持续性蛋白尿＞0.5g/d或多次尿蛋白≥3+，和（或）细胞管型尿（可为红细胞、血红蛋白、颗粒管型或混合性管型），则临床上即可诊断为LN。

Ⅰ型：轻微系膜型LN。特点为光镜正常，免疫荧光见系膜轻微免疫复合物沉积。Ⅰ型患者的尿液分析及血清肌酐浓度通常正常。Ⅰ型为最早期、最轻微的肾小球受累。

Ⅱ型：系膜增殖型LN。特点为光镜系膜细胞增殖，基质增多，免疫荧光见免疫复合物沉积限于系膜区。患者表现为镜下血尿和/或蛋白尿，高血压并不常见。

Ⅲ型：局灶增殖型LN。内皮细胞增殖，免疫复合物沉积于内皮下，＜50%肾小球受累。几乎所有患者都可见血尿和蛋白尿，其中一些还存在肾病综合征、高血压和/或血浆肌酐浓度升高。当肾小球受累少于25%时，肾小球仅表现为节段性增生但无坏死时，进行性肾功能障碍较少见。

根据病变的炎症活动度（或慢性程度），还可将Ⅲ型LN分为不同的亚型：

Ⅲ（A）：活动性病变，局灶增生性 LN。

Ⅲ（A/C）：活动性和慢性病变，局灶增生和硬化性 LN。

Ⅲ（C）：慢性病变伴有肾小球硬化，局灶硬化性 LN。

Ⅳ型：弥漫增殖型 LN。内皮细胞增殖，免疫复合物沉积于内皮下，≥50% 肾小球受累。所有活动性疾病患者都存在血尿和蛋白尿，肾病综合征、高血压和肾功能不全常见。

根据肾小球受累为节段性（S）还是球性（G），以及病变的炎症活动度（或慢性程度），也可将Ⅳ型 LN 分为不同亚型：

Ⅳ–S（A）：活动性病变，弥漫性节段性增生性 LN。

Ⅳ–G（A）：活动性病变，弥漫性球性增生性 LN。

Ⅳ–S（A/C）：活动性和慢性病变，弥漫性节段性增生和硬化性 LN。

Ⅳ–G（A/C）：活动性和慢性病变，弥漫性球性增生和硬化性 LN。

Ⅳ–S（C）：慢性病变伴有硬化，弥漫性节段性硬化性 LN。

Ⅳ–G（C）：慢性病变伴有硬化，弥漫性球性硬化性 LN。

Ⅴ型：膜型 LN。特点为肾小球毛细血管袢基底膜增厚，免疫复合物上皮细胞下沉积。患者主要表现为肾病综合征，虽然也可能出现血尿和高血压。血浆肌酐浓度通常正常或仅轻度升高。

Ⅵ型：硬化型 LN。特点为累及 90% 以上肾小球的球性硬化，无活动性病变。患者表现为慢性进展性肾功能不全伴蛋白尿，尿沉渣检查相对正常。

三、鉴别诊断

本病应与其他风湿性疾病如幼年特发性关节炎、皮肌炎、硬皮病、混合性结缔组织病、血管炎等鉴别，其他需要鉴别的疾病有细菌或病毒感染、各种类型的肾脏病、慢性活动性肝炎、血液病如血小板减少性紫癜及溶血性贫血等。

附：新生儿狼疮综合征

新生儿狼疮综合征（neonatal lupus syndroms，NLSs）多见于患系统性红斑狼疮的母亲所生育的新生婴儿。主要是母体内与 SLE 相关的自身抗体（抗 SSA 抗体及抗 SSB 抗体等）在孕期第 12～16 周经胎盘传递给胎儿。母体的 IgG 在孕期最后 3 个月通过胎盘，等到足月出生时新生儿体内 IgG 的浓度与母体的 IgG 相等。尽管有上述情况，母体的自身抗体很少使胎儿致病。大多数患儿不出现临床症状，而体内的自身抗体在生后数周至数月消失。大约每 30 位携带抗 SSA 或抗 SSB 抗体的 SLE 母亲可分娩出 1 例皮肤型新生儿狼疮患儿。部分患儿由于母体的自身抗体，生后即出现短暂的皮肤及血液改变和持续的心脏异常等。

NLSs 的常见临床表现包括皮疹、心脏病变、肝脏损害、血液系统病变、CNS 累及血管病变等。其中 NLSs 的皮肤、血液和肝脏病变是暂时的，6～12 个月即可消除，与自身抗体消失时间平行，而先天性心脏传导阻滞（CHB）则可能是永久性的。

新生儿狼疮皮疹的特征为鳞屑状和环形红斑，似盘状狼疮，可见于头顶、面部、躯干和四肢。多于生后几小时或几日内出现，通常持续数周后消退，偶见持续 2～3 年，消退后不遗留任何痕迹。其他皮肤表现为在颧骨部位可见到日光过敏性皮损，常遗留皮肤萎缩和色素沉着，类似盘状狼疮。

先天性完全性心脏传导阻滞（complete congenital heart block，CCHB）是新生儿狼疮的最严重表现，可于孕期第 22 周发生，引起胎儿心动过缓导致心力衰竭。胎儿发生 CCHB 与母体内存在抗 Ro/SSA 和 La/SSB 抗体密切相关。CCHB 的组织学特征为传导系统纤维化和钙化。此外，患儿常伴有心内膜弹力纤维增生症和其他先天性心脏病如动脉导管未闭、大动脉转位等。

NLSs 中肝脏累及最常见的表现是肝转氨酶升高、肝大及黄疸，见于 15%～25% 的 NLSs 患儿。在临床可表现为 3 种类型：①妊娠期或新生儿期出现严重肝功能衰竭；②生后几周出现高胆红素血症，伴或不伴转氨酶升高；③2～3个月时，出现轻度转氨酶升高。NLSs中肝炎可以独立存在，也可以与皮疹、心脏传导阻滞及其他病变一起共存。肝大常为轻度，伴或不伴脾大。肝转氨酶升高也常为轻到中度，且常伴胆汁淤积并造成黄疸。NLSs中的肝功能异常常会自行缓解，但也有少数半岁前出现肝功能衰竭造成死亡的病例报道。

血液系统可出现暂时性的白细胞减少或血小板减少，于出生时即存在，可持续数日至数周。很少出现临床症状，有时仅出现皮肤出血点，胃肠道出血偶有发生。

此外，还可有神经系统病变、肾脏病变及血管病变等。具体有积水性无脑畸形、局灶性癫痫发作、痉挛性截瘫、CNS血管病变及肾病综合征等，但都较罕见。

除心脏损害外，新生儿狼疮的临床表现是暂时的，不需治疗可自行消失。伴心脏损害者病死率5%～30%。新生儿期出现严重心动过缓，应使用起搏器。如胎儿时期发生心动过缓，如果孕期合适，必要时可引产后使用起搏器。

多数NLSs预后良好，有随访研究发现NLSs患儿存在儿童期后发生风湿性疾病的可能，如SLE、慢性淋巴细胞性甲状腺炎、全身型幼年特发性关节炎、中枢神经系统血管病变等，但危险度尚不清楚。

【中医治疗】

一、辨证要点

（一）抓住主症

1. 面部红斑

面部红斑系六淫之邪痹阻经络，血脉不通，气血运行不畅而致伤肤损络所致。红斑颜色鲜红，多为热毒炽盛损伤肤络所致。红斑颜色紫暗或伴有脱屑，多为阳气不足，风寒湿邪痹阻经络，气血不荣肌表，邪毒留恋或日久血瘀所致。

2. 发热

早期发热多为感受六淫之邪，或热毒炽盛所致。可见热度较高，同时伴有恶寒、恶热、大便秘结、小便短赤、烦躁、咽痛、口腔溃疡等表现。后期发热多为余邪未清，气血不足，肾阴亏损所致。热度多为低热，或午后潮热。触感时令邪气也可见高热。常常伴有多汗、乏力、脱发、腰酸、纳差等表现。

3. 关节症状

感邪后导致四肢脉络痹阻，气血瘀滞于关节则可以出现关节的肿胀、疼痛、活动不利。

4. 脏腑受累症状

本病初病在表，日久由表入里，由四肢脉络入内而损及脏腑脉络。邪气伤心则见心悸不宁，突然作喘，甚至胸痛引背，兼有腹胀不能饮食的症状。邪气伤肝则见夜卧则惊、多饮、小便频数、腹胀、胁痛、呕吐、易倦乏力等症状。邪气伤脾则见四肢懈惰、肌肉消瘦、胸膈痞满、呕吐清水等症状。邪气伤肺则见喘息、咳嗽、胸闷心烦等呼吸系统症状。邪气伤肾则见小腹胀、遗尿、浮肿等肾气痹阻的表现。若表里上下多脏同病，则为重症。肾阴不能涵木则内风妄动，肾水不足则心火不降，风火相助为虐则毒热上入颠脑，最为危重。正如《素问·评热病论》中云："邪之所凑，其气必虚。"儿童先天之本不足，则最易侵犯肾脏，因此儿童狼疮肾炎的发病较成人多见。

（二）分期辨证

1. 活动期

此期多见于疾病初起或因劳倦感受外邪等而致病情复发。患儿素体内热，外感六淫之邪，外邪引发热毒，正邪交争而毒热炽盛，邪热外伤肌表则出现皮疹、面部红斑、日光过敏；闭塞经络，导致气血运行受阻，出现手足雷诺征、皮肤瘀点、瘀斑。正邪交争则表现为长期发热、恶寒、恶热或寒热往来。若邪毒深入侵害脏腑则出现脏腑损害。邪毒犯肺则见咳嗽、喘憋、呼吸困难等症状；邪毒犯脾则见腹胀腹痛、恶心呕吐、腹泻等症状；

邪毒犯心则见心慌胸闷、心悸气短等症状；邪毒犯肝则见夜卧不安、胁痛等症状；邪毒犯肾则见浮肿、少尿等症状。若肾水虚甚，不能涵木则肝风内动，水不制火则心火上炎，外内合邪则毒热上入颠脑，轻则头痛、头晕，严重甚至出现偏瘫、抽搐等症状。

2. 缓解期

缓解初期多见余邪未清，虚实夹杂，经络痹阻。患儿皮疹及关节症状虽有明显缓解，但仍有长期低热、口干潮热、头晕目眩、舌苔黄腻等症状，尿检仍有大量蛋白尿。后期则以气阴两虚、脾肾气虚或脾肾阳虚、肝肾阴虚为主。除脏腑虚弱之象外，患儿多还兼有瘀血、热毒。此时表现为面部隐约红斑或色素沉着，伴有脱发、乏力、面色不华、腰酸等表现。此期若调护不当或感受时令邪气，则易再度进入活动期。

二、诊疗思路

治疗总则以驱邪扶正、调理阴阳、宣通经络为主。

1. 活动期

活动期以驱邪为主，注意辨清寒热，是否夹杂有痰饮食积瘀血。在驱邪基础上辅以疏通经络、祛风除湿消导之法。同时注意驱邪不伤正气，注意顾护肾脏脾胃先天后天之本，以免影响到儿童的生机。

2. 五脏受累

可根据五脏特性进行用药调理，使五脏功能趋于正常以发挥患儿自身排邪功能。如合并心脏病变多因SLE久病致心阳虚衰、血脉运行失畅所致；治宜益气温阳，活血利水。合并自身免疫性肝病多因SLE久病，肝气郁结，肝失疏泄，或湿热蕴结肝胆所致；治以清利湿热，疏肝理气。合并消化道并发症的病机多因儿童先天脾胃不足、喂养不当或SLE病情迁延，长期用激素或免疫抑制剂使胃肠道受累，脾胃气虚，后天之本失调，气血生化乏源，日久致人体气血亏虚；治疗可加用人参、白术、茯苓、山药、莲子、白扁豆、薏苡仁、砂仁等益气健脾渗湿。合并间质性肺炎的病机多因肺阴亏耗，肺失宣降，每因复感外邪、痰瘀交阻所致，其临床表现为发热、咳嗽、气急、胸痛等；治疗可加用芦根、冬瓜子、麻黄、杏仁、麦冬等药物利湿化痰，宣肺平喘，使肺气恢复正常。合并狼疮肾炎为儿童系统性红斑狼疮最常见的合并症，临床表现为水肿、小便不利、蛋白尿等；其病机多因脾肾阳虚，水液气化失常，因虚致实，导致湿停、热郁、瘀阻；治疗以温阳利水为主，兼顾活血祛瘀，益气固摄。

3. 缓解期

以扶正为主，缓消余邪，疏风通络。注意补虚不留邪，补消兼顾，时时注意患儿脾胃功能，从而使邪气除，经络畅，五脏阴阳调和。

三、辨证论治

1. 邪热炽盛，瘀热痹阻

证候：面部红斑明显，可见口腔溃疡，身热汗出，能食溲黄，大便干燥，心烦易怒，手足可见红斑；舌质红、苔黄，脉数。

治法：清热驱邪，通络化瘀。

方药：清瘟败毒散加减。

生地黄 10g，黄连 3g，黄芩 10g，牡丹皮 10g，栀子 10g，竹叶 3g，玄参 10g，犀角（现以水牛角代）10g，连翘 10g，芍药 10g，生石膏 15～20g，知母 6g，甘草 6g。

加减：面部红斑明显，加青黛、紫草、生地黄、白鲜皮、地肤子等；手足瘀斑明显、手足凉，加川芎、乳香、没药；口腔溃疡明显，加黄连、干姜。

2. 气血两虚，经脉不利

证候：面色不华，乏力，怕冷怕热，头发稀少，手足不温；舌苔淡、苔少或中剥，脉细弱。

治法：益气补血，宣通经络。

方药：六君子汤加减。

党参 10g，白术 6g，茯苓 10g，炙甘草 6g，陈皮 10g，川芎 10g，白芍 10g，肉桂 6g，黄芪 12～20g。

加减：手足不温者，加桂枝、赤芍、生姜；头发稀少，加山药、芡实。

3. 脾肾两虚，水湿泛滥

证候：周身高度浮肿，面色㿠白，纳呆神倦，尿少便溏；舌质胖大，或有齿痕、苔白厚，脉沉缓。

治法：补肾益脾，宣肺利水。

方药：麻黄连翘赤小豆汤加减。

生麻黄 3g（或浮萍 10g），连翘 10g，赤小豆 15～30g，姜皮 10g，茯苓皮 10g，大腹皮 10g，五加皮 10g，桑白皮 10g，车前子 10g，神曲 10g，草豆蔻 4g，砂仁 4g，肉桂 3g。

加减：伴有血尿者，加鲜茅根、大蓟、小蓟、莲须、三七粉等。

4. 肾阴亏虚，下焦余邪

证候：自觉腰酸、困乏，皮疹暗淡或可见色素沉着，尿检仍有轻度异常；舌质偏红、苔薄白，脉细数。

治法：滋阴潜阳，清除余邪。

方药：五子衍宗丸加减。

枸杞子 10g，金樱子 10g，菟丝子 10g，覆盆子 10g，五味子 10g，生地黄、熟地黄各 10g，紫河车 10g，生海蛤 15g，山茱萸 10g，女贞子 10g，生牡蛎 15～30g，知母 6g，黄柏 6g。

加减：血尿日久，加血余炭、蒲黄炭。

5. 毒扰心肝，肝风内动

证候：头晕头痛，烦躁不安，甚者颈项强直，角弓反张，抽搐频剧，气促发绀，或痰涎壅盛；舌质红绛，脉弦。

治法：清肝宁心，解痉止搐。

方药：天麻钩藤饮加减。

石决明 10～20g，白蒺藜 10g，僵蚕 10g，钩藤 10g，菖蒲 10g，郁金 10g，菊花 10g，枸杞子 10g，天麻 10g，竹茹 6g，莲心 4g，全蝎 5g，半夏 10g，羚羊角 15g。

加减：喉中痰涎壅盛，加杏仁、鲜竹沥液；大便秘结，加瓜蒌、军炭；

高热、抽搐频繁，加服紫雪。

6. 邪毒入肺，肺闭咳喘

症状：咳嗽频作，喘促屏气，痰涎壅盛；舌红苔腻，脉数。

治法：宣通经络，祛邪化痰。

方药：麻杏甘石汤加减。

生麻黄 3g，甘草 6g，生石膏 15g，杏仁 6g，枇杷叶 10g，瓜蒌 15g，炙百部 10g，钩藤 10g，浙贝母 10g。

加减：痰涎壅盛、喘促屏气，加菖蒲、远志、鲜竹沥、苏子、葶苈子；干咳无痰，加麦冬、沙参、五味子。

【临床与实验研究】

1. 陈湘君独以气阴二亏、精微不固论治 LN，其基本治则为益气补肾、固摄精微，方用补肾固精方（主药：生地黄、生黄芪、桑螵蛸、白花蛇舌草、丹参、莪术、金樱子等）。若伴见阴虚火旺或肝阳偏亢之象，常治以滋阴清热、潜降虚火，晚期也可阴虚及阳，当温振心肾之阳气、活血化瘀、利水消肿。

2. 孟如将 LN 分为以下几型：①热毒炽盛：治宜清热解毒、凉血护阴，选方犀角地黄汤和化斑汤加减；②风邪袭表：治宜疏风清热、宣肺利水，选方越婢汤加味；③肝肾阴虚：治宜滋养肝肾、凉血益阴，选方六味地黄丸合二至丸；④肝阳上亢：治宜平肝息风、清热补肾，选方天麻钩藤饮；⑤脾胃虚弱：治宜健脾益气、利水消肿，选方防己黄芪汤合五皮饮，或归芪六君汤加味；⑥脾肾阳虚：治宜健脾补肾、温阳利水，选方真武汤或济生肾气丸合防己黄芪汤；⑦瘀水互结：治宜活血祛瘀、化气利水，选方桃红四物汤合五苓散或桃红四物汤合猪苓汤，活血化瘀，贯穿始终。

3. 范永升认为在激素足量或大量冲击阶段多表现为阴虚内热，应使用滋阴解毒祛邪之法，药用青蒿、生地黄、麦冬、牡丹皮、鳖甲、升麻等；在激素减量阶段，表现为气阴两虚甚或阴阳两虚，采用滋阴益气温阳之法，药用女贞子、山茱萸、黄芪、菟丝子、淫羊藿等，以利于激素撤减；在激素维持量阶段，若表现为脾肾阳虚，应着重温肾补脾，药用黄芪、菟丝子、淫羊藿等配合金匮肾气丸，以巩固疗效，防止反跳和复发，其间常视瘀、毒之多少予以兼顾。

4. 左芳等认为在 LN 的急性活动期，病情多表现为热毒炽盛，治以清瘟败毒饮加养阴凉血药；LN 表现为肾病综合征或长期反复间歇使用激素的患者，撤减激素后可因肾上腺皮质功能低下而出现脾肾阳虚，治以真武汤化裁；经治疗，病情缓解，激素开始减量时多表现阴虚火旺之证，当予知柏地黄汤加减；病情基本不活动后，因长期用药，加之病久正气受损，患者多表现肝肾阴虚之象，治以二至丸加减。

5. 唐宜翠等将 SLE 辨证为三型进行论治：①阴虚痰瘀型：治以养阴清热、活血化瘀，佐以清化热痰，自拟"养阴活血化瘀汤"，处方：生地黄、天冬、枸杞子、玄参、丹参等；②肺热肝郁型：治以养肺阴舒肝郁，自拟"清肺舒肝汤"，处方：百合、生地黄、黄芩、柴胡、青蒿、全瓜蒌等；③阴虚湿困型：治以化气利水，清热燥湿，处方：五苓散、二妙散加秦艽、威灵仙、当归、生地黄。

6. 史俊萍等据临床经验将红斑狼疮分为三型论治：①热毒炽盛型：治以清营凉血解毒，方用狼疮散（牛黄、白花蛇、枸杞子等 48 种药物组成）配合犀角地黄汤加减；②风湿热痹型：治以祛风化湿、清热蠲痹，方用狼疮散合越婢加术汤加减；③肝脾肾不足型：治以养肝、益肾、振脾阳，方用狼疮散配合六味地黄汤加减。

7. 边天羽将 SLE 辨证分为五型进行论治：①气血两燔型：治以清热凉血，化斑解毒；处方为气血两燔方或凉血消风汤加水牛角，药用生地黄、元参、杭白芍、白茅根、生石膏等。②气阴两虚血瘀型：治以养阴补气，活血化瘀，清热解毒；处方为红斑狼疮方，药用黄芪、生地黄、沙参、赤芍、当归、牡丹皮、红花等；③气滞血瘀肝郁型：治以舒肝清热，活血化瘀；处方为舒肝活血汤，药用柴胡、陈皮、当归、赤芍、红花、莪术等；④脾肾阳虚型：治以温补脾肾，活血利湿；处方为脾肾阳虚方，药用附子、肉桂、党参、泽泻、熟地黄、茯苓、当归等；⑤阴阳两虚型：治以滋肾阴，补肾阳，安神开窍；处方为地黄饮子，药用熟地黄、巴戟天、山茱萸、石斛、肉苁蓉、肉桂等。

8. 刘维等认为 SLE 当属《金匮要略》阴阳毒病，具有邪气炽盛、病势凶猛、变症层出、致病广泛等特点。阳毒相当于系统性红斑狼疮急性期，以热毒证为主；阴毒相当于系统性红斑狼疮慢性缓解期，以气阴两虚、血瘀证为主。治疗应以阴阳为大纲，以解毒散瘀为基本大法，强调早期治疗。临床应用升麻鳖甲汤加减治疗 SLE 热毒血瘀者有效便捷。

9. 汪履秋认为 SLE 的形成主要为外感风热湿毒所致，发病关键为：肝肾阴虚是根本，热毒伏于营阴是其标，风湿是发病之诱因，经脉瘀阻是邪毒留滞之病所。治以滋水凉营，佐以祛邪通络。药由何首乌、桑椹、生地黄、熟地黄、牡丹皮、土茯苓等组成。

10. 金实认为 SLE 的基本病机为"肾虚阴亏，瘀毒内结"。立"补肾化毒"治法。用生地黄、熟地黄、山茱萸滋补肝肾之阴血，白花蛇舌草、连翘、蒲公英以清热凉血解毒，益母草、鸡血藤活血化瘀通络。若肾阴亏虚，瘀毒内蕴，正邪交争，低热不退，配以青蒿、地骨皮；若瘀热侵袭肌肤，配以青蒿、水牛角、生石膏、连翘、凌霄花、紫草、蝉蜕清热凉血解毒，牡丹皮、赤芍、桃仁凉血化瘀通络；若瘀毒伤及关节，痹阻经脉，关节疼痛明显，可配以威灵仙、防风、秦艽祛风止痛；若瘀毒内侵脏腑，阻于上焦，积饮为患，致胸闷心悸、咳痰频频，可用葶苈大枣泻肺汤，并配以黄芩、白芥子、五味子、鱼腥草、茯苓、紫菀、百部、桑皮、煅龙骨、煅牡蛎等清热化痰、止咳宁心。

11. 沈培安提出初起发热、病程较短者，视为外感发热，分为热在气分、热在营血和气营两燔；对长期反复发热、时高时低、形体消瘦者，视为内伤发热，分阴虚发热、气虚发热和气阴两虚。

12. 戚淑娟等认为络脉病变大多表现为疼痛、寒热、出血、闷胀、结聚、皮疹、脉涩等，与红斑狼疮的表现有诸多相似之处。且 SLE 病程长，不能治愈，符合络病致病广泛、变化多端、缠绵难愈的特点。SLE 患儿多器官受累的病理变化恰恰与络病易滞、易瘀、易毒的病理特点吻合。其认为治疗应攻补兼施，使补而不滞，通而不伤正。飞升走降通络，适当运用虫类药如乌梢蛇、地龙、全蝎、水蛭等。

13. 于建宁等认为热毒是系统性红斑狼疮的最主要矛盾，其发病则因热毒深入血分所致。先天禀赋不足，肾阴亏虚的遗传易感性在发病中起重要作用。肺卫虚损则为疾病诱发的易感因素。其提出治肾乃是固本以除内因，治肺则在于拒邪，从肺辨治系统性红斑狼疮可减少疾病复发及并发症的发生。

目前中医药治疗 SLE 多采用辨证施治、中西医结合治疗的方法。在急性发作期，病势急迫，以西药（激素等）为主迅速控制症状；在稳定期以中医中药调理为主，这在提高疗效、减轻西药的不良反应、有效地撤减激素用量和改善症状、减少病情复发、提高生存质量、延长生存时间等方面，显示了独特的优势。

【西医治疗】

儿童 SLE 和成人 SLE 是相同的疾病，具有相似的病因、发病机制、临床表现和实验室检查表现。然而，由于疾病本身和治疗均可对躯体和心理生长及发育造成影响，儿童和青少年 SLE 患者的治疗与成人 SLE 不同。

治疗的目的在于力争短期内抑制自身免疫反应和炎症，恢复和维持损伤脏器的功能和预防组织的损害，消除感染及其诱因以及促使免疫调节功能恢复，同时应维持儿童和青少年时期正常生长和发育的需要。因此，在制定治疗方案时应注意三个方面的问题：

1. 主要器官或系统损伤的诊断和功能评价，特别是肾脏和神经系统的损伤。

2. 治疗方案的确定（包括近期和远期、联合化疗等），应强调个体化和对症治疗（抗凝、抗癫痫等）相结合的原则。神经精神性狼疮（NPSLE）是影响 SLE 患儿总体预后非常重要的因素。对于有严重神经精神症状如全面性癫痫发作、急性精神错乱状态、情感障碍和精神病，应给予大剂量激素冲击，同时应用 CTX，仅用激素而不用免疫抑制剂治疗，通常会导致预后不良。伴有抗磷脂抗体综合征（APS）或出现脱髓鞘综合征、横断性脊髓炎、昏迷、惊厥和认知障碍，且抗心磷脂抗体（ACL）阳性者，应给予抗凝治疗。另外为了改善 NPSLE 患儿的生存质量，目前强调非药物的心理治疗在缓解患儿精神心理症状中的重要性。

3. 注意治疗的并发症（特别是与药物相关的某些症状常与原发病病征相混淆）和治疗给儿童在生长发育过程中带来的健康问题。应充分考虑儿童 SLE 患者多处于生长发育第二个高峰的青春期，应尽量选择对其生长发育影响最小的治疗方案，以提高 SLE 患儿的生活质量。

每个患儿的治疗方案必须基于主要器官受累的范围和治疗的危险性之间的小心评价，即风险和效益的比率，要考虑提高患儿的生活质量而不断调整治疗方案。

一、一般治疗

急性期应卧床休息，加强营养，避免日光暴晒。缓解期应逐步恢复日常活动及学习，但避免过劳。积极防治感染，避免服用诱发狼疮的药物（磺胺、肼苯哒嗪、普鲁卡因酰胺、保泰松、对氨基水杨酸等），防止因药物治疗而发生严重反应。局部皮肤损害可涂抹泼尼松软膏。

二、常用药物

（一）糖皮质激素（以下简称激素）

糖皮质激素是治疗本病的主要药物。小儿系统性红斑狼疮一般均有主要脏器受累，如肾脏和中枢神经系统，而且病情变化快。因此，绝大多数患儿均需以肾上腺皮质激素作为首选药物。开始剂量宜大，强的松 $1.5 \sim 2mg/$（kg·d），分 $3 \sim 4$ 次服，维持用药至临床症状缓解，化验检查（血沉、白细胞、血小板、网织红细胞、补体及尿蛋白）基本正常，最少不能少于 4 周逐渐减量，初期每次可减 $5 \sim 10mg$，以后为每 $1 \sim 2$ 周减 $2.5 \sim 5mg$，待病情稳定后以最小维持量如 $5 \sim 10mg/d$，长期维持。在长期用药过程中应注意激素的副作用，如严重细菌感染、肺结核扩散、霉菌感染或病毒感染。此外，还可见高血压、骨质疏松、股骨头无菌坏死、生长发育停滞、消化道出血、白内障、糖尿病和精神症状等，应引起高度警惕和重视。在应用中应密切监测血压、眼压及血糖等指标，尽可能早的将其剂量减少到较小剂量维持，同时应注意避免应用对下丘脑-垂体-肾上腺轴抑制作用较大的药物，如地塞米松等长效或超长效的糖皮质激素，以防止肾上腺皮质功能不全的发生。用激素的同时应加服鱼肝油和钙片，如合并有结核感染，应同时服用异烟肼。在减药过程中如果病情不稳定，可暂时维持原剂量不变或酌情增加剂量或加用免疫抑制剂。

对于严重的狼疮肾炎，如弥漫增殖性肾炎及中枢神经系统症状可用甲基泼尼松龙冲击治疗，剂量为 15～30mg/kg，最大量不超过 1g，每日 1 剂，连续 3 天，然后改用泼尼松口服。必要时可隔四日后再重复一个疗程。大剂量甲基泼尼松龙冲击的副作用为高血压和心律失常。甲基泼尼松龙冲击时，强调缓慢静脉注射 60 分钟以上，并进行心电监护。

观察疾病活动度的症状和体征为皮疹加重，关节肿痛和大量脱发。实验室指标为血沉加快、白细胞和/或血小板减少、溶血性贫血（血色素下降、网织红细胞增高及 Coomb 试验阳性）和补体。而抗核抗体（ANA）、抗 Sm、RNP、SS-A、SS-B 抗体只是 SLE 的诊断指标，而不是观察疾病活动度和疗效判断的指标。

（二）免疫抑制剂

常用药物为环磷酰胺、硫唑嘌呤和甲氨蝶呤等。由于此类药物对本病的活动控制不如激素迅速，因此，不提倡作为治疗本病的单一或首选药物。

1. 羟氯喹（HCQ）

羟氯喹对控制皮肤损害、光敏感及关节症状有较好的效果，如与肾上腺皮质激素同时用可减少肾上腺皮质激的剂量。目前认为对于 SLE 患者，如果没有禁忌均应在开始治疗时即同时加用 HCQ，最近的研究也表明其对孕妇和胎儿是安全的，故可用于妊娠期间 SLE 的维持治疗。剂量为 5～6mg/（kg·d），可一次或分两次服用。用药 1～2 个月疗效达到高峰。由于本药有蓄积作用，易沉积于视网膜的色素上皮细胞，引起视网膜变性而造成失明，因此，开始服用和以后每 4 ～ 6 个月，进行全面眼科检查。由于 HCQ 对心脏的毒副作用，禁用于有心脏病史者，特别是心动过缓或有传导阻滞者。

2. 环磷酰胺（CTX）

环磷酰胺对各类狼疮均有效，特别是对严重肾损害如弥漫增殖性肾炎、中枢神经系统和肺损害，早期与激素联合使用是降低病死率和提高生命质量的关键。CTX 静脉冲击治疗是减少肾纤维化、稳定肾功能和防止肾功能衰竭的一种有效方法。其剂量为 0.8 ～ 1g/m^2，每月 1 次，连用 6 ～ 8 次；首次剂量为 0.8g/m^2，第 8 次后改为每 3 个月 1 次，维持 1 ～ 3 年。同时将泼尼松减量至 0.5mg/（kg·d）。使用时需要注意：

（1）急性肾功能衰竭当肌酐清除率（Ccr）< 20mL/min 时，可在甲基泼尼松龙冲击获得缓解后，再行环磷酰胺冲击。冲击时应充分水化（每日入量 > 2000/m^2）。

（2）近 2 周内有过严重感染，或 WBC < 4×10^9/L，或对环磷酰胺过敏，或 2 周内用过其他细胞毒等免疫抑制剂，重症肾病综合征表现时，应慎用 CTX。

由于儿童系统性红斑狼疮的发病高峰在 11 ～ 15 岁，因此，治疗前应考虑青春期发育的问题。对青春期（特别是男童）的治疗，应与家长和患儿充分交代和讨论 CTX 的性腺损伤问题，欧洲已有学者提出在儿童 SLE 的诱导缓解方案中，霉酚酸酯（MMF）可以作为与 CTX 等同位置的选择之一，成人较大样本的研究表明在 SLE 诱导缓解治疗中 MMF 有不低于 CTX 的作用。目前，在狼疮肾炎，应用 CTX 冲击治疗尿蛋白消失后可用硫唑嘌呤维持，剂量为 1 ～ 2.5mg/（kg·d）。

3. 甲氨蝶呤（MTX）

甲氨蝶呤与硫唑嘌呤可分别与激素联合应用，MTX 的剂量为 5 ～ 10/m^2，每周 1 次顿服，或硫唑嘌呤 1 ～ 2.5mg/（kg·d），对控制 SLE 的活动及减少激素用量有较好的作用。

4. 硫唑嘌呤（AZA）

硫唑嘌呤适用于糖皮质激素抵抗、依赖或 CTX 不能耐受的 LN 患者。

5. 来氟米特（LEF）

来氟米特为新型的合成类免疫抑制剂。最近成人多中心随机对照研究显示，来氟米特联合糖皮质激素治疗增生性狼疮肾炎有很好的疗效，并且其药效和安全性与 CTX 类似，能够显著缓解患者的临床症状，改善狼疮活动指标和肾脏病理改变。

6. 骁悉（霉酚酸酯，MMF）

骁悉可有效地控制Ⅳ型 LN 活动，适用于其他免疫抑制剂不耐受的患者。常用剂量 20 ～ 30mg/（kg·d），每日 2 次。其不良反应较小，也常作为维持治疗之选。

7. 钙调磷酸酶抑制剂（CaN）

（1）环孢霉素 A（CsA） 环孢霉素 A 可用于某些激素加 CTX 治疗无效或因种种原因不能使用 CTX 治疗的患者，但其长期疗效尚不明确，且长期口服应注意感染、高尿酸血症及肝肾损伤等副作用，其停药后易于复发，价格昂贵，故不作为一线用药。

（2）他克莫司（TAC） 相关 Meta 分析显示，在 LN 诱导治疗时，不管是在安全性还是在总体缓解率，尤其是在减少蛋白尿方面，TAC 优于 MMF、CTX。然而，研究存在种族和地域问题，TAC 主要集中在亚洲，而 MMF、CTX 则更全球化。对于其他药物诱导和（或）维持治疗 LN 均无反应的患者，可尝试 CaN 联合激素。

（三）生物制剂

由于自身免疫性 B 淋巴细胞在 SLE 发病中的重要作用，近年来清除 B 淋巴细胞的生物治疗取得了很好的疗效。B 细胞清除的定义为治疗后 B 细胞少于外周血淋巴细胞的 1% 或计数＜ 5 个 /μL。除作用于 CD20 分子的利妥昔单抗以外，其他一些药物也已在国外上市或者正在进行临床试验，例如作用于 CD22 分子的依帕珠单抗（Epratuzumab）、抗 B 细胞活化因子（BAFF）的贝利木单抗（Belimumab）及抗 BAFF 和增殖诱导配体

（APRIL）的阿塞西普（Atacieept）等。另外还有其他一些生物制剂，也已有初步研究可以用于 SLE 的治疗，包括多种细胞因子的抗体如毒性 T 淋巴细胞抗原融合蛋白（CTLA-4Ig）阿巴西普（Abatacept），以及最近开发的脾酪氨酸激酶（Syk）抑制剂和 Janus 激酶（Jak）抑制剂等。利妥昔单抗（RTX）为人鼠嵌合型抗 CD20 单抗，欧洲风湿病联盟（LUNAR）及 2014年的一项随机对照试验均未能证实 RTX 治疗 LN 优于标准治疗，但来自多项非对照研究的最终证据表明，约半数对传统免疫抑制剂耐受的肾炎患者接受 RTX 治疗后有效。鉴于 RTX 对生殖腺无不良反应，这对于年轻女性患者非常重要，因此推荐 RTX 作为添加药物。

三、其他疗法

（一）静脉滴注大剂量丙种球蛋白

免疫球蛋白对 SLE 有一定治疗作用。因价格昂贵，故主要用于：①重症 SLE；②常规剂量的激素和 / 或免疫抑制剂治疗无效；③作为联合治疗的一部分；④并发严重感染；⑤顽固性血小板减少的长期治疗。方法为：400mg/（kg·d），连用 2 ～ 5 天，以后酌情每月 1 次；或 1g/（kg·d），1天内滴入。

（二）血浆置换

血浆置换能去除血浆中抗原、抗体及免疫复合物，并改善单核吞噬细胞系统的吞噬功能，可达到控制病变活动的目的。可用于弥漫增生型 LN活动期，尤适用于激素冲击治疗合并细胞毒药物仍不能控制活动性病变，且肾功能急骤恶化时。

（三）多靶点维持治疗

多靶点治疗指多种免疫抑制剂的联合应用，旨在提高药物有效性，减少药物用量，进而减轻药物不良反应。在 LN 中使用多靶点治疗是在 2009年由我国黎磊石及刘志红团队最早提出。2017 年刘志红院士的一项国内多中心前瞻性研究发现，在诱导缓解期，多靶点治疗组（同时使用糖皮质激素、他克莫司、霉酚酸酯）的完全缓解率高于环磷酰胺组。而在维持缓解期，多靶点治疗组疾病复发率与对照组（诱导缓解治疗采用环磷酰胺，维持缓解治疗采用硫唑嘌呤及糖皮质激素）相比，差异无统计学意义，但多靶点治疗副作用少，有望成为临床有效性及安全性更高的新疗法。

（四）干细胞移植疗法

在移植物抗宿主病及克罗恩病中已证实，异基因干细胞移植可产生免疫抑制作用。既往多项研究表明，脐血来源的间充质干细胞（hUC-MSC）移植可有效治疗重症及难治性 SLE。昆明医科大学第二附属医院邓丹琪等人进行的随机双盲对照临床试验显示，在接受糖皮质激素及免疫抑制剂治疗的基础上予以 hUC-MSC 移植治疗 LN 并未见额外收益。

【预后与转归】

儿童系统性红斑狼疮发病急、进展快，开始时即可表现为多系统多脏器同时受累，如不积极治疗，其预后远比成人严重。特别是病情缓解后又易复发，并有不能预料的恶化。部分患儿发病时可能病情很轻，但在治疗过程中可加重。大多数患儿病情维持轻度活动，间断有病情加重，器官相继受累。在病情恶化时可致死亡，因此需要及时处理和强有力的治疗措施。

（一）生存率

近年来本病的 5～10 年病死率有显著下降趋势。20 世纪 60 年代，5 年存活率在 30% 左右。由于早期诊断水平的提高、糖皮质激素和细胞毒药物的应用，以及有效处理合并症和定期随访，根据病情调整药量及治疗方案，70 年代，5 年存活率达到 75%；80 年代，5 年存活率可达到 90%，10 年存活率为 85% 左右。而近年来，SLE 的 5 年生存率可达到 98%。

（二）影响预后的因素

儿童系统性红斑狼疮的预后与疾病的活动程度、肾脏损害的类型和进展情况、临床血管炎的表现以及多系统受累的情况有关。弥漫性增殖型狼疮肾炎（Ⅳ型）和持续中枢神经系统病变预后最差。

（三）死亡原因

常见死亡原因为感染、肾功能衰竭、中枢神经系统疾患和脑血管意外、肺出血、肺动脉高压及心肌梗死等。

（四）复发

目前国际上关于 SLE 复发有两个标准：①按 John 的定义，在 SLE 患者的治疗过程中，任何 3～9 个月期间，SLEDAI（systemic lupus erythematosus disease activity index）活动积分增加≥6 分，称为复发；②按 Petri 的定义，在 SLE 治疗过程中，不计算血清学指标，SLEDAI 活动积分增加≥3，称为复发。金聂等对上述两种标准进行了比较，探讨中国人群 SLE 复发的诊断标准，提出 John 定义的标准与临床实际复发比较，特异性达 100%，敏感性达 96.6%，表明该标准对中国人群 SLE 复发适用。疾病缓解期内新近出现的症状均可提示疾病的复发，如发热、皮疹、脱发、关节痛、主要脏器受损、血沉升高或补体降低等，此外，与 SLE 相关的实验室指标也与疾病的复发有关，因此定期随访非常重要。儿童 SLE 复发的影响因素主要有以下几点：

1. 治疗不规范，用药不合理

家长因害怕激素和免疫抑制剂对患儿的副反应而自行减量或停药，这是引起 SLE 复发最常见的原因。严格按照医生治疗方案规范治疗是防止 SLE 复发的前提。另外，SLE 的复发与不合理使用其他药物有关，如长期应用氯丙嗪、异烟肼等药物，可使病情处于缓解期的患儿出现复发。因此，应尽量避免使用可诱发 SLE 复发的药物，如必须应用，要适当调整对 SLE 控制的药物。

2. 感染因素

SLE 患儿因为长期使用激素和免疫抑制剂，使患儿免疫力降低，增加了感染的发生率。其中，呼吸道感染居首位，其次是泌尿系感染、肠道感染、结核、真菌感染及其他感染。预防感染可以大大减少 SLE 复发发生率。因此，家长平时要注意开窗通风，保持室内空气清新；要做好患儿口腔、会阴、皮肤等隐匿部位的护理；尽量不带患儿去公共场所，注意饮食卫生。

3. 日光暴晒

紫外线可使细胞内脱氧核糖核酸改变，产生抗原抗体反应，诱发 SLE

复发。有些盘状红斑狼疮的患者经曝晒可造成 SLE 的全面性"爆发"，或由慢性型演变成急性型。因此，患儿外出活动必须用遮阳伞，或戴宽边帽，穿长袖衣裤。

4.饮食和休息

辛辣、油腻、油炸、多盐食物会加重肾脏刺激和加重肾脏负担，导致狼疮肾炎复发或症状加重。同时，过度劳累也可导致 SLE 复发。

5.心理因素

不良的精神刺激可降低机体免疫力，从而容易导致疾病复发。

第六节　干燥综合征

干燥综合征（Sjögren's syndrome，SS）是一种主要累及外分泌腺的慢性炎症性自身免疫性疾病。病变主要为淋巴细胞及浆细胞浸润泪腺和大小唾液腺等外分泌腺，致使腺体破坏，引起这些腺体的分泌减少。它可同时累及其他器官，造成多种多样的临床表现，但以眼干燥（xerophthalmia or keratoeonjunctivitis sicca）和口腔干燥（xerostomia）为主要症状。血清中可出现多种自身抗体。干燥综合征可单独存在，称为原发性干燥综合征（primary sjögren's syndrome），此一类型在儿童时期较为少见。本病也可与其他自身免疫性疾病并存，如类风湿关节炎、系统性红斑狼疮、系统性硬化症等，称为继发性干燥综合征（secondary sjögren's syndrome）。儿童时期多见继发于系统性红斑狼疮（SLE）或混合结缔组织病（MCTD），也有少部分患儿继发于幼年特发性关节炎（JIA）及系统性硬皮病（SSc）。

【历史沿革】

干燥综合征有确切记载已有百余年的历史。早在 1888 年波兰外科医生 Hadden 首次描述了 1 例同时有唾液和泪液缺乏的患者；1892 年 Mikulicz 报告 1 例双腮、双颌下腺、泪腺肿大患者，在腮腺的活检组织中显示有大量淋巴细胞的浸润，当时称为 Mikulicz 综合征。1933 年瑞典眼科医师

Sjogren 描写了 19 例干燥性角结膜炎患者，都伴有口干燥征，其中 13 例尚有慢性关节炎。尽管当时他未对这类疾病进行命名，但他的推断，本病是一种系统性全身性的疾病，且多发生于妇女，故将其命名为 Sjögren（舍格伦）综合征。1953 年 Morgan 和 Castleman 研究得出结论，Mikulicz 综合征和 Sjögren 综合征属同一种疾病。1965 年 Bloch 等通过对 62 例患者的分析，首先提出了原发性干燥综合征这一概念，较为全面地阐述了本病的临床、病理等方面，并发现本病与淋巴瘤有一定的联系。20 世纪 70 年代，自身抗体中的抗 SSA（Ro）抗体和抗 SSB（La）抗体被证明与本病密切相关，奠定了本病是自身免疫病的基础。1977 年制订出了现在仍在使用的哥本哈根标准。1981 年 Montborpe 将其分为原发性和继发性两类，继发性是指与其他结缔组织病重叠者，原发性是指不伴有任一已分类的结缔组织病者，两者在临床表现、病情轻重、预后好坏及遗传因素、免疫学改变上均有明显不同。在儿童时期原发性干燥综合征较为少见，多见继发于系统性红斑狼疮或混合结缔组织病。1992 年制订了欧洲诊断标准，2002 年修订的欧洲诊断标准是目前国内外较为常用的诊断标准。

干燥综合征根据其临床表现归于中医学"燥证""消渴""燥痹"等范畴，其具有起病隐匿、病因多端、虚实夹杂、病情复杂多变的特点。

《素问·天元纪大论》曰："天有五行御五位，以生寒暑燥湿风。"汉·许慎《说文解字》曰："燥，干也，从火喿声。"燥邪为主所导致的痹病为燥痹。对于燥痹的最早论述当属《内经》，如在《素问·痹论》中曰："痹或痛，或不痛，或不仁，或寒，或热，或燥……"唐·孙思邈《备急千金要方》所论的"精极"与燥痹相似，其曰："五脏六腑衰，则形体皆极，眼视而无明，齿焦而发落。"又曰："眼视不明，齿焦发脱，腹中满满，则历节痛。"并提出用清热滋阴方剂竹叶黄芩汤治疗"精极实热，眼视无明，齿焦发落，形衰体痛，通身虚热"。宋·杨士瀛《仁斋直指方论》用益气养阴的玉壶茶治疗"劳伤虚损，久咳虚热，口干舌燥之证"。至金·刘完素在《素问玄机原病式》中记载："夫阳明燥金，乃肺与大肠之气也，故燥之为病，皆阳实阴虚，血液衰耗所致。"并指出了燥病的特点："涩枯者，气衰血少，不荣于皮肉，气不通利，故皮肤皱揭而涩也，及其则麻痹不仁。"明·虞抟《医学正传》认为燥甚气血耗散可进一步发为痿，并提出"筋大燥"，其曰："如秋深燥甚，则草木萎落而不收，病之象也。""筋缓不收，痿痹不仁……乃燥病之甚也。""夫燥之为病者，血液衰少，不能荣养百骸。""盖肝主于筋，而风气自甚，又燥热加之，则筋大燥也。"明·李梴《医学入门》曰："燥因血虚而然，盖血虚生热，热生燥是也。"并提出"经曰燥者润之，养血之谓也"。明·张介宾《景岳全书》论燥曰："盖燥盛则阴虚，阴虚则血少。所以或为牵引，或为拘急，或为皮肤风消，或为脏腑干结。此燥从阳化，营气不足而伤乎内者也。"

清·喻昌《医门法律》曰："燥胜则干，夫干之为害，非遍赤地千里也，有干于外而皮肤皱揭者；有干于内而精血枯涸者；有干于津液而荣卫气衰，肉烁而皮著于骨者。随其大经小络，所属上下中外前后，各为病所。""火热胜则金衰，火热胜则风炽，风能胜湿，热能耗液，转令阳实阴虚，故风火热之气，胜于水土而为燥也。""肝主于筋，风气自甚；燥热加之，则液聚于胸膈，不荣于筋脉而筋燥。"提出了外邪致燥的转化过程。

温病学说明确提出燥为秋之气，根据初秋尚热而深秋已凉，提出宜分"燥热""燥凉"，治以凉润、温润之法。清·叶天士《临证指南医案》详论燥，曰："燥为干涩不通之疾，内伤外感宜分。外感者，由于天时风热过盛，或因深秋偏亢之邪，始必伤人上焦气分。""内伤者，人之本病，精血下夺而成；或因偏饵燥剂所致，病从下焦阴分先起。""若气分失治，则延及于血；下病失治，则槁及乎上。"王孟英从五气方面论述燥邪，曰："以五气而论，则燥为凉邪。阴凝则燥，乃其本气。"《温病条辨》用增液汤加味治疗燥伤脾（胃）阴。清·沈金鳌《杂病源流犀烛》曰："盖惟气血之虚，先有致燥之由，故风热火相感而成病也。"清·孔尚任《会心录》曰："内伤之燥，本于肾水之亏，精血之弱，真阴之涸。"提出："欲治其燥，先贵乎润；欲救其脾，先滋乎肾。诚以肾主水而藏脏腑之精，养百骸而为性命之本。若肾阴充足，则四脏可以灌溉，燥无自而生也。"

本病起于先天禀赋不足、素体阴虚或感染燥热邪毒引起津液损伤，化生不足，输布异常，从而导致清窍、关节、经络、脏腑失于濡养而出现一系列干燥病证，病程日久则气血亏虚，脏腑损伤，痰瘀互结，脉络阻滞，津液亏耗，病情缠绵不愈。

【病因与病机】

一、中医病因病机

干燥证的发病机制与脏腑功能及气血津液代谢密切相关。《素问·经脉别论》曰："饮入于胃，游溢精气，上输于脾，脾气散精，上归于肺，通调水道，下输膀胱，水精四布，五经并行。"津液的生成、输布和排泄与脾、肺、肾三脏密切相关。肺为水之上源，外来秋燥，侵犯肌肤皮毛，首先犯肺，肺阴受损，肃降失调，津液输布功能减弱，表现为皮肤干燥、鼻干咽干、咳嗽、咳痰、呼吸困难等。肺阴亏虚，燥热内生，下行遏肝，气阴两伤，肌肤关节失于濡养，亦见皮肤干燥脱屑、口眼干燥、咳嗽、神疲低热、关节疼痛、胁痛胸闷、大便干燥等症状。现代医学研究表明，SS 常累及肺部，以小气道病变、肺动脉高压、胸膜病变、肺间质纤维化、间质性肺炎等为主要表现。脾胃为后天之本，气血生化之源，开窍于口，在液为涎，气血精津液通过脾气的散精，将其输布全身，濡养各脏腑、孔窍。若胃阴受损，或脾气虚弱，脾阳不足，无力升清，或湿厄脾土，或饮食伤胃，致津液输布障碍，均可出现口眼干燥、腹胀纳差等。脾主统血，若脾气虚弱，血行无力，变生内湿、血瘀、痰核等病理产物，留滞于肢体关节则发生关节疼痛等症状；或痹阻经络，阻碍津液上承，加重口干、眼干症状；脾失统摄，出现四肢瘀点、瘀斑。肾精亏虚，则五脏六腑、四肢百骸得不到濡养；肾气不足，推动、兴奋、宣散气血津液无力，不能上呈下达，可见津亏液少，出现口眼干涩的表现。肾在体合骨，其华在发，在窍为耳及二阴，肾精亏虚、肾气不足影响津液生成输布，临床可见患儿有多发龋齿、脱发、外阴干燥瘙痒，亦或肢体痿软乏力，腰膝酸软骨质疏松，多饮多尿，或小便不固等肾小管酸中毒表现。小儿肝常有余，肝气失调，气机逆乱，可致津液输布失常，气血运行失调，可见易惊，抽搐，雷诺现象，肝气化火，肝火上炎，亦可见眼目干涩，肝气乘脾，见泛酸嗳气，腹痛腹胀，大便失调；津血同源，津液亏虚日久必致血液生成不足，肝血不足，不能濡润，亦见口眼干燥，关节疼痛，头晕眼花，面色淡白或萎黄，心悸多梦，手足发麻；脉中血液亏耗日久，血液稠浊而黏滞，瘀象乃生，可见肢节疼痛，指（趾）青紫，腮腺肿硬如石，下肢紫斑等表现。

1. 先天不足

《丹溪医论选》云："人之生也，体质各有所偏……偏于阴虚，脏腑燥热。"SS 患儿多为阴虚体质，阴虚则津亏液少，如外感风、热、暑、湿、燥、火邪气，致使机体津液进一步亏虚；或过食温燥辛辣饮食，伤及脾胃阴液，阴虚则生内热，燥热内盛，导致阴津亏虚，正气耗损而发病。

2. 外感燥热之邪

小儿脏腑娇嫩，形气未充，易感外邪，其秋季感受燥热邪气，或外感风、湿、暑、火、疫疠邪气，致燥毒内生，邪正交争，消灼津液，正气耗损，燥热留恋不去，烁津成痰，痰瘀互结，清窍、经络、脏腑失养则发为本病。

3. 后天脏腑失调

小儿脏腑"成而未全，全而未壮"，如饮食不节，过食温燥生冷之品，可致脾胃受损，脾阳不足，脾不能为胃行其津液，胃阴生成异常，或脾胃虚弱，津液输布障碍亦可现阴津不足，清窍、经络、关节失养而发病。

总之，本病本虚标实，正气亏损、阴虚津亏为本，常累及肺、脾胃、肝、肾；燥热瘀阻为标，气血津液运行失常，痰瘀互结，脉络痹阻，肌肤孔窍、四肢百骸失养贯穿整个病理过程。

二、西医病因病理

（一）病因

该病的病因和发病机制仍未明确，目前的研究发现病毒感染、基因异常、自身抗体、免疫紊乱和外分泌腺体细胞的凋亡异常等方面因素与该病的发生和发展有着密切的关系。现认为本病的病因与以下三个方面有关。

1. 遗传因素

本病有家族聚集倾向。通过免疫遗传的研究，发现某些人类白细胞抗原（human leukocyte antigen，HLA）基因频率，如 HLA-DR3、HLA-B8 与干燥综合征相关。这种相关性可因种族不同而不同，如西欧白人的干燥综合征与 HLA-B8、DR3、DRW52 相关，希腊与 HLA-DR5 相关，日本却与 HLA-DRW53 相关，而中国则与 HLA-DR3、DR2、DRW53 相关。

2. 病毒感染

病毒感染和 SS 的发病虽然缺乏直接的证据，但目前一致认为病毒感染是自身免疫性疾病的发病原因之一。与本病关系密切的病毒主要有巨细胞病毒、丙型肝炎病毒（HCV）、反转录病毒和 EB 病毒等。已经明确病毒感染能促进被感染部位细胞的凋亡，刺激 B 细胞多克隆增殖并产生自身抗体，激活抗原递呈细胞，使之递呈自身抗原，导致自身免疫性疾病的发生。已知 EB 病毒可影响唾液腺。感染后在唾液腺内有一个潜伏部位，可刺激多克隆产生和自身抗体产生如类风湿因子。在干燥综合征患者的唾液腺、泪腺组织中可测到 EB 病毒早期抗原（EA）和 DNA，同时在体内也检出了抗 EB 病毒早期抗原的抗体。

3. 免疫学异常

干燥综合征患者周围血中的 T、B 淋巴细胞明显分化、成熟和功能异常。B 淋巴细胞功能高度亢进和 T 淋巴细胞抑制功能低下，造成干燥综合征患者突出的高丙种球蛋白血症和多种自身抗体，如抗 SSA（Ro）抗体和抗 SSB（La）抗体、类风湿因子（RF）等。其他可能出现的血清自身抗体有抗心磷脂抗体、抗线粒体抗体、低滴度的抗 dsDNA 抗体和抗 RNP 抗体等，以及具有器官特异性抗体，包括抗唾液腺上皮细胞的抗体、抗腮腺导管抗体、抗甲状腺抗体和抗胃体细胞抗体等。

SS 患者中的外分泌腺体细胞被认为是自身免疫分子攻击的目标。T 细胞和 B 细胞对表达在外分泌腺体表面的自身抗原产生的异常免疫反应，导致了 SS 的发生并出现特异的临床表现，其中 CD4$^+$T 细胞在该病的发生和发展中起着重要的作用，而多克隆 B 细胞的高反应性，导致了高丙种球蛋白血症和不同抗体的产生。SS 患者淋巴瘤的（主要为 B 细胞性）发病率高出正常对照组 40 多倍，目前认为与 B 细胞的单克隆球蛋白增殖异常有关。

随着对干燥综合征研究的深入，人们对细胞因子在该病的发病机制中所起的作用越来越重视，如肿瘤坏死因子、淋巴细胞毒素 α、IL-1β、IL-2、IL-12、IL-18 等。淋巴细胞在外分泌腺体的浸润在干燥综合征的发病机制中起着重要的作用，这一浸润过程被认为与细胞因子及其受体关系密切。

干燥综合征在上述多种因素侵袭下，引起机体免疫异常。异常的细胞和体液免疫反应产生各种介质，造成患者的组织炎症和破坏性病变。

（二）病理

本病的唾液腺、泪腺以及体内任何器官均可受累。本病主要的特征性病理改变是外分泌腺体间有大量淋巴细胞、浆细胞及单核细胞浸润，可出现在唾液腺、泪腺、肾间质、肺间质，还可累及肝汇管区及消化道黏膜。最终导致局部导管和腺体的上皮细胞增生，形成肌上皮岛，即在充满大量炎性细胞的基质中，导管肌上皮细胞增生形成岛状，继之退化、萎缩、破坏，代以纤维组织而丧失其功能。随着病变进一步进展，出现腺管狭窄、扩张、萎缩和纤维化，唇腺活检显示局部淋巴细胞浸润灶（聚集的淋巴细胞数在 50 个以上为一个病灶）。另一种病理改变为血管炎，是由冷球蛋白血症、高球蛋白血症或免疫复合物沉积所引起，也是干燥综合征并发肾脏损害、神经系统病变、皮疹及雷诺现象的病理基础。

【诊断与鉴别诊断】

一、诊断要点

（一）临床表现

干燥综合征多起病缓慢，开始症状不明显，很多患者不是由于口干或眼干等症状来就医，而常常是由于其他症状如关节痛、皮疹或发热等来就诊。北京大学人民医院何菁等对 224 例患者初诊时的临床表现进行总结，发现最常见的腺体外表现从高至低依次为白细胞减低、关节炎、雷诺现象、肝损害、肺间质病变、双下肢特发性血小板减少性紫癜、血色素减低、血小板减低、肾小管酸中毒。北京儿童医院回顾性分析了 17 例儿童干燥综合征的临床特点，发现首发症状为腮腺大者 7 例，关节痛者 5 例，口干者 2 例，紫癜者 2 例，肾小管酸中毒（RTA）者 1 例。在整个病程中，反复腮腺大、关节痛较多；口干、眼干表现亦不少，但早期不明显。RTA 临床症状多不明显，往往是在尿常规、血生化等检测异常后发现。

1. 口干

由于唾液减少所致。儿童患者虽有唾液量减少，却无自觉症状，严重者常频频饮水，进固体食物时必须用水送下。约 50% 患者牙齿逐渐发黑，呈粉末状或小片脱落，只留残根，称为猖獗龋，是口干燥症的特点之一。舌面干，有龟裂，舌乳头萎缩，使舌面光滑，舌痛，可出现溃疡；腮腺或颌下腺可反复，双侧交替肿大，尤以腮腺肿大为多见，此种表现儿童较成人多见。

2. 眼干

由于泪腺分泌减少致眼部干涩、"砂砾感"、烧灼感，严重者哭时无泪。严重的眼干可导致丝状角膜炎，引起严重的异物感，眼红、怕光及视力下降甚至失明。

3. 其他部位外分泌腺

如鼻、咽、喉、气管和支气管黏膜的腺体也可累及，导致鼻腔干燥、鼻衄、声音嘶哑。下呼吸道受累发生慢性支气管炎及间质性肺炎。消化道可见食道运动功能障碍，胃酸分泌减少及萎缩性胃炎。35% 患者抗胃壁细胞抗体阳性，肠液减少可引起便秘。少数还可并发急性胰腺炎、慢性胰腺炎。18% ～ 44% 患者有肝脾肿大，转氨酶增高。40% 病理改变为慢性活动性肝炎。患者可有肾小管功能缺陷，严重者出现远端肾小管酸中毒和低钾性麻痹，此外，还可发生肾性糖尿病、尿崩症、肾病、肾小球肾炎等。外阴分泌腺常受累，外阴皮肤与阴道干燥及萎缩。

4. 皮肤黏膜

皮肤病变的病理基础为局部血管炎。可出现紫癜样皮疹，多见于下肢，为米粒大小边界清楚的红丘疹，压之不退色，分批出现，每批持续时间约为 10 天，可自行消退而遗留有褐色色素沉着。结节性红斑较少见。雷诺现象多不严重，不引起指端溃疡或相应组织萎缩。

5. 关节肌肉

70% 患者有关节痛，但仅有 10% 出现关节炎，部分患者可有肌炎表现。

6. 其他脏器病变

一些患者血清中存在抗甲状腺抗体，临床上可并发桥本甲状腺炎；也可伴有血管炎，出现雷诺现象及皮肤溃疡；还可出现外周神经受累，表现为下肢麻痛，感觉障碍。中枢神经受累可表现为癫痫样发作或精神异常等。患者还可并发单克隆 B 细胞淋巴瘤。肺部受累患者大部分无呼吸道症状，轻度出现干咳，重者出现气短。部分出现弥漫性肺间质纤维化，肺功能检查显示小气道功能减低，弥散、限制功能障碍，少数人可因此而呼吸功能衰竭死亡。早期肺间质病变在肺 X 线（片）上并不明显，只有高分辨肺 CT 方能发现。另有少部分患者出现肺动脉高压。

我国对 21 例儿童原发性干燥综合征的临床特点进行分析，显示患儿首发症状以肾小管酸中毒、反复腮腺肿大、皮肤紫癜多见，肺部和神经系统受累少见。

（二）实验室检查

可有轻度贫血，部分患者有白细胞减低和血小板减低，血沉明显增快。95% 患者有 γ 球蛋白血症。免疫球蛋白 IgG、IgM、IgA 均可增高，以 IgG 为最明显。患者血清中存在多种自身抗体，抗核抗体阳性率为 50%～80%，以抗 SSA 和抗 SSB 抗体为主，尤其后者有较高的诊断特异性。90% 患者类风湿因子阳性。约 80% 的患者循环免疫复合物增高。约半数以上的患者可测到抗甲状腺抗体、抗腮腺导管抗体等。血清中 β_2 微球蛋白在疾病活动期增高。北京儿童医院对 17 例患儿的实验室检查进行分析，发现患儿血清抗 SSA、抗 SSB、RF、ANA 阳性率及 IgG 水平均较高。

二、诊断标准

本症缺乏特异性的临床表现及实验室项目进行诊断。国际上有多种诊断标准，但是否适用于儿童，尚待进一步确定。口干燥症和干燥性角膜炎代表本病最主要受累的外分泌腺体，即唾液腺和泪腺的病变，因此，它们是本病诊断的客观依据。以下 3 个基本点是本病的诊断依据：

1. 口干燥症的诊断标准：

（1）唾液流率的正常值为每分钟平均 ≥ 0.6mL。

（2）腮腺造影：在腮腺有病变时，导管及小腺体有破坏现象。

（3）唇黏膜活检：其腺体组织中可见淋巴细胞浸润。≥ 50 个淋巴细胞团聚成堆者称为灶，≥ 1 个灶性淋巴细胞浸润为异常。

（4）同位素造影：唾液腺功能低下时其摄取及排泌均低于正常。

凡上述 4 项试验中有两项异常者可诊断为口干燥症。

2. 干燥性角结膜炎的诊断标准：

（1）滤纸试验（Schirmer test）：5 分钟时滤纸润湿长度 ≥ 15mm 为正常，≤ 10mm 为异常。

（2）泪膜破裂时间（lear film breakup time,BUT）：短于10秒者为异常。

（3）角膜染色：在裂隙灯下，角膜染色点超过 10 个为异常。

（4）结膜活检：结膜组织中出现灶性淋巴细胞浸润者为异常。

凡具有上述 4 项试验中 2 项异常者即可诊断为干燥性角结膜炎。

3. ANA、抗 SSA 抗体阳性、抗 SSB 抗体和 RF 阳性。

三、鉴别诊断

儿童的干燥综合征须与慢性复发性腮腺炎、传染性腮腺炎和肿瘤相鉴别。但这些疾病不存在口和眼干燥、皮疹、关节症状和抗核抗体检查为阴性。

【中医治疗】

一、辨证要点

1. 首辨虚实

本病为本虚标实，虚实夹杂病证，急性期，病史短，口舌干燥，饮不解渴，眼红畏光，口舌生疮，鼻衄龋齿，烦躁低热，胃中灼热，大便干结，颌下肿痛，尿黄舌红，脉滑数，以燥热标实为主；病程日久，口干咽燥，眼干少泪，易惊多梦，心悸乏力，手足心热，舌红少津苔少，脉细数，为阴虚内热，以虚为主；燥伤日久，津亏液少，阴损及阳，气阴两虚，气血运行涩滞，出现肌肤甲错、肢体紫斑、颈项颌下结节等燥热伤血、痰瘀互结的虚实夹杂证候。

2. 辨阴虚部位

本病以阴液亏虚为基本病机，不同脏腑受累临床表现需加以识别。但如肺阴不足多表现为反复感冒，鼻干，皮肤干燥，咳嗽，咳痰；胃阴不足则可食欲减退或暴饮暴食，口干喜饮，大便干结，泛酸胸痛，手足心热，反复紫斑；肝阴虚常见眼干涩，头晕眼花，筋酸肢麻，失眠烦躁，易惊抽搐；肾阴虚则以咽干多饮，肢体痿软，脱发龋齿，腰膝酸软，水肿尿血为主要表现。

二、诊疗思路

本病为本虚标实之证，如病程短，燥热证明显，急则治其标，以清热解毒为主，兼以滋阴润燥；如病程日久，正虚邪恋，则须养阴生津为主，兼以润燥清热；如虚实夹杂，兼有湿热郁阻，则须加用行气化湿、健脾益胃之品；如阴津耗损日久，气失所养，出现气阴两虚，则须再加用益气升清之品，推动药力，寓生津于补气之中，取阳生阴长之效；气血津液亏耗，致痰瘀互结，脉络瘀滞之象则须活血化瘀，滋阴通络。

三、辨证论治

1.燥热内蕴型

证候：口干，眼干，目赤，咽痛，鼻干鼻衄，腮肿，色鲜红，颌下肿痛，常伴有低热，下肢紫斑，大便干结，小便黄溺；舌干红或有裂纹，苔黄燥，脉滑数。

治法：清热解毒，滋阴润燥。

方药：竹叶石膏汤配普济消毒饮。

生石膏 15g，竹叶 10g，太子参 10g，半夏 6g，柴胡 5g，连翘 10g，黄芩 6g，黄连 3g，桔梗 9g，天花粉 10g，玄参 10g，升麻 6g。

方解：此型多为疾病急性期，燥热炽盛，伤津耗液，故应尽快斩其源，截其流，以清热解毒保津祛燥为主，兼以滋阴。以甘寒之生石膏清肺胃为君药。柴胡、升麻、黄芩、黄连清解阳明少阳毒热为臣药。佐以竹叶、连翘透热达标；桔梗解毒利咽，通利上下；天花粉、玄参滋阴清热润燥；小儿脏腑娇嫩，脾胃虚弱，以太子参健脾益气，润而不燥，扶正以助祛邪。全方以清热解毒为主，兼以润燥健脾，共奏祛邪护正之效。

加减：毒热炽盛，颈部结节压痛明显，加金银花、蒲公英、夏枯草；湿热留恋，腹痛便溏，加生薏苡仁、炒扁豆；口腔溃疡者，可加用藿香、生地黄、通草；发热不退，加地骨皮、白薇；关节肿痛，加秦艽、威灵仙、伸筋草；下肢紫癜，加赤芍、牡丹皮、鸡血藤、茜草；脾胃虚弱，加建曲、内金。

2.肝肾阴虚型

证候：口燥咽干，频频饮水，口角干裂，反复口腔溃疡，两眼干涩可伴少泪，龋齿增多，皮肤皲裂，毛发枯槁不荣，肌肉瘦削，手足心热，心烦失眠，腰膝酸软，大便燥结，外阴干燥或伴瘙痒；舌质红绛，苔干燥少津或干裂无苔，脉细数。

治法：养阴生津，润燥清热。

方药：六味地黄丸合一贯煎加减。

生地黄、熟地黄各 15g，山茱萸 10g，生山药 10g，牡丹皮 10g，泽泻 6g，麦冬 20g，当归 10g，枸杞子 10g，北沙参 15g，白芍 10g，茯苓 10g。

方解：本证关键在于阴亏液燥，当以滋养阴液为法，由于阴伤所在脏腑不同而表现有所侧重。临床可根据肺阴、胃阴、肝阴、肾阴之不同，分别选用百合固金汤、益胃汤、一贯煎、杞菊地黄丸等加减治疗。因肾为人体一身阴液之根本，故本证治以六味地黄丸合增液汤为主，滋补肝肾，养阴增液。方中熟地黄主入肾经，滋阴补肾、填精益髓；生地黄滋阴壮水、清热润燥，共为君药。山茱萸、山药、茯苓滋补肝肾、补益脾肺、秘涩精气、涩精固肾；北沙参咸寒润燥、滋阴降火；麦冬润燥生津，当归、白芍、枸杞子柔肝养血，共为臣药以滋肾养肝补脾、滋阴润燥。牡丹皮清泻相火、凉血活血；泽泻利湿泄浊，为佐药。诸药相配，补泻相合，补而不滞，滋而不腻。

加减：口干明显者，加沙参、天冬；眼干明显者，加女贞子、白芍；腮腺肿痛者，加僵蚕、夏枯草；口腔溃疡者，加土茯苓、蒲公英；筋骨酸软者，加秦艽、木瓜；乏力者，加生黄芪、太子参；小便频数者，加山药、山茱萸、生牡蛎。

3. 气阴两虚型

证候：神疲乏力，口眼干燥，唇干口燥，头晕眼花，低热，面色淡白或萎黄，心悸多梦，手足发麻，关节酸痛，胃脘不适，纳差便溏，肢端欠温，下肢可见紫斑，易患外感；舌淡胖，舌尖红，舌边有齿痕，少苔，脉虚细无力。

治法：益气养阴，增液润燥。

方药：补中益气汤合生脉散加减。

生黄芪 10～30g，人参 10g，白术 10g，当归 10g，陈皮 10g，升麻 5g，葛根 10g，沙参 10g，麦冬 10g，五味子 10g，天花粉 10g，石斛 10g，山药 10g，茯苓 10g，炙甘草 5g。

方解：方中黄芪入脾肺经，补中益气、升阳固表为君药。人参、茯苓、白术、山药补气健脾；沙参、麦冬、五味子益气生津补虚，滋养肺胃之阴；

石斛、天花粉清热生津，共为臣药，辅佐黄芪补气生津液。当归养血合营，协人参、黄芪补气养血；陈皮理气和胃，令诸药补而不滞，共为佐药。小剂升麻升阳举陷；葛根生津止渴、升阳益胃，共为佐使药。炙甘草调和诸药，为使药。

加减：血虚者，加熟地黄、白芍、仙鹤草；低热者，加地骨皮、青蒿；关节疼痛麻木者，加川芎、赤芍、鸡血藤；胃脘不适者，加佛手片、香橼皮；纳差者，加炒谷芽、炒麦芽；便溏者，加白扁豆、薏苡仁。

4. 痰瘀阻络型

证候：口咽干燥，但欲漱水不欲咽，眼干涩少泪，关节屈伸不利，肢体麻木，肌肤甲错，皮下结节或红斑触痛，皮肤紫癜，腮腺肿大发硬日久不消，肝脾肿大，青春期女性可见月经量少或闭经；舌质紫暗，或有瘀点、瘀斑，苔少或无苔，舌下络脉瘀曲，脉细涩。

治法：活血化瘀，养阴生津。

方药：血府逐瘀汤合增液汤加减。

当归 10g，生地黄 10g，赤芍 10g，桃仁 10g，红花 10g，柴胡 10g，枳壳 10g，牛膝 10g，麦冬 10g，玄参 10g，天花粉 10g，益母草 10g，鸡血藤 15g，甘草 6g。

方解：本证可单独存在，但多兼夹于其他证型之中出现，治以活血化瘀为主，瘀去则气机调畅，燥去津回。方中桃仁破血行滞而润燥，红花活血化瘀而通经络，共为君药。赤芍活血化瘀，清热凉血；牛膝活血通络，祛瘀止痛；生地黄、当归养血益阴，清热活血；柴胡疏肝解郁，升达清阳；枳壳理气行滞，使气行则血行，共为臣药，以助君药活血行气、化瘀养血。麦冬、玄参、天花粉清热凉血，滋阴降火，生津润燥；益母草、鸡血藤活血调经，通络止痛，共为佐药。甘草调和诸药为使药。

加减：腮腺肿硬者，加夏枯草、山慈菇；肝脾肿大者，加丹参、鳖甲；皮肤紫癜者，加牡丹皮、紫草；肢体刺痛者，加姜黄、地龙；皮下结节红斑疼痛者，加穿山甲、皂角刺；关节畸形、皮肤粗糙者，加水蛭、土鳖虫。

四、外治法

1. 眼炎：可用复方黄芩眼药水点眼。

2. 药浴：关节肿痛者，用骨科洗药外洗。

3. 以白花蛇舌草 15g，谷精草 15g，金银花 15g，石斛 10g，玄参 20g，放入容器中加水煮沸后，以蒸汽熏蒸双眼及口腔，每次 15～30 分钟，每日 3～5 次，治疗 60 天。

【临床与实验研究】

一、证候研究

1. 郑绍勇、丁成华检索中国知网 1979～2017 年公开发表的中医治疗干燥综合征的临床研究文献，对文献中涉及干燥综合征的证型和证素规范化整理后，进行频数统计分析。结果：共纳入 95 篇文献，相关证型 56 个，证素 55 个。结论：本病以阴虚为关键病因，在此基础上兼见瘀血、气虚、内热、痰浊等病理因素或致病因素，因而具有本虚标实、虚实夹杂的证候学特点。

2. 王庆等检索中国知网、维普、万方及 PubMed 等数据库近 10 年发表的关于干燥综合征证型研究的文献，选择临床研究中有辨证分型的文献 24 篇共 3019 例患者，进行证素 Meta 分析，显示病性类证素按频率大小依次是阴虚、血瘀、气虚、（外）风、阳亢、痰、热、寒、津亏、血虚、湿、燥、阳虚、气滞、精亏；病位类证素依次是胃、肺、肝、肾、脾、经络。其中肝肾阴虚的关联度最强。结论：干燥综合征的致病机制以阴虚为本，血瘀、气虚和外风协同发病；根据频率大小和相关性分析可以组成肝肾阴虚、气阴两虚、阴虚血瘀、阴虚内热、气阴两虚血瘀等证型作为最常用辨证参考。

二、方药研究

郑绍勇、吴青青等对治疗干燥综合征的方剂及中药进行了文献整理研究，总结干燥综合征最常用的方剂是沙参麦冬汤、桃红四物汤、一贯煎、六味地黄丸、益胃汤、生脉饮、血府逐瘀汤、杞菊地黄丸等，中药以补阴药、清热凉血药为主，常配合补气药、补血药等，最常用的中药是麦冬、生地黄、沙参、甘草、当归、白芍、天花粉、石斛、山药、玄参、枸杞子、知母等。滋阴润燥、活血化瘀是治疗较为普遍及有效的方法，其中前10位的中药依次为麦冬、甘草、生地黄、当归、白芍、石斛、丹参、玄参、黄芪、北沙参。对血瘀证研究显示：基础方首选桃红四物汤、血府逐瘀汤；中药加减首选麦冬、丹参、牡丹皮、黄芪、半夏、黄芩、鸡血藤、太子参等。

三、疗效研究

1. 王丹、赵浩报道采用清毒通络生津颗粒与桑珠滋阴口服液等不同中药复方治疗轻度原发性干燥综合征的随机双盲对照研究显示，在改善 pSS 口干、眼干方面的疗效优于人工泪液、糖皮质激素、免疫抑制剂等西药，体现了中药对改善本病症状具有较好的优势。

2. 何清华等采用随机平行对照方法对加味逍遥散联合硫酸羟氯喹与单纯羟氯喹口服进行疗效观察，研究显示在提高唾液流率、泪液流率、泪膜破碎时间和降低 CRP 水平方面，中西医结合组明显优于单纯西药组，且无不良反应。

3. 戈海青等将100例干燥综合征患者随机分为2组，对照组50例予中西医结合常规治疗，治疗组50例在对照组中药方中加桂枝 6g、炮姜 10g。结果：治疗组临床疗效及红细胞沉降率、C反应蛋白、免疫球蛋白下降，唾液流率升高均优于对照组，显示滋阴清热药中加用少量桂枝、炮姜可提高疗效。

【西医治疗】

本病目前尚无根治方法，主要是采取措施改善症状，控制和延缓因免疫反应引起的组织器官损害的进展以及继发性感染。

一、对症治疗

1. 口腔病变

避免用口呼吸，口干可适当多饮水，避免吸烟、饮酒及服用可引起口腔干燥的药物，如抗组胺药、抗胆碱药、某些降压药及利尿药等。保持口腔清洁，勤漱口，注意口腔卫生，每日刷牙两次，减少龋齿和口腔感染的可能。有龋齿者要及时修补。可使用人工唾液，含患者血清配制的人工唾液的效果明显优于传统人工唾液。

2. 眼部病变

人工泪液滴眼是治疗本病最常用的方法。用 0.5%～1.0% 羟甲基纤维素生理盐水（人工泪液之一）滴眼可使半数患者眼干燥症状缓解，对防止眼并发症有一定疗效。有研究表明，含患者血清配制的人工泪液的效果明显优于传统人工泪液。

3. 鼻腔干燥

可以用 0.9% 氯化钠溶液滴鼻。

4. 皮肤干燥

一般不需特殊处理，必要时可用润肤剂。在空气干燥的季节使用空气加湿器或地面洒水等措施，增加空气湿度，可以缓解皮肤、眼、鼻及口腔等干燥症状。

5. 肌肉关节痛

可用非甾体抗炎药。

6. 低钾血症

纠正低钾血症的麻痹发作可采用静脉补钾，待病情平稳后改口服钾液或钾片，有的患者需终身服用，以防低血钾再次发生。多数患者低血钾纠正后可正常生活和工作。

二、全身治疗

1. 对单纯以黏膜干燥为主，无明显系统损害的患者可不用或用少量的糖皮质激素。对于并发间质性肺炎、肾功能受损、关节炎及高黏滞综合征等病变者，可加用小至中等剂量的泼尼松治疗。当有肺纤维化或周围神经病变时可用较大剂量的激素，同时密切观察因治疗引起的不良反应。

2. 严重病变（肺炎、肾炎及神经系统）或使用激素制剂不能控制的患者，可联合应用或单独用免疫抑制剂。常用药物有甲氨蝶呤、硫唑嘌呤、环磷酰胺、来氟米特等。免疫抑制剂可减轻腺体淋巴细胞浸润，改善外分泌腺的功能，同时对系统的免疫病理损害有减缓进展作用。应用免疫抑制剂应严格掌握适应证，密切观察毒副作用，病情控制后应及时减量或停用。

3. 羟氯喹对干燥综合征患者有一定疗效，适用于轻型干燥综合征患者，也适用于停用激素后的继续巩固治疗。中药白芍总苷对本病也有效。

4. 自体外周血干细胞移植可缓解原发干燥综合征患者的口干和眼干症状，但长期疗效有待进一步观察。

【预后与转归】

多数 pSS 儿童预后良好，出现低钾血性麻痹、中枢神经系统受累、自身免疫性肝炎等提示预后可能不良。随病情进展，儿童 pSS 可与系统性红斑狼疮、幼年特发性关节炎、混合性结缔组织病等其他自身免疫病重叠。故需对 SS 患儿长期随访，及时预防和发现淋巴瘤、其他自身免疫性疾病等并发症。

第七节　硬皮病

【历史沿革】

幼年硬皮病（juvenile scleroderma，JS）是一种以对称性的皮肤增厚、硬化及多内脏器官纤维化（包括心、肺、肾和消化道等）改变为特征的慢性结缔组织疾病。

1842 年 W.D.Chowne 首次发表儿童硬皮病的确切描述，1847 年法国医生 Elie Gintrac 建议将其命名为硬皮病。Maurice Raynaud 于 1862 年描述了雷诺现象，并报道这一现象与硬皮病相关，此后陆续报道了硬皮病肾脏、肺脏、消化道及心脏等内脏病变。1945 年 R.H.Winterbauer 提出进行性系统性硬化的命名。本病儿童发病率较低，其患病率国外文献报道（50～300）/ 百万人，国内目前鲜有报道。结合北京儿童医院的数据，在 2002～2013 年的 10 年内仅有 46 例住院病例，也进一步说明其发病率较低，导致对其认识不足。早期通常难以发现，常于起病后数年才诊断，使诊断时间延迟，致残率较高。

根据儿童硬皮病的临床表现，分为系统性硬皮病（SSc）和局灶性硬皮病（LS）。与成人不同，儿童局灶性硬皮病发病率较高，是系统性硬皮病的 3 倍。儿童系统性硬皮病（JSSc）主要有两种亚型：弥漫型和局限型。弥漫型 JSSc 患者皮肤广泛受累以进行性的皮肤增厚及早期内脏器官如肺、心脏和肾脏的受累为特点，可表现为早期的手足关节肿胀、疼痛，后期的皮肤硬化，同时可伴雷诺现象、关节疼痛及活动障碍、肌腱炎、肌炎、骨质改变等。局限型 JSSc 患者表现为局限性和非进行性的皮肤增厚、硬化及末梢血管受累的表现，可出现肺部动脉的高压或胃肠道吸收不良综合征。局限型 JSS 以血管的受累突出，主要表现为雷诺现象、毛细血管异常。幼年系统性硬皮病新诊断标准由欧洲儿科风湿病协会（PRES）、美国风湿病学会（ACR）及欧洲风湿病联盟（EULAR）于 2007 年共同制定。该标准把年龄小于 16 岁，同时满足 1 个主要标准和至少 2 个次要标准的患者诊断为 JSSc。该标准涉及患者皮肤及内脏器官受损的相关阳性检测指标。此外，该标准强调了指端皮肤和指端关节受累对诊断的必要性，而在成人 SSc 诊断标准中 SSc 的诊断可以没有皮肤的受累。CREST 综合征表现的患者也被认为属于此型。此外，还有约 27% 的 JSSc 患者同时表现出其他结缔组织疾病如皮肌炎或系统性红斑狼疮的特征，称为重叠综合征。

【病因与病机】

本病归属于中医学"皮痹""皮痹疽""皮痿""血痹"等范畴。隋代巢元方《诸病源候论》曰："痹者，其状肌肉顽厚，或肌肉疼痛，由血气虚则受风湿而成此病。"沈金鳌又说："麻木，风虚病，亦兼寒湿痰血病也……按之不知，掐之不觉，有如木之厚。"所述与硬皮病症状非常相似。《素问·痹论》云："风寒湿三气杂至，合而为痹也……以秋遇此者为皮痹……皮痹不已，复感于邪，内舍于肺……"指出皮痹外部表现与内脏受累的关系。《景岳全书》云："痹者，闭也，以气血为邪所闭，不得通行而病也。"强调痹病气血不通的病因病机。

在儿科"五硬"是小儿头项、胸腹、手、足和肌肉僵硬、屈伸不利的一种病症。其与硬皮病临床表现有相近之处，对儿童硬皮病的诊治有一定借鉴意义。对"五硬"的名称，初见于明代鲁伯嗣《婴童百问》："五硬则仰头取气，难以动摇，气壅疼痛连胸膈间，脚手心如冰冷而硬，此为风症难治。肚大青筋，急而不宽，用去积之剂，积气消即安。恐面青心腹硬者，此症性命难保。"大概是指头颈硬、胸膈硬、手硬、脚硬和心腹硬等为"五硬"的主要临床表现。明·薛铠《保婴撮要》中指出五硬为阳气不足，尤其是脾阳虚，并提出本病难治。"五硬者，仰头取气，难以动摇，气壅作痛，连于胸膈，脚手心冷而硬，此阳气不营于四末也。经曰：脾主四肢。又曰：脾主诸阴。今手足冷而硬者，独阴无阳也，故难治。"嗣后中医儿科文献，如《古今医统》《证治准绳·幼科》《医宗金鉴》等，亦基本按照上述病变的分类称为"五硬"。至清·陈复正《幼幼集成》进行了更为明确的描述："五硬者，手硬、脚硬、腰硬、肉硬、颈硬也。"至民国时期，陈守真提出："五硬，谓头项硬、手硬、脚硬、身硬、口硬也。硬者强直冰冷。"

一、中医病因病机

本病的发生主要是由于小儿先天禀赋不足，体质虚弱。元阳不振，再为风寒湿邪所袭，寒邪凝痼，经络闭阻，阳气不得宣统，气血不营，四肢、筋脉、肌肉失于濡养，以致头项、手足、肌肉等硬结不展，难于屈伸俯仰，呼吸不利，而成为本病。

《圣济总录》载："皮痹不已，复感于邪，内舍于肺，是为肺痹。""五脏皆有所合。"肺在外合皮毛，皮痹日久，邪气循经入里，内客于肺。肺朝百脉，肺气失宣，血液输布失常，气血郁闭，形成肺痹。《医宗金鉴·杂病心法要诀》有云："久病皮痹……见胸满而烦，喘咳之证，是邪传于肺……"肺气虚弱或郁闭之后，肺气得不到宣发，精气与卫气不能输布到皮毛，则皮毛憔悴、干枯。《素问·经脉别论》言"肺朝百脉"，辅心行血，若伏邪留于肺络，则肺气不利，血脉运行不畅，导致肌肤肿胀、黧黑。肾、脾两脏为先后天之本，伏邪灌注于脾、肾两脏，导致其瘀毒内生，两脏亏虚。肾虚即先天禀赋不足，肾阴虚则肌肤无以滋润，肾阳虚则皮肤、肌肉得不到温煦，表现皮毛干枯、毛发脱落或见肢冷肤寒；脾虚则气血生化无源，肌肉得不到濡养，脾主肌肉，则肌肉瘦削，痿弱无力。

《诸病源候论》曰："风湿痹病之状，或皮肤顽厚，或肌肉酸痛……由血气虚，则受风湿，而成此病，久不瘥，入于经络，搏于阳经，亦变令身体手足不遂。"

二、西医病因病理

（一）病因

1.遗传和环境因素学说

硬皮病发病男女比为4.6∶1。硬皮病发病表现出种族差异，就人种而论，黑种人发病率要高于白种人，同时不同人群中发病年龄也存在差异。HLA基因多态性是导致个体间免疫应答能力和对疾病易感性出现差异的主要遗传学原因。环境因素如长期接触矽尘、氯乙烯及少量X线反复照射，也可能发生特发性硬皮病。低氧状态下，SSc患者和正常人皮肤成纤维细胞胶原蛋白合成均有增加，Ⅰ型和Ⅲ型前胶原imRNA表达也均增加，低氧可能是皮肤硬化的一个相关因素。

2.免疫学说

抗Scl-70抗体为SSc的标志性抗体，可作为预测弥漫性皮肤硬化及肺部损害的指标。对SSc患者的皮肤、肌肉和肾脏血管的平滑肌和弹性纤维层行直接免疫荧光检查，显示有IgM、IgA、IgG沉积，提示体液免疫参与了 SSc 皮肤纤维化过程。

3. 细胞外间质代谢异常学说

胶原酶是基质金属蛋白酶（MMP）家族的一员，是降解胶原的唯一金属蛋白酶。在 SSc 组 MMP 抑制剂明显升高，MMP-1 的水平是降低的。硬皮病皮损中增加的细纤维主要是Ⅲ型胶原。研究显示，Ⅰ型前胶原基因 α_1 及 α_2 与Ⅲ型前胶原基因 $\alpha_1$imRNA 在硬化皮损的成纤维细胞中的表达明显高于正常皮肤的成纤维细胞团。系统性硬皮病具有不同胶原合成能力的克隆成纤维细胞Ⅰ型前胶原和 MMP-1imRNA 水平，对细胞因子的反应存在异质性。

4. 细胞因子异常学说

结缔组织生长因子（CTGF）高表达，内皮素（ET）的过度表达，TGF-β/SMADS 信号传导途径中各个环节的异常，血小板诱导生长因子（PDGF）抗体，白介素 13imRNA 表达升高与皮肤硬化及纤维化的严重程度有关。a 滑肌肌动蛋白（a-SMA）、单核细胞趋化蛋白（MCP-1）、CC 趋化因子配体 2（CCL2）等细胞因子高表达与皮肤硬化、肺纤维化相关；巨噬细胞游走抑制因子（MF）、血管内皮生长因子（VEGF）与硬皮病纤维化及血管病变相关。

5. 血管病变学说

微循环系统的病变被认为是硬皮病发病的始动因素之一，亦是硬皮病的中心环节。有学者指出，血管内皮细胞内分泌功能异常，特别是一氧化氮 - 内皮素之间平衡关系的破坏，必然导致微循环血管舒张 - 收缩功能紊乱、血管内皮受损及通透性改变，同时还会引发血液成分、血流变特性的变化。

（二）病理

儿童硬皮病的皮肤表现有硬化（多因胶原纤维或脂肪组织炎症或变性），淋巴液、血液的瘀积及物理性因素和代谢失常而引起的症状。而硬皮病患儿由于免疫功能异常，产生大量攻击健康组织细胞的自身抗体，继而形成大量免疫复合物，炎症介质增多，炎症细胞浸润，胶原增生、纤维化，血液瘀滞，血管堵塞，血管炎症，皮肤营养供应受阻，皮下脂肪组织受累，脂肪明显变薄，胶原蛋白沉积、纤维化严重，皮肤弹性较弱，皮肤变硬，甚至出现缺血性萎缩。

【诊断与鉴别诊断】

一、诊断要点

根据硬皮病的临床表现，分为系统性硬皮病（SSc）和局灶性硬皮病（LS）。

（一）临床表现

1. 早期症状

LS 的表现以四肢皮肤受累为首发。早期皮肤发亮、紧绷，还可以发红。SSc 最多见的初期表现是雷诺现象和隐袭性肢端和面部肿胀，并有手指皮肤逐渐增厚。部分患者首发症状为雷诺现象。雷诺现象可先于硬皮病的其他症状出现或与其他症状同时发生，还可伴有关节拘挛、活动受限，胃肠道功能紊乱（胃烧灼感和吞咽困难）或呼吸系统症状等。部分患者发病前可有不规则发热、食欲下降、体重减轻等。

2. 皮肤

大部分患者皮肤硬化都从手开始，可见到手指、手背发亮、紧绷，手指褶皱消失，汗毛稀疏，继而面部、颈部受累。患者局部有紧绷的感觉。面部皮肤受累可表现为面具样面容，口周出现放射性沟纹，口唇变薄，鼻端变尖。皮肤病变可局限在手指（趾）和面部，或向心性扩展，累及上臂、肩、前胸、背、腹和下肢。有的可在几个月内累及全身皮肤，有的在数年内逐渐进展，有些呈间歇性进展，通常皮肤受累范围和严重程度在 3 年内达高峰。

3. 骨和关节

早期症状多为关节痛和肌肉疼痛，也可出现关节炎，少数可见侵蚀性关节病。SSc 早期可有肌痛、肌无力等非特异性症状，晚期可出现肌肉萎缩，后者一方面是由于皮肤增厚、变硬，可限制指关节的活动，造成局部肌肉失用性萎缩，另一方面也与从肌腱向肌肉蔓延的纤维化有关。当 SSc 与多发性肌炎或皮肌炎重叠时，患者可有明显近端肌无力，血清肌酸激酶持续增高。长期慢性指（趾）缺血，可发生指端骨溶解。X 线表现关节间隙狭窄和关节面骨硬化。由于肠道吸收不良及血流灌注减少，常有骨质疏松。67% 的 LS 患儿可出现皮肤外表现，可累及关节、肺脏及中枢神经系统。其中最常见的为关节肌肉症状，约 25% 患儿出现肌肉疼痛和压痛。

4. 消化系统

消化道受累为 SSc 的常见表现，仅次于皮肤受累和雷诺现象，其中食管受累最为常见。患儿可出现张口受限。食管下部括约肌功能受损可导致胸骨后灼热感，反酸，下 2/3 食管蠕动减弱可引起吞咽困难、吞咽痛。组织病理示食管平滑肌萎缩，黏膜下层和固有层纤维化，黏膜呈不同程度变薄和糜烂。小肠受累常可引起轻度腹痛、腹泻，体重减轻。纤维化和肌肉萎缩是产生这些症状的主要原因。大肠受累后可发生便秘、下腹胀满，偶有腹泻。肝脏病变不常见，胰腺外分泌机能不全可引起吸收不良和腹泻。

5. 肺部

肺脏受累普遍存在。随病程增长，肺部受累机会增多，一旦累及，呈进行性发展，对治疗反应不佳。肺间质纤维化和肺动脉血管病变常同时存在。体检可闻及细小爆裂音，特别是在肺底部。在 CREST 综合征中，肺动脉高压常较为明显。肺间质纤维化常以嗜酸性肺泡炎为先导。在肺泡炎期，高分辨率 CT 可显示肺部呈毛玻璃样改变，支气管肺泡灌洗可发现灌洗液中细胞增多。胸部 X 线片示肺间质纹理增粗，严重时呈网状结节样改变，在基底部最为显著。肺功能检查示限制性通气障碍，肺顺应性降低。肺动脉高压是肺间质与支气管周围长期纤维化或肺间小动脉内膜增生的结果。肺动脉高压常缓慢进展，一般临床不易察觉。

6. 心脏

临床表现为气短、胸闷、心悸、水肿。临床检查可有室性奔马律、窦性心动过速、充血性心力衰竭，偶可闻及心包摩擦音。超声心动图显示约半数病例有心包肥厚或积液。病理显示可有片状心肌纤维化。

7. 肾脏

SSc 肾病变临床表现不一，部分患者有多年皮肤及其他内脏受累而无肾损害的临床现象；有些在病程中出现肾危象，即突然发生严重高血压、急进性肾功能衰竭。如不及时处理，常于数周内死于心力衰竭及尿毒症。虽然肾危象初期可无症状，但大部分患者疲乏加重，出现气促、严重头痛、视力模糊、抽搐、神志不清等症状。实验室检查发现肌酐正常或增高、蛋白尿和（或）镜下血尿，可有微血管溶血性贫血和血小板减少。

8. 神经系统

神经系统可出现对称性周围神经病变，可能与合并血管炎有关。在急性炎症期后，这些症状常能自行好转。可出现孤立或多发单神经炎（包括脑神经），这常与某些特异的抗体如抗 U1RNP 抗体相关。

9. 外分泌腺

口干、眼干很常见，如能满足干燥综合征的诊断标准，可诊断重叠综合征。

10. 其他

部分患者有甲状腺功能减退，这与甲状腺纤维化或自身免疫性甲状腺炎有关，病理表现为淋巴细胞浸润。半数患者血清中可有抗甲状腺抗体。

文献报道有 70% JSSc 患者以雷诺现象作为首发症状，其中 10% 的患者出现指端缺血坏死；指端皮肤改变包括水肿和硬化作为第二个最常见的症状出现在 60% 的患者。在整个疾病病程中，雷诺现象和皮肤硬化是 JSSc 最常见的症状，约出现在 84% 的患者，其次出现呼吸系统症状的患者约占 42%，出现胃肠道症状者约占 30%，出现关节炎者约占 27%，出现心脏受累症状者约占 15%，而肾危象、肾功能衰竭及中枢神经系统症状很少出现，分别约占 3%、5% 和 0.7%。

JSSc 发病率为成人的 3%～10%，以弥漫型为常见，而成人 SSc 以局限型为常见。早期关节炎、肌炎患病率及雷诺现象的严重程度较成人高，内脏受累显著减少，后期与成人的差异变得不明显；整个病程中，JSSc 患者间质性肺炎、肾危象、胃食管蠕动障碍、动脉高血压、肌肉骨骼症状比成人少见，心脏受累比成人多见，其他内脏器官的受累与成人相似。此外，JSS 患者重叠综合征发生率较成人高，而自身抗体阳性率较其低。患者总体死亡率较成人低，心脏的受累是其死亡的最主要原因，表现为心肌梗死、心律失常、充血性心力衰竭及心肌病等；而成人 SSc 患者死亡的主要原因是肺部的受累，表现为间质性肺病及肺动脉高血压等。

（二）常规实验室检查

一般无特殊异常。红细胞沉降率可正常或轻度增快，可伴轻度贫血。血中纤维蛋白原含量增高。

1. 免疫学检查

血清抗核抗体阳性率达 45.2%（38/84）。抗 Scl-70 抗体是 SSc 的特异性抗体，与弥漫性皮肤硬化、肺纤维化、指（趾）关节畸形、远端骨质溶解相关。抗着丝点抗体在 SSc 中是 CREST 综合征较特异的抗体，常与严重的雷诺现象、指端缺血、肺动脉高压相关。抗 PM/Scl 抗体见于局限性皮肤型 SSc 和重叠综合征（多发性肌炎 / 皮肌炎）。抗 SSA 抗体和（或）抗 SSB 抗体存在于 SSc 与干燥综合征重叠的患者。部分患者类风湿因子阳性。

2. 病理及甲褶微循环检查

硬变皮肤活检见网状真皮致密胶原纤维增多，表皮变薄，表皮突消失，皮肤附属器萎缩。真皮和皮下组织内（也可在广泛纤维化部位）可见 T 细胞大量聚集。甲褶毛细血管显微镜检查显示毛细血管祥扩张与正常血管消失。

3. 影像学检查

X 线检查可有两肺网状或结节状致密影，以肺底为著，或有小的囊状改变。高分辨率 CT 是检测间质性肺病的主要手段。钡餐检查可显示食管、胃肠道蠕动减弱或消失，下端狭窄，近侧增宽，小肠蠕动亦减少，近侧小肠扩张，结肠袋可呈球形改变。

二、诊断标准

根据儿童硬皮病的临床表现，可分为系统性硬皮病（SSc）和局灶性硬皮病（LS）。系统性硬皮病包括局限型系统性硬化症（limited systemic，LSSc）、弥漫型系统性硬化症（diffuse systemic sclerosis，DSSc）和 CREST 综合征［皮下钙质沉积、雷诺现象、食管功能蠕动异常、指（趾）硬化和皮肤毛细血管扩张］。

（一）儿童系统性硬皮病分类标准

2007 年欧洲儿童风湿免疫性疾病学会 / 美国风湿病学会及欧洲抗风湿病联盟共同提出的分类标准为：16 岁以下的患儿如符合主要标准和 20 项次要标准中的任 2 项即可诊断儿童 SSc。

1. 主要标准

近端皮肤硬化，即手指及掌指（跖趾）关节近端皮肤的对称性增厚、绷紧和硬化。皮肤改变可累及四肢、面部和躯干。

2. 次要标准

次要标准涉及 9 个器官共 20 项：

（1）指端硬化：上述皮肤改变仅限手指或足趾。

（2）外周血管异常：雷诺现象、甲襞毛细血管异常、指端凹陷性瘢痕或指垫变薄、指端溃疡。

（3）胃肠道：吞咽困难、胃食管反流。

（4）肾脏：肾危象（sclerodema renal crisis，SRC）、新近发生的血管源性高血压。

（5）心脏：心律失常、心力衰竭。

（6）呼吸：肺纤维化（高分辨率 CT 或 X 线胸片显示）、肺一氧化碳弥散量下降、肺动脉高压。

（7）肌肉骨骼：肌腱摩擦音、关节炎、肌炎。

（8）神经系统：神经病变、腕管综合征。

（9）血清学异常：抗核抗体阳性，硬皮病相关自身抗体［抗着丝点抗体、抗拓扑异构酶（scl-70）抗体、抗核仁纤维蛋白抗体、抗多发性肌炎硬皮病抗体（即抗 PM-Scl 抗体）、抗原纤维蛋白抗体、抗 RNA 聚合酶Ⅰ/Ⅲ抗体］阳性。

其中具备以上 1 个主要指标和两个次要指标者可诊断为系统性硬化症。

（二）儿童局灶性硬皮病（LS）新的分类标准

2006 年，欧洲抗风湿病联盟（EULAR）提出并根据皮损的类型将局限性硬皮病分为 5 种不同亚型：

1. 局限性硬斑病。

2. 广泛性硬斑病。

3. 带状硬皮病［根据其受累部位又分为两种亚类，肢体带状硬化及头部带状硬化，头部带状硬化包括剑伤样硬皮病（ECDS）和进行性偏侧面部萎缩］。

4. 全硬化性硬斑病。

5. 混合性硬皮病，即两种或两种以上硬皮病亚型同时存在。带状硬皮病是儿童 LS 中最常见的类型（54%），混合性硬皮病也较为多见（36%），其中又以带状硬皮病与局限性硬斑病混合最为常见。

三、鉴别诊断

（一）局灶性硬皮病（LS）与下列诸病的鉴别

1. 斑萎缩

斑萎缩又称斑状萎缩性皮炎，是皮肤发生弹性消失而松弛的卵圆形萎缩斑。一般分原发性和继发性两种。早期损害大小不一，呈皮色或青白色，微凹或隆起，表面起皱，触之不硬。病理改变：真皮萎缩，弹力纤维断裂或消失。

2. 硬化萎缩性扁平苔藓

皮肤损害为瓷白色的扁平丘疹，四周绕以红晕，质较硬。常聚集分布，但不互相融合，表面有毛囊角质栓，有时发生水疱。后期皮肤出现羊皮纸样萎缩。病理显示角化过度伴角栓和基底细胞液化变性。

（二）硬皮病与下列诸病的鉴别

1. 嗜酸性粒细胞性筋膜炎

嗜酸性粒细胞性筋膜炎主要累及部位为筋膜，皮肤亦受累，多见于青年人，剧烈活动后发病，表现为四肢皮肤肿胀、绷紧，一般无雷诺现象和内脏受累，抗核抗体阴性。自然病程中应该存在外周血嗜酸粒细胞比例升高和活组织检查（活检）中嗜酸粒细胞浸润，但临床中未发现外周血嗜酸粒细胞比例升高和嗜酸粒细胞组织浸润并不能排除本病诊断。嗜酸粒细胞比例增多和组织浸润多见于疾病早期，随着病程的延长和治疗可以消失。另外，组织活检取材部位的选择也是能否发现浸润的因素之一。

2. 皮肤僵硬综合征（stiff skin syndrome）

皮肤僵硬综合征又称先天性筋膜发育不良，为罕见的家族性综合征，常为儿童发病。皮肤僵硬部位多为腰臀部及大腿外侧，皮肤及皮下组织僵硬程度较重，病变皮肤处多毛、多汗，无皮肤明显萎缩。

3. 混合结缔组织病

临床有 SSc、多发性肌炎（PM）、SLE 和类风湿关节炎 4 种弥漫性结缔组织病（diffuse connective tissuedisease，DCTD）的症状，表现为乏力、易疲劳、关节痛、雷诺现象、手指肿胀或硬化、肺部炎性改变、肌痛和肌无力、食管功能障碍、淋巴结肿大、脱发、皮疹等，几乎所有患者均有雷诺现象和指肿胀硬化。MCTD 强调有高滴度的抗 U1 核糖核蛋白（U1RNP）抗体和斑点型的抗核抗体（ANA），同时抗 SM 抗体阴性，系统受累主要包括肺纤维化、食管蠕动功能减低、肌炎和滑膜炎。

4. 干燥综合征

原发性干燥综合征一般不会有典型的皮肤硬化表现，抗 SSB 抗体阳性率相对较高。SSc 继发干燥出现干燥综合征的症状相对较轻，出现腮腺肿大的概率小。两者均可有吞咽梗阻感，但发生机制不同。临床上有些 SSc 继发干燥综合征的患者皮肤症状不严重，特别是肢端性 SSc，此时两者鉴别比较困难，而对 SSc 一些特异性表现的认真体察显得更为关键，这些症状包括指端肿胀硬化、指腹变薄、手指变短或末端手指变尖、指端凹陷性瘢痕、指端坏疽、口唇变薄、口周放射状沟纹、鼻翼萎缩等。食管造影和测压检查如发现 SSc 特异的食管形态学变化和动力下降则强烈支持 SSc 的诊断。

5. 其他

接触化学物、毒物所致硬皮病样综合征，如接触聚氯乙烯、苯等化学物，以及食用毒性油或某些药物可以出现硬皮以及硬皮病的某些其他症状。但这些人临床无典型的硬皮病表现，血清中无特异的自身抗体，停止接触，症状可渐消失。

6. 硬肿病

发病前常有急性感染史，伴低热、乏力等症状，皮损从面部、颈部和背部开始，表现为水肿、发硬、界限不清，呈对称性，硬肿向背部及上肢发展。面部水肿至面部皮纹消失，张口困难，舌、喉受累可出现吞咽困难。但手足常不受累，无雷诺现象，无皮肤萎缩及毛发脱落表现，一般可自愈。

【中医治疗】

一、辨证要点

1. 谨守病机，整体论治

本病以局部皮肤为突出表现，但辨证中需与整体辨证结合。儿童发病多为先天禀赋不足，外感风寒湿邪引发，为本虚标实之证。早期局部皮肤虽可表现为寒邪凝结、湿热闭阻等浊邪阻络、脉络不通的标实之证，但肺卫不固、肺脾肾虚、气血阳亏是本病的根本，而痰瘀互结、经脉闭阻失养则贯穿于整个病理过程，故在辨证中需顾及标本，整体论治。如局部皮肤紧、肿胀，或皮肤不温，肢寒畏冷，伴关节屈伸不利，口淡不欲饮，舌淡苔白，脉紧等多为寒邪不足、阳气不足的表现；若见皮肤肿胀，色红，触之灼热，或身痛，发热而渴，舌红苔薄黄，脉细弦则是邪郁化热、闭阻经脉之象；皮肤紫硬或萎缩而薄，肌肉消瘦，麻木不仁，周身乏力，头晕目眩，面色不华，唇淡，舌有齿痕，苔薄白，脉细等是病邪日久、阳虚血亏、经络失养的表现；皮肤坚硬，肌肉消瘦，精神怠倦，肢冷形寒，面色㿠白，腹泻或腰酸，舌淡苔薄，脉沉细无力，为脾肾阳虚、脉络阻滞。

2.注重分期论治

水肿期：表现为皮肤光亮、肿胀，颜色苍白或淡黄，皮温偏低，出汗减少，伴形寒肢冷，易感外邪，持续数周至数月。此期多伴外邪闭阻、肺卫虚弱、肺脾气虚等正虚表现。

硬化期：表现为皮肤增厚变硬，色素沉着或色素减退，毛发稀少，皮肤不易捏起，手指、手背发亮紧绷，表面可有蜡样光泽，不出汗，面部表情固定，唇变薄，张口困难，鼻翼缩小，手指变细，手指末节变尖，指端活动受限等，伴有大便溏稀，腰背酸痛，形寒肢冷，面色㿠白等，此期多寒湿痹阻、痰湿瘀阻、经络失养与脾肾阳虚、气血亏虚等正虚表现互见。

萎缩期：表现为皮肤萎缩变薄，僵如皮革，紧贴于骨，有时皮下组织及肌肉亦可发生萎缩及硬化，皮纹消失，毛发脱落等，伴气短懒言、乏力嗜睡等，此时多为气虚血亏、阳气亏虚、脉络阻塞不通的表现。

二、诊疗思路

本病治疗以标本同治为要，以温、行、通、补为法，温者，可温散、温化、温养、温煦之意；行者，可行宣、行补、行气、行运之意；通者，可通利、通达、通经、通瘀之意，补者，可补阳、补气、补血、补脏腑，扶正以助驱邪，从而达到扶正虚、解寒凝、祛痰湿、通经脉、化瘀滞的疗效。

三、辨证论治

1.风寒湿阻，经络闭阻（初期）

证候：皮肤紧肿而稍高出皮肤，好发于胸部及四肢处，色淡黄如蜡样，肤冷发硬而恶寒，肢节屈伸不利，口虽淡而不渴，舌淡苔白，脉浮紧。肤紧而略肿、肤冷而肢寒、舌淡而苔白为本证的辨证要点。

治法：宜以祛风散寒、温阳通络为主，并佐以行气活血之品。

方药：小续命汤加减。

人参 10g，麻黄 3g，川芎 10g，黄芩 4g，赤芍 10g，炙甘草 6g，防风 9g，官桂 3g，附子 3g，杏仁 6g，当归 6g。

方解：本方以麻黄汤加防风祛风通络，以驱外来之风邪；附子、人参温阳益气，与祛风散寒药同用，有扶正祛邪之功；川芎上行头目，以祛颠顶之风，且能活血化瘀；当归、赤芍养血活血通络，取"血行风自灭"之意；黄芩制诸药之温热。诸药合用，共奏辛温祛风、益气扶正、活血通络之功。

加减：若证候较轻，但见胸膈痛，呼吸不舒者，可用乌药顺气散（麻黄、白芷、川芎、桔梗、枳壳、僵蚕、乌药、炮姜、甘草、橘红）以调畅气机。若兼肝木乘脾，食少气弱者，可加用加味六君子（人参、白术、炮姜、陈皮、半夏、茯苓、炙甘草、肉桂、升麻、柴胡）健脾疏肝通络。如指端时发苍白，青紫，可当归四逆汤加川芎、丹参、桃仁、红花、人参、黄芪等药。如出现病邪入里化热之象，可加用宣痹汤（防己、薏苡仁、杏仁、滑石、连翘、山栀、半夏、晚蚕砂、赤小豆）清热化湿，活血通络。

2. 气滞血瘀，气血不足（硬化期）

证候：肌肤硬如皮革且麻木，捏而不起，好发于四末，肢端色紫而暗伴关节肿痛，有时吞咽困难；舌暗有瘀斑，脉细涩。

治法：调补气血，兼以活血化瘀。

方药：黄芪桂枝五物汤加减。

生黄芪 15g，桂枝 10g，炒白芍 10g，蜜甘草 9g，生姜 5g，大枣 1 枚，淡附片 3g，太子参 18g，茯苓 10g，炒白术 10g，炒川芎 10g，炒丹参 6g，酒地龙 9g，麦冬 10g。

方解：方中黄芪甘温益气，补在表之卫气；桂枝散风寒而温经通痹，与黄芪配伍，益气温阳，和血通经。桂枝得黄芪益气而振奋卫阳；黄芪得桂枝，固表而不致留邪。附片温阳祛寒，加强温阳之功；太子参、茯苓、白术健脾益气，促进阳气的恢复；芍药养血和营而通血痹；麦冬养阴生津；大枣甘温，养血益气；生姜辛温，疏散风邪，与桂枝合用，调营卫而和表里阴阳；加用川芎、丹参、地龙以加强活血化瘀、通痹活络的作用。诸药

167

合用，共奏益气散寒、养血和营、调和气血、活血通痹之效。

加减：阳虚寒邪较甚，则干姜、附片、北细辛温之散之；肺气虚者，黄芪、太子参、五味子补之益之；脾不足者，茯苓、炒白术、温山药育之培之；肾精亏者，熟地黄、炙鳖甲、仙灵脾填之充之。兼瘀者，加丹参、牛膝、赤芍、川芎、积雪草、山甲片；兼痰湿者，加浙贝母、百部、橘络；恶心反酸者，加姜半夏、竹茹、海螵蛸；胸闷气急者，加麻黄、桔梗、杏仁、瓜蒌皮；关节不利者，加地龙、乌梢蛇等虫类药以达钻透搜剔之功。

3.脾肾阳虚，脉络闭塞（萎缩期）

证候：肤薄如纸而硬，机体消瘦伴畏寒肢冷，神疲乏力，毛发脱落，腰膝酸软或腹泻；舌胖淡，苔白而脉沉细无力。

治法：温阳补血，化浊通络。

方药：阳和汤加减。

熟地黄 30g，肉桂 3g，麻黄 1.5g，鹿角胶 3g，白芥子 6g，生姜 3g，生甘草 3g。

方解：方中重用熟地黄，滋补阴血，填精益髓；配以鹿角胶，补肾助阳，益精养血，两者合用，温阳养血，以治其本；少佐麻黄，宣通经络，开腠理，散寒结，引阳气由里达表，通行周身；白芥子辛温，豁痰利气，散结通络，善化皮里膜外之痰；生姜温中焦，散寒凝；肉桂补火助阳，散寒止痛，温经通脉；甘草生用解毒而调诸药。全方补血与温阳并用，化痰与通络相伍，益精气，扶阳气，化寒凝，通经络，温阳补血以治本，化痰通络以治标。

【临床与临床研究】

一、证型研究

肾阳虚及瘀血阻滞是硬皮病常见中医证型，近年对证型研究显示，硬皮病患者肤冷肢寒、腰膝酸软等肾阳虚表现的发生率较正常对照组高，患者血浆皮质醇和促肾上腺皮质激素水平均较正常对照组低，提示硬皮病患者存在肾阳虚表现和垂体前叶、肾上腺皮质功能低下，提示硬皮病肾阳虚证的实验特点。硬皮病瘀血证患者大多数有雷诺现象，微循环镜检查显示微循环紊乱，毛细血管减少，管祥大多消失，微血管扩张迂曲，血流减少；血液流变学检查表现为血液黏度增高、血流瘀滞，这些研究显示硬皮病微循环病变与瘀血证的相关性。

二、药物方剂研究

有文献研究以中华医学网文献作为数据库，对 1979～2013 年间有关硬皮病中医治疗 163 篇文献的中药及方剂进行统计分析显示，单味药黄芪、当归、丹参出现的频率最高；以补虚药、活血化瘀药和解表药出现频次最高。对于防治硬皮病常用方剂为阳和汤；常用药对为桂枝—黄芪、红花—黄芪；常用药组为首乌、鸡血藤—丹参，首乌、桂枝—丹参，首乌、黄芪—丹参，熟地黄、党参—红花，熟地黄、党参—桂枝，党参、赤芍—桂枝；常用药物为桂枝、甘草、黄芪、党参。

三、中医药机制研究

1.秦万章研究显示硬皮病患者在治疗前可见 IgG 升高，抗核抗体阳性者，多为斑点型，呈中等滴度，经中药治疗后，大部分患者有明显改善，抗核抗体滴度下降或转阴；有部分硬皮病患者总 E 花环、活性 E 花环形成细胞及 PHA 诱发反应的百分率和绝对值低于正常值，经活血化瘀治疗后，三者均有明显好转；硬皮病唾液酸含量升高，与病情的严重性存在平行关系，经活血化瘀中药治疗后，在临床表现好转的同时，唾液酸含量亦有明显下降。同时，在胶原代谢实验中，经补肾壮阳、活血化瘀治疗后，改善了硬皮病患者胶原代谢紊乱的状况，患者治疗前增高的血清结合己糖和氨基己糖两者的平均值均明显下降。

2.卞华等研究温阳化浊通络方对硬皮病模型小鼠 TGF-α1/ Small 信号通路影响时发现，此方可拮抗硬皮病的纤维化过程，对硬皮病的临床治疗意义重大。王振亮等发现用养血散寒、温阳通络的当归四逆汤能改善硬皮病模型小鼠皮肤硬化进程，降低其皮肤组织中的结缔组织生长因子（CTGF）和转化生长因子（TGF-β）含量。

3. 郑学毅等应用透射电镜对培养的硬皮病皮损和正常皮肤中的成纤维细胞进行了超微结构观察，结果显示硬皮病成纤维细胞中有丰富的、高度发达的粗面内质网，且多个区域有高尔基复合体及其形成的分泌泡存在；正常皮肤中的成纤维细胞内粗面内质网少，未见高尔基复合体和分泌泡。提示硬皮病成纤维细胞的蛋白合成及分泌功能活跃，因此胶原合成增高。

4. 以中药对硬皮病中成纤维细胞的干预作为切入点进行研究，显示丹参含丹参酮、VitE 等，可抑制纤维母细胞生长，抑制 I、III 型前胶原 mRNA 的表达，减低成纤维细胞胶原基因的转录，从而抑制胶原的合成，同时显著促进胶原酶 mRNA 的表达，增加成纤维细胞胶原酶基因的转录，可能使胶原酶合成增加，从而促进体内沉积胶原的降解，防止组织的硬化。

5. 中药半边旗提取的二萜类化合物 5F 能使成纤维细胞突起缩短，胞体缩小，胞浆减少，细胞数减少，诱导其凋亡，抑制其生长增殖，并呈剂量依赖性地抑制成纤维细胞 I、III 型前胶原 mRNA 表达，从而抑制成纤维细胞胶原合成。积雪草提取物积雪草总苷能抑制成纤维细胞的活性，干扰成纤维细胞 DNA 合成，对上皮细胞具有赋活作用，使其细胞生发层活化；动物实验证明，该药能使动物体内酸性黏多糖和胶原量明显降低，抑制转酰氨基酶的活性，对结缔组织的基质和纤维成分及酸性黏多糖的合成有抑制作用，从而软化结缔组织。为研究活血化瘀类中药治疗硬皮病的药理机制，有人以体外培养的硬皮病患者的皮肤或纤维细胞为研究对象，采用 MTT 方法对 21 种活血化瘀类中药的水溶性提取物对该细胞增殖的影响进行了研究。结果显示，17 种药物对该细胞增殖具有明显抑制作用，其中以赤芍、丹参、红花、牡丹皮、茜草、乳香、苏木、没药、牛膝和泽兰的抑制作用显著，且分别呈量效关系和时间效应关系。有人对温阳补肾中药对硬皮病患者皮肤成纤维细胞的增殖进行了研究，结果显示，所检测的 16 种温阳补肾中药中，肉苁蓉、杜仲、续断、淫羊藿、吴茱萸、鹿角胶、益智仁等 12 种对硬皮病患者皮肤成纤维细胞具有显著抑制作用。

6.有研究显示中药在改善硬皮病患者临床症状的同时，患者血管内皮细胞增生数量明显下降，认为川芎素对硬皮病患者的血管内皮细胞损伤具有很好的治疗和保护作用。

【西医治疗】

虽然近年来 SSc 的治疗有了较大进展，但有循证医学证据的研究仍然很少。皮肤受累范围及程度、内脏器官受累的情况决定其预后。早期治疗的目的在于阻止新的皮肤和脏器受累；而晚期的目的在于改善已有的症状。治疗措施包括抗炎及免疫调节治疗、针对血管病变的治疗及抗纤维化治疗3个方面。

一、抗炎及免疫调节治疗

（一）糖皮质激素

糖皮质激素疗效有限，通常用于皮肤病变的早期（水肿期）、关节炎、肌肉病变、腱鞘炎、浆膜炎及间质性肺病的炎症期等。儿童常用量为泼尼松每日 1～1.5mg/（kg·d），4～6周后渐减至维持量 5～10mg/d。因大剂量糖皮质激素可诱发高血压，用药过程中须密切监测血压、肾功能等。糖皮质激素对本症效果不显著。

（二）免疫抑制剂

免疫抑制剂主要用于早期弥漫性皮肤病变、活动性肌病及间质性肺炎的治疗。与糖皮质激素合用，可提高疗效并减少糖皮质激素用量。常用的有甲氨蝶呤、环磷酰胺、霉酚酸酯、环孢素 A 及硫唑嘌呤等。

1.甲氨蝶呤（MTX）

甲氨蝶呤可改善儿童 SSc 患者皮肤硬化，尤其早期病变，但对其他脏器病变效果欠佳。常用量为每周 5～10mg/m²，由于儿童对甲氨蝶呤的耐受性好于成人，可用至每周 15mg/m²，一般不超过每次 20mg。MTX 常与糖皮质激素联合使用。常见不良反应为胃肠道症状、轻微的白细胞和血小板计数改变、肝功能损害、肾功能损害和肺间质改变。

2. 环磷酰胺（CTX）

环磷酰胺是治疗 SSc-ILD 及皮肤病变的有效药物之一。由于其较大的不良反应，建议用于严重或进展快的 SSc 患者。国外推荐儿童 CTX 的用法为每次 0.5 ～ 1g/m² 静脉给药，每 4 周 1 次，最少 6 个月。目前国内更多应用的方案为每日 8 ～ 12mg/kg，每 2 周连用 2 天为 1 个疗程，6 个疗程后逐渐延长给药间隔。用药当天应水化。不良反应包括感染、出血性膀胱炎、骨髓抑制、致畸及性腺损伤等。如存在严重感染，或 WBC ＜ 4.0×10⁹/L 时慎用。

3. 霉酚酸酯（MMF）

霉酚酸酯可以改善 SSc 相关的皮肤受累及 SSc-ILD。可用于 MTX 单药或联合糖皮质激素治疗无效，或不能耐受 MTX 的患儿。国内常用剂量为每日 20 ～ 30mg/kg，分 2 次口服。MMF 可单用或联合糖皮质激素治疗。MMF 耐受性较好，不良反应主要有胃肠道症状、感染和贫血等。

4. 环孢素 A

环孢素 A 可能改善 SSc 相关皮肤受累、心脏受累及血管炎症等。常用量为每日 3 ～ 6mg/kg，分 2 次口服，有效血药谷浓度维持在 100 ～ 200μg/L。因本药可致肾间质损伤，用药期间需监测血药浓度及肾功能。

5. 硫唑嘌呤

硫唑嘌呤多用于 CTX 冲击后的序贯治疗。常用量为每日 2 ～ 2.5mg/kg。不良反应主要有骨髓抑制、胃肠道反应和肝功能损害等，严重者可导致粒细胞和血小板减少，甚至再生障碍性贫血等。

二、血管病变的治疗

SSc 的血管病变不只是一种临床表现，还与 SSc 发病机制密切相关，因此治疗 SSc 相关血管病变的药物也是改变 SSc 病情的药物。

（一）SSc 相关的指端血管病变（雷诺现象和指端溃疡）

手足避冷保暖。常用的药物为二氢吡啶类钙离子拮抗剂，如硝苯地平、尼卡地平等，可以减少 SSc 相关的雷诺现象的发生和严重程度，常作为 SSc 相关的雷诺现象的一线治疗药物。指（趾）端溃疡可发生于 35% 的 SSc 患儿。伊洛前列素静脉给药可用于治疗活动性指（趾）端溃疡。硝苯地平口服或依前列醇静脉用药对促进指（趾）端溃疡愈合也有一定作用。内皮素受体拮抗剂波生坦（bosentan）可预防弥漫性 SSc 患者新溃疡的形成，但对活动性指（趾）端溃疡无效。钙离子拮抗剂及前列环素类药物治疗失败的弥漫性多发指（趾）端溃疡可考虑使用波生坦。

（二）SSc 相关的肺动脉高压

肺动脉高压的发病率约为 5%，是 SSc 患者死亡的主要原因。合理的生活方式和支持治疗，如吸氧以维持血氧饱和度在 90% 以上、酌情抗凝、右心功能不全时予利尿剂及地高辛等仍是 SSc-PAH 的重要治疗策略。近10 年来，关于肺动脉血管扩张剂的研究进展迅速。目前临床上使用的肺动脉血管扩张剂有钙离子拮抗剂、内皮素受体拮抗剂、5 型磷酸二酯酶抑制剂、前列环素及其类似物等。

1. 钙离子拮抗剂

只有急性血管扩张药物试验结果阳性的患者才能应用钙离子拮抗剂治疗。对这类患者应根据心率情况选择钙离子拮抗剂。基础心率较慢的患者选择二氢吡啶类，基础心率较快的患者则选择地尔硫草。开始应用从小剂量开始，在体循环血压没有明显变化的情况下，逐渐递增剂量，争取数周内增加到最大耐受剂量，然后维持应用。应用 1 年以上者还应再次进行急性血管扩张药物试验重新评价患者是否持续敏感，只有长期敏感者才能继续应用。

2. 前列环素类药物

前列环素及其类似物依前列醇可用于严重或其他治疗无效的 SSc-PAH 的治疗，尤适用于 AVT 阴性且右心功能不全的患儿。目前国内只有吸入性伊洛前列素上市，该药可选择性作用于肺血管。对于大部分肺动脉高压患者，该药可以较明显降低肺血管阻力，提高心排血量。长期应用该药，可降低肺动脉压力和肺血管阻力，提高运动耐量，改善生活质量。建议经中心静脉导管给药，严重左心功能衰竭患者禁用。药物骤停可引起致死性肺动脉压力反跳，常见的不良反应包括潮红、导管感染、头痛、腹泻等。吸入伊洛前列素可选择性作用于肺血管，半衰期为 20 ～ 25 分钟，起效迅速，但作用时间较短。不良反应主要有面红潮热、头痛、咳嗽加重、血压降低等。因其不良反应及每日须频繁给药，依从性欠佳。

3. 内皮素 –1 受体拮抗剂

内皮素 –1 主要由内皮细胞分泌，是一种强的内源性血管收缩剂。临床试验研究表明，内皮素 –1 受体拮抗剂可改善肺动脉高压患者的临床症状和血流动力学指标，提高运动耐量，改善生活质量和生存率。该药已经被美国风湿病学会、欧洲硬皮病临床试验和研究协作组认为是治疗心功能 Ⅲ 级肺动脉高压患者的首选治疗。波生坦可提高特发性 PAH 及结缔组织疾病相关 PAH 患儿的生存率。用量：< 10kg，15mg/ 次；10 ～ 20kg，31.25mg/ 次；20 ～ 40kg，62.5mg/ 次；> 40kg，125mg/ 次，1 日 2 次口服，安全有效。不良反应包括潜在的肝损害、贫血和致畸作用等。建议在给药前及给药后第 1、3 个月检测血红蛋白浓度，随后每 3 个月 1 次；治疗期间应至少每月监测肝功能 1 次。

4. 5 型磷酸二酯酶抑制剂

西地那非是一种强效、高选择性 5 型磷酸二酯酶抑制剂，在欧洲被推荐用于治疗 SSc 相关的肺动脉高压，可用于波生坦治疗无效或不能使用波生坦的患者。欧洲药物管理局推荐儿童西地那非剂量：≤ 20kg，10mg/ 次，1 日 3 次；> 20kg，20mg/ 次，1 日 3 次，口服。不良反应包括头痛、潮红、消化不良、暂时性视觉色彩改变、视物模糊等。虽然已得到欧洲药物管理局的批准，并且目前在临床上治疗儿童 PAH 的应用也较广泛，但基于近来有研究发现长期较大剂量的西地那非用药可能导致 PAH 患儿病死率增高，美国食品药品监督管理局建议 1 ～ 17 岁的儿童须谨慎使用。低剂量用药相对安全，用药过程中须密切监测病情变化。

三、SSc 相关肾危象

SSc 相关肾危象（SSc–SRC）是 SSc 引起的以恶性高血压和进行性肾

功能衰竭为临床特征的严重并发症，是 SSc 常见死因之一，可能的机制为肾脏血管病变导致血浆肾素活性增高。儿童 SSc-SRC 发病率约为 1%。血管紧张素转换酶抑制剂（ACEI）是 SSc-SRC 的一线治疗药物，常用药物是卡托普利和依那普利。治疗过程中须密切监测血压。即使是透析患者，如继续使用血管紧张素转换酶抑制剂（ACEI）治疗，约 30% 患者的肾功能可能恢复。SRC 时越早使用 ACEI，肾功能改善的可能性越大，但预防性使用 ACEI 并不能减少 SRC 的发生率，反而可能使肾脏病变恶化，从而增加持续肾替代治疗的风险。如足量 ACEI 时血压控制不佳，可加用 CCB 或血管紧张素 Ⅱ 受体拮抗药。因 SRC 患者的肾功能损害存在可逆性，建议至少在肾替代治疗 2 年后再考虑行肾移植。

四、抗纤维化治疗

虽然纤维化是 SSc 病理生理的特征性表现，但迄今为止尚无一种药物（包括青霉胺）被证实对纤维化有肯定的疗效。转化生长因子（TGF）-β 在 SSc 的纤维化发病机制中起重要作用，但 TGF-β 拮抗剂对 SSc 纤维化是否有效尚有待进一步研究。

（一）SSc 相关的皮肤受累

儿童 SSc 皮肤受累的发病率高达 66%，MTX 可改善皮肤硬化，MMF、CTX 可用于 MTX 治疗无效或不能耐受 MTX 的 SSc 患儿的皮肤病变。儿童 SSc-ILD 的发病率约为 20%，其治疗尤其需要个体化。CTX 可考虑用于严重或进展快的 SSc 肺部病变患者，但对于轻微或进展缓慢的 SSc 肺部病变患者，可选择 MMF 等不良反应较少的药物。AZA、CSA 等也可用于皮肤病变的治疗，但尚无随机双盲对照试验的证据。青霉胺曾被广泛地应用于抗纤维化治疗，但近来循证医学发现其抗纤维化效果不肯定且不良反应明显，因而不再建议使用。其他如他汀类药物及血浆置换等，尚需要进一步研究。

（二）SSc 的间质性肺病和肺纤维化

环磷酰胺被推荐用于治疗 SSc 的间质性肺病，环磷酰胺冲击治疗对控制活动性肺泡炎有效。近期的非对照性试验显示抗胸腺细胞抗体和霉酚酸酯对早期弥漫性病变包括间质性肺病可能有一定疗效。另外，乙酰半胱氨酸对肺间质病变可能有一定的辅助治疗作用。

五、其他脏器受累的治疗

SSc 的消化道受累很常见。质子泵抑制剂对胃食管反流性疾病、食管溃疡和食管狭窄有效。胃平滑肌萎缩可导致胃轻瘫和小肠运动减弱，促动力药物如甲氧氯普胺和多潘立酮可用于治疗 SSc 相关的功能性消化道动力失调，如吞咽困难、胃食管反流性疾病、饱腹感等。胃胀气和腹泻提示小肠细菌过度生长，治疗可使用抗生素，但需经常变换抗生素种类，以避免耐药。

六、生物制剂的治疗

生物制剂已经越来越多地应用到风湿免疫性疾病的治疗中。美罗华（rituximab）在改善弥漫性 SSc 患者皮肤评分和肺间质纤维化中有一定的作用。美罗华每周 1 次，每次 375mg/m^2（最大量 1g/ 次）静脉点滴，4 周为 1 个疗程，之后可每 6 个月重复 1 个疗程，共用 4 个疗程，对 SSc 患儿皮肤及肺纤维化病变有一定疗效。美罗华常见的不良反应为输液反应、喉痉挛、出血、感染、肝肾功能损害等。英夫利昔单抗、转化生长因子 – β 等治疗 SSc 研究有限，效果不明确。

七、其他

自体干细胞移植可考虑用于进展性 SSc 及合并内脏受累并对其他治疗无反应的 SSc 患者，但需严格筛选治疗对象。该方法的有效性和安全性尚需进一步证实。

【预后与转归】

SSc 一般是慢性病程，预后与确诊的时间密切相关，出现内脏并发症影响预后。最近的数据显示 SSc 的 5 年生存率超过 80%，但一些亚型的预后仍较差，如进展性的肺动脉高压 2 年生存率低于 50%。而病死率最高的是合并肾危象，1 年生存率低于 15%，早期使用 ACEI 可能改善预后。SSc 病变仅限于皮肤，没有内脏受累的预后较好。

第八节　过敏性紫癜

【历史沿革】

过敏性紫癜是儿童时期最常见的血管炎之一，以非血小板减少性紫癜、关节炎或关节痛、腹痛、胃肠出血及肾炎为主要临床表现。1837 年 Schonlein 提出本病的三联症状：紫癜样皮疹、关节炎和尿沉渣异常。1874 年 Henoch 又提出除上述症状外，还可出现腹痛和血便。此后许多学者将这些症状联系起来，称为 Schonlein–Henoch 紫癜或 Henoch–Schonlein 紫癜（Henoch–Schonlein Purpura，HSP）。1994 年，在美国召开的系统性血管炎命名及分类国际会议上，本病被划分为血管炎范畴，属血管变态反应性疾病。

本病多发生于学龄期儿童，常见发病年龄为 3 ～ 10 岁。国外统计儿童的年发病率为（10.5 ～ 20.4）/10 万人口。国内尚无流行病学的数据报道。男女之比约为 2∶1。发病季节以冬春为多。

【病因与病机】

本病病因及发病机制目前尚不完全清楚，感染（细菌、病毒、寄生虫等）、食物（牛奶、鸡蛋、鱼虾等）、药物（抗生素、磺胺类、解热镇痛剂等）、花粉、虫咬及预防接种等都可以作为致敏因素，使具有敏感素质的机体产生变态反应，主要是速发型变态反应和抗原抗体复合物反应造成的一系列损伤。除少数患者与食物过敏、昆虫叮咬、药物或接触某些化学药物有直接关系外，大多数病例查不到所接触的抗原。多数患儿发病前有上呼吸道感染史。

过敏性紫癜属中医学"发斑"和"血证"的范畴，有"肌衄""葡萄疫""斑疹""斑毒"等名称。根据本病发病类型的不同，中医学又将其分别归属于"腹痛""便血""痹证""尿血""水肿"等范围。如《诸病源候论》中说："斑毒之病，是热气入胃，而胃主肌肉，其热夹毒蕴积于胃，毒气熏发于肌肉，状如蚊蚤所啮，赤斑起，周匝遍体。"《外科正宗》中亦说："葡萄疫，其多生于小儿，感受四时不正之气，郁于皮肤不散，结成大小青紫斑点，色若葡萄，发在遍体头面，乃为腑症。邪毒传胃，牙根出血，久则虚人。"

一、中医病因病机

1. 外感时邪

小儿脏腑娇嫩，易于感受外邪，又因小儿为稚阳之体，阴常不足，阳常有余，感邪之后极易入里化热，热迫营血，伤及经络，发为紫斑。

2. 饮食不节

小儿多脾胃薄弱，受纳运化功能不足，如饮食不当或过吃肥甘厚味则易损伤中焦之气，以致脾胃气血受损，不能统血，血不循经，溢于脉外发为本病。

3. 湿邪留恋

小儿脾常不足，加之饮食不知自节，脾胃极易损伤而致脾胃运化失职，水湿停聚，湿郁生热，湿热蕴结，化火伤络动血，血渗脉外，出现紫癜；湿热之邪流注于关节则引起关节疼痛；蕴于肠胃则引起腹痛；流注于下焦，损伤阴络，出现血尿。因湿邪黏腻、胶着，攻之不可，散之不去，常使疾病缠绵反复、久治不愈。

4. 瘀血阻滞

离经之血易瘀阻于内，常致血不归经，或瘀而化热，热迫血溢脉外；或瘀久耗伤气血，血虚则脉络失养，使紫癜反复发作。如清代唐容川《血证论》云："凡事物有根者逢时必发，失血何根，瘀血即成根也，故反复发作，其中多伏瘀血。"

本病的形成虽有不同的病因病机，但总不外乎实证和虚证两大类，实证多为血热、湿毒、瘀血，虚证多为阴虚火旺和脾肾不足。急性发作期以毒热伤络、湿热痹阻、血热妄行多见，属热证、实证。慢性期则以气血阴阳脏腑失调、血脉瘀滞为主。《医宗金鉴》曰："青紫斑点其色反淡，久则令人虚羸。"指出本病日久则以气血亏虚为主，郁热为标。

二、西医病因病理

本病病理主要侵犯小血管，主要病理变化为全身性小血管炎，除毛细血管外，也可累及微动脉和微静脉。其免疫发生机制为 IgA 复合物沉积于皮肤、肠道及肾小球等部位导致局部炎性反应、皮肤白细胞破碎性血管炎，最终引起小血管坏死。研究发现半乳糖缺陷 IgA1（Gal-d IgA1 是 IgA1 的一种异常形式，因 IgA1 铰链区 O 链接多聚糖缺少半乳糖）在紫癜性肾炎（HSPN）患儿中较 HSP 患儿无肾炎者及健康对照组高，表明 Gal-d IgA1 异常很可能为 HSP 肾损伤的发生机制。2012 年 International Chapel Hill Consensus Conference（CHCC2012）新的血管炎分类标准中将 HSP 改名为 IgA 血管炎，进一步明确 IgA 介导的免疫异常在 HSP 发生中的作用。

【诊断与鉴别诊断】

一、诊断要点

（一）临床表现

本病发病多急骤，以皮肤紫癜为首发症状，也可伴不规则发热、乏力、食欲减退。若紫癜早期缺如，往往会给诊断带来一定困难。

1. 皮肤症状

皮疹是本病的主要表现，以四肢远端、臀部多见，皮疹重的也可波及面部及躯干。特征性皮疹为大小不等、高出皮肤、压之不褪色的红色斑丘疹，皮损部位还可形成出血性血疱，甚至坏死，出现溃疡。皮疹可融合成片，一般 1～2 周内消退，多不留痕迹。皮疹可反复出现，迁延数周或数月甚至一年以上。大约 10% 的患者在随访期复发最多可达 10 余次。部分患儿还可伴有手臂、足背、眼周、前额、头皮及会阴部神经血管性水肿、疼痛。

2. 消化道症状

约 2/3 的患儿出现消化道症状，多在皮疹出现后一周内发生。表现为腹部弥漫性疼痛，餐后加剧，有压痛，一般无肌紧张及反跳痛，可伴有呕吐，部分患儿可出现血便、呕血。如果腹痛在皮肤症状前出现，易误诊为外科急腹症，甚至误行手术治疗。少数患儿可并发肠套叠、肠梗阻、肠穿孔及坏死性小肠炎，需外科手术治疗。

3. 肾脏表现

国内报道有 30%～50% 患儿出现肾脏损害，可为肉眼血尿或显微镜下血尿及蛋白尿或管型尿。1/3 的患儿有高血压，需要做肾活检。肾脏症状可发生于过敏性紫癜病程的任何时期，但多数于紫癜后 2～4 周出现。有报道 HSP 患儿肾脏受损表现 91% 发生在病程 6 周内，97% 发生在 6 个月内，也可出现于疾病静止期。肾脏受累轻重不等，儿童肾病综合征的发病率为 8%～32%，重者可出现肾功能衰竭。部分患儿的血尿、蛋白尿可持续很久。

4. 关节症状

大多数患儿仅有少数关节疼痛或关节炎，踝关节为最常受累的部位，其他如膝关节、腕关节、肘关节及手指关节也可受累。表现为关节及关节周围软组织肿胀、疼痛，可伴活动受限。关节病变多在数日内消失而不留关节畸形。

5. 其他症状

少数患儿出现中枢神经系统症状，表现头疼、抽风和偏瘫。部分患儿出现情绪低落、行为异常。严重者可出现昏迷、蛛网膜下腔出血、脑部血肿、视神经炎及格林巴利综合征。还可出现肌肉内、结膜下及肺出血，也可引起腮腺炎、心肌炎及睾丸炎。

（二）实验室检查

本病血小板计数正常或升高，白细胞总数正常或增高，部分患儿可高达 2 万以上，伴核左移，血沉可增快，C- 反应蛋白增高。部分患儿出现免疫功能紊乱，部分患儿血清 IgA 升高，类风湿因子 IgA 和抗中性粒细胞抗体 IgA 可升高，少数患儿可出现抗核抗体阳性，但滴度不高。凝血功能检查通常正常，抗凝血酶原 III 可增高或降低，部分患儿纤维蛋白原含量、D-二聚体含量增高。有消化道症状患儿大便潜血可阳性。肾脏受累的可出现血尿、蛋白尿，严重者可出现低蛋白血症。约半数患儿脑电图异常，表现突发的慢波或尖波。

（三）影像学检查

1. 超声检查

超声检查对于 HSP 消化道损伤的早期诊断和鉴别诊断起重要作用。高频超声检查 HSP 急性期肠道损害显示病变肠壁水肿增厚，回声均匀减低，肠腔向心性或偏心性狭窄，其黏膜层及浆膜层呈晕环状低回声表现。彩色多普勒超声在皮肤紫癜出现前可显示受累的肠管节段性扩张、肠壁增厚、黏膜粗糙、肠腔狭窄、增厚肠壁血流丰富，也可显示肠系膜淋巴结大及肠间隙积液。HSP 排除肠套叠的检查首先是腹部超声。

2. 内镜检查

消化道内镜能直接观察 HSP 患儿的胃肠道改变，严重腹痛或胃肠道大出血时可考虑内镜检查。内镜下胃肠黏膜呈紫癜样改变、糜烂和溃疡。典型者为紫癜样斑点、孤立性出血性红斑、微隆起，病灶间可见相对正常黏膜。病变多呈节段性改变，主要累及胃、十二指肠、小肠和结肠，但往往以小肠为重，很少累及食管。侵犯部位以十二指肠黏膜改变最为突出，十二指肠降段不规则溃疡可能也是 HSP 在胃肠道的典型表现。

（四）皮肤活检

对于临床皮疹不典型或疑诊患者可行皮肤活检协助诊断。典型病理改变为白细胞碎裂性血管炎，血管周围有炎症变化，中性粒细胞和嗜酸粒细胞浸润等情况。血管壁可有灶性坏死及血小板血栓形成。严重病例有坏死性小动脉炎、出血及水肿，胃肠道及关节等有类似的病理改变。免疫荧光可见 IgA、C3、纤维蛋白、IgM 沉积。

二、诊断标准

（一）HSP 1990 年美国风湿病学会诊断标准

1. 可触性紫癜。

2. 发病年龄＜ 20 岁。

3. 急性腹痛。

4. 组织切片显示小静脉和小动脉周围有中性粒细胞浸润。

上述 4 条标准中，符合两条或以上者可诊断为过敏性紫癜。本标准的敏感性为 87.1%，特异性为 87.7%。

（二）2006 年欧洲抗风湿病联盟和欧洲儿科风湿病学会诊断标准

2006 年欧洲抗风湿病联盟和欧洲儿科风湿病学会（EULAR/PReS）制定了儿童血管炎新的分类，从而替代了美国风湿病学会 1990 年制定的 HSP 诊断标准。

可触性皮疹（必要条件），伴以下任何 1 条：①弥散性腹痛；②任何部位活检示 IgA 沉积；③关节炎 / 关节痛；④肾脏受损表现［血尿和（或）蛋白尿］。

（三）紫癜性肾炎的诊断标准［紫癜性肾炎诊治循证指南（2016）］

在过敏性紫癜病程 6 个月内，出现血尿和（或）蛋白尿。其中血尿和蛋白尿的诊断标准分别为：

1. 血尿：肉眼血尿或 1 周内 3 次镜下血尿红细胞≥ 3 个 / 高倍视野（HP）。

2. 蛋白尿：满足以下任一项者：

（1）1 周内 3 次尿常规定性示尿蛋白阳性。

（2）24 小时尿蛋白定量＞ 150mg 或尿蛋白 / 肌酐（mg/mg）＞ 0.2。

（3）1 周内 3 次尿微量白蛋白高于正常值。

（四）紫癜性肾炎的临床分型

1. 孤立性血尿型。

2. 孤立性蛋白尿型。

3. 血尿和蛋白尿型。

4. 急性肾炎型。

5. 肾病综合征型。

6. 急进性肾炎型。

7. 慢性肾炎型。

（五）紫癜性肾炎的病理分级

1. 肾小球病理分级

Ⅰ级：肾小球轻微异常。

Ⅱ级：单纯系膜增生，分为：a. 局灶节段；b. 弥漫性。

Ⅲ级：系膜增生，伴有75%的肾小球伴有上述病变，分为：a. 局灶节段；b. 弥漫性。

Ⅵ级：膜增生性肾小球肾炎。

2. 肾小管间质病理分级

（－）级：间质基本正常；（＋）级：轻度小管变形扩张；（＋＋）级：间质纤维化、小管萎缩＜20%，散在炎性细胞浸润；（＋＋＋）级：间质纤维化、小管萎缩20%～50%，散在和（或）弥漫性炎性细胞浸润；（＋＋＋＋）级：间质纤维化、小管萎缩＞50%，散在和（或）弥漫性炎性细胞浸润。

三、鉴别诊断

1. 特发性血小板减少性紫癜

根据皮疹的形态、分布及血小板数量可做出鉴别。

2. 外科急腹症

过敏性紫癜腹痛多呈间断发作，可伴呕吐及血便，但腹部按之软，疼痛位置不固定，不伴肌紧张及反跳痛。如果腹痛剧烈，持续不缓解，拒按，或腹部可触及腊肠样肿物，需进一步做腹部 B 超以排除合并外科急腹症，如肠套叠、肠穿孔等。

3. 其他风湿性疾病

其他风湿性疾病如系统性红斑狼疮（SLE）、干燥综合征（SS）有部分患儿也可以双下肢皮肤紫癜起病，因此对伴有多系统损害如白细胞减低、贫血，或者有口干、眼干、反复腮腺肿大等症状时，需注意与以上疾病鉴别，可进一步查抗核抗体、ds-DNA 抗体协助诊断。

4. 色素性紫癜性皮肤病（pigmented purpuric dermatosis，PPD）

色素性紫癜性皮肤病分为毛细血管扩张性环状紫癜（Majocchi 病）、进行性色素性皮肤病（Schamberg 病）、色素性紫癜性苔藓样皮炎；主要表现双下肢的对称性紫癜、鳞屑性红斑、毛细血管扩张或苔藓样丘疹；是一种无血小板异常、非炎症性和无血管炎性改变的紫癜性疾病。皮肤活组织检查可见毛细血管改变、红细胞外溢或含铁血黄素沉积。此病可发生于所有人种，儿童和青少年少见。

本病原因不明，病程缓慢，目前无特效的治疗药物，局部应用糖皮质激素对瘙痒患者有效，亦可用抗组胺药、活血化瘀类中药。皮损可持续存在并随时间扩展，经数月或数年可自行消退，但复发常见。无自觉症状的皮疹除影响美观外，对患者生活质量无影响。需注意排查其他疾病。此病可合并多种疾病，包括糖尿病、类风湿关节炎、甲状腺功能障碍、红斑狼疮、血液病、肝病、遗传性球形红细胞增多症、卟啉症、高脂血症和恶性肿瘤等。

【中医治疗】

一、辨证要点

（一）抓住主症

红色或紫色斑疹以四肢、臀部多见，可伴有腹痛、呕吐、关节肿痛、尿血、便血、舌质红、苔厚腻、脉滑数或弦数。

（二）确定分期

1. 发作期

初期：多为皮肤型，皮疹颜色多鲜红，为风毒伤络，血溢肌肤或毒热炽盛于里，搏于气血，郁蒸肌肤，灼伤脉络，血溢于外，瘀于肌肤所致。

中期：斑疹颜色为鲜红或暗红，褐紫，部分患儿伴腹痛，呕吐，便血，多为湿热合邪，蕴结于内，灼伤脉络，郁蒸胃肠，气血瘀滞所致。伴关节肿痛者，则属湿热蕴结，痹阻经络所致。

中后期：斑疹暗红或消失，出现尿血，属瘀热蕴结日久，灼伤血络，或流注下焦，损及肝肾，伤及阴络，血不归经而致。若素体脾肾不足，毒热之邪损阴及阳者，可造成下焦分清泌浊功能失司而出现尿浊。

2. 缓解期

皮肤紫癜等症状消失或时隐时现，伴体倦乏力，自汗、盗汗，或五心烦热，舌质红或淡红，苔薄白或腻，此期为正气虚亏，余邪未尽，脉络失固所致。

二、诊疗思路

根据发病特点，初期大多表现皮肤型，证属毒热内蕴，熏蒸肌肤，治疗上以清热解毒、凉血止血为主；随着病情进展出现腹型，表现腹痛，呕吐、便血的，属气血瘀阻胃肠，则应治以清化中焦湿热，调中宁络，伴关节肿痛者，证属湿热蕴结，痹阻经络，气血不通，则治疗上应兼顾清利湿热，通经活络。中至后期合并肾型以尿血为主者，属湿热下注，伤及肾络，治疗应清利下焦湿热，凉血止血。以蛋白尿为主时则为湿热之邪损阴及阳，出现脾肾两亏证，治疗则以健脾益肾固精为主。后期皮疹、尿液异常等症状消失或时隐时现，伴有倦怠乏力、口干咽燥、溲黄便秘等属正虚邪伏之症，治疗上则以益气养阴、清热化瘀、消除余邪为主。

《灵枢·百病始生》的"阳络伤则血外溢，阴络伤则血内溢"为本病发病提供了理论依据，总之，本病属本虚标实，肺脾肾不足是其本，外邪侵袭、湿毒内蕴是其标。《灵枢·百病始生》也提及"风雨寒热，不得虚，邪不能独伤人"。《小儿卫生总微论方·诸血溢》有"血随经络虚处而溢"。总之，急性发作期以湿毒内盛、血热妄行为多见，属实证、热证。慢性期则以气血不足、血脉瘀滞为主，属虚证、瘀证。若病情反复发作，迁延日久，均属气虚络不固，应益气固络。如张景岳书中有关紫斑的论述："斑色紫赤而大便秘结者宜四顺清凉饮利之。斑既已退，即宜用四君子汤之类。"

三、辨证论治

1. 毒热伤络证

证候：起病急骤，四肢可见（尤以双下肢多见）较密集的红色或紫色斑疹，大小不等，高出皮肤，压之不褪色并可伴有腹痛、血便、尿血及关节肿痛、血管神经性水肿，或伴有发热、心烦；舌质红绛，苔黄白，脉弦数或滑数。

治法：清热解毒，凉血止血。

方药：消斑青黛饮合犀角地黄汤加减。

青黛3g，紫草9g，紫花地丁各9g，鲜芦根或茅根各30g(干药量减半)，赤芍10g，白芍10g，牡丹皮10g，地肤子10g，白鲜皮15g，生地黄10g，生苡米30g，败酱草10g，土茯苓10g，小蓟10g，连翘10g，藕节10g，知母10g，生黄柏10g。

加减：尿血者，加仙鹤草15g，茜草10g；腹痛者，加炙延胡索10g，橘核10g，乌药10g；便血者，加地榆炭10g，槐角10g；关节肿痛者，加木瓜10g，鸡血藤15g。

临证体会：本证多是发病初期，为毒热炽盛，邪火内实，热毒郁蒸肌肤，气血相搏，灼伤脉络，迫血妄行所致，故皮疹颜色多鲜红或深紫。

2. 湿热痹阻证

证候：四肢皮肤紫斑缠绵不愈，时消时现，或伴纳差，腹胀，腹痛，呕吐，小便黄赤，大便稀溏，或伴关节疼痛、肿胀及四肢肌肉酸痛、沉重；舌红，苔黄腻，脉滑数或弦数。

治法：清热祛湿，活血通络。

方药：四妙散加减。

芦根15g，茅根15g，滑石10g，苍术6g，白术6g，赤芍10g，白芍10g，牡丹皮10g，生苡米30g，败酱草10g，土茯苓10g，小蓟10g，知母

10g，生黄柏 10g，怀牛膝 10g，鸡血藤 15g。

加减：关节肿痛者，加木瓜 10g，伸筋草 10g；腹胀、呕吐者，加木香 4g，竹茹 6g，化橘红 6g。

临证体会：本证多为湿热素盛之体感受外邪，内外合邪，交阻络脉，气血不畅所致，关节肿胀疼痛为湿热痹阻经络引发；腹部阵痛多为湿热蕴结，灼伤胃肠脉络所致，血溢肠外，可出现呕血、便血。腹部症状可先于皮疹出现。

3. 肝肾阴虚证

证候：皮肤紫癜时隐时现，或紫癜已消失，血尿持续不消失或仅有镜下血尿，可伴腰酸背痛、五心烦热、潮热盗汗；舌质红，苔薄白或腻，脉滑数或细数。

治法：滋阴益肾，凉血止血。

方药：知柏地黄汤加减。

茅根 15g，赤芍、白芍各 10g，牡丹皮 10g，连翘 10g，赤小豆 30g，小蓟 10g，藕节 10g，知母 10g，生黄柏 10g，山茱萸 10g，怀牛膝 10g，生牡蛎 30g，生地黄 10g，熟地黄 10g，砂仁 4g。

加减：血尿重者，加仙鹤草 15g，茜草 10g，藕节 10g，血余炭 10g，蒲黄炭 10g。

临证体会：本证多在疾病中后期，血尿持续数周或数年，每遇外邪侵袭或劳倦内伤而病情反复或加重，多为病久损及肝肾，肝肾阴虚，虚火内扰，伤及阴络，血不归经而致。

4. 气虚血瘀证

证候：皮肤紫癜反复出现，不易消退，斑色多青紫、晦暗，或伴有关节、腹部刺痛难忍，血尿、蛋白尿持续不消失，并伴食欲不振，腰膝酸软，面色无华；舌淡红有瘀点，苔少，脉沉涩。

治法：健脾益气，活血化瘀。

方药：桃红四物汤加减。

当归 10g，生地黄 10g，赤芍 10g，白芍 10g，生黄芪 20，川芎 10g，

桃仁 6g，红花 6g，小蓟 10g，牡丹皮 10g，丹参 10g。

加减：蛋白尿重者，加苦参 15g，石韦 30g，凤尾草 15g，倒扣草 30g，生山药 30g，芡实 10g；血尿重者，加鲜茅根 30g，仙鹤草 15g，茜草 10g；血尿日久者，加血余炭 10g，蒲黄炭 10g，生牡蛎 30g；浮肿、尿少者，加五皮饮。

临证体会：临床多见于素体脾肾不足，或病久不愈伤及气血而致气血不畅，脉络瘀滞不通之症。治疗上应健脾益气，活血祛瘀。临床上应灵活应用活血与止血药物，使血止而瘀祛。早期以凉血止血为主，病情日久不愈，出现乏力、面黄、舌淡、脉缓之虚象时方中可加用性温收涩之药，如血余炭、蒲黄炭、侧柏炭等。

5. 正虚邪伏证

证候：紫癜、血尿、蛋白尿等症状消失或时隐时现，伴体倦乏力、自汗、盗汗，或伴五心烦热、溲黄便秘，易反复感冒，每遇外感后易导致疾病反复等；舌质红或淡红，苔薄白或腻，脉滑或细数。

治法：益气固络，滋阴清热。

方药：四君子汤合知柏地黄汤加减。

太子参 10g，茯苓 10g，白术 6g，甘草 4g，神曲 10g，知母 10g，黄柏 6g，生地黄 10g，当归 10g，生黄芪 15g，青黛 3g，牡丹皮 9g。

加减：纳呆加草豆蔻 4g，砂仁 4g，谷芽、稻芽各 10g，焦山楂 10g；汗多加浮小麦 30g，煅龙骨 15～30g，煅牡蛎 15～30g；面黄、舌淡，加黄精 10g。

临证体会：此型临床后期多见，为正虚邪伏证，主要指肺脾气虚和肾阴不足。本病易反复，复发率较高，考虑与肺脾不足引动伏邪有关。治疗上应扶正兼清余邪，正气复，使邪气无所依附，达到治未病的效果。内伤伏邪包括湿热、积食、瘀血等病理因素。湿伏于内，予清热利湿；瘀伏于内，予凉血活血化瘀；积伏于内，予消食化积，通过调理体质，攻逐宿根，预防复发以提高疗效。

【临床与实验研究】

一、病因病机的研究

过敏性紫癜病因不外乎内因、外因两方面。内因是患者的体质因素，主要为素体湿热内蕴、脾肾不足或肝肾阴虚。外因为感受风、湿、热、毒之邪扰动血络，或因食用辛燥动风之品，或因虫咬、外伤，以致风热互结，毒热乘虚而入，烁伤血络，血液妄行。

1.孙郁芝认为该病多因外邪入侵、热毒内蕴、迫血妄行、损伤脉络、血溢脉外而致。病久成瘀，瘀热互结形成本虚标实之证。

2.叶传惠认为先天禀赋不足，复感外邪为发病的主要原因，而瘀血是贯穿该病始终的病机之一。患者先天阴虚血燥，营血之中已有伏火，复感风热、温热、热毒之邪，从而两热相搏，血热炽燔，灼伤肤络，血溢肌表发为紫癜。

3.肖达民认为小儿紫癜多发于外感风邪，因小儿阴常不足，若热伏血分，内外合邪，搏于营血，伤及经络，迫血妄行，外溢肌肤则可发为本病；也因饮食不节，损伤脾胃，气血不足，致脾不统血，肝不藏血而使血离经脉，出现皮肤紫癜、关节出血、便血、尿血同时并存。病机关键为风、热（毒）、虚、瘀。

4.何伟强认为紫癜之为病，反复发作，缠绵难愈，当责之气阴两虚及湿热。久病不愈，耗伤阴血，气随血耗，或因大量服用激素等药物致气阴两亏，气虚则无力行血，易致血瘀；阴虚则易致火旺，滋生痰湿、痰热。血瘀为主要的病理环节及致病因素。

二、辨证分型的研究

1.时振生将本病分为6型：①风热搏结型，方用银翘汤加味；②热盛迫血型，方用犀角地黄汤、银翘散加减；③肝肾阴虚型，方用小蓟饮子、知柏地黄汤、血府逐瘀汤加减；④湿热内蕴型，方用三仁汤或四妙散加减；

⑤寒凝血滞型，方用当归四逆汤、桂枝茯苓丸加减；⑥脾气虚损型，方用归脾丸加桂枝茯苓丸。

2. 李宜放将本病分为：①风热毒夹瘀型；②阴虚血热夹瘀型；③湿热内阻夹瘀型；④气阴两虚夹瘀型；⑤脾肾两虚夹瘀型。

3. 邢向晖提出利湿、理肝、祛瘀三方面辨证施治。分别为：①湿邪留恋，治以利湿祛邪；②七情致病，治以调肝理脾；③瘀血阻络，治以活血化瘀。

4. 孙郁芝治疗紫癜肾炎总结出 8 种证型，11 种治法。8 种证型：①风热夹瘀型；②里热炽盛、血溢成瘀型；③阴虚内热、络阻血瘀型；④气阴两虚、湿热夹瘀型；⑤脾肾两虚、水湿夹瘀型；⑥湿热蕴结夹瘀型；⑦气虚兼湿热夹瘀型；⑧肝肾阴虚兼湿浊夹瘀型。11 种治法：①祛风活血解毒法；②利湿活血解毒法；③凉血活血解毒法；④祛瘀活血解毒法；⑤益气活血解毒法；⑥养阴活血解毒法；⑦滋阴活血解毒法；⑧化浊活血解毒法；⑨滋肾养肝活血解毒法；⑩益气养阴活血解毒法；⑪健脾益肾活血解毒法。

5. 丁樱分 4 型辨治：①血热妄行证，病程较短，皮肤见鲜红色紫癜，伴肉眼血尿或镜下血尿，治以犀角地黄汤合银翘散加减；②阴虚内热证，以血尿为主，治以二蛭丸合小蓟饮子加减；③气阴两虚证，见蛋白尿、血尿，易反复呼吸道感染，以四君子汤合六味地黄丸加减；④脾肾气虚证，病程较长，以蛋白尿为主，治以大补元煎加减。

6. 陈以平认为初期以实为主，病邪主要为风邪、热邪；后期以虚为主，以气阴两虚、肾阴亏虚、脾肾阳虚为主，自始至终兼见瘀血为患。将本病分为 5 型：①风邪外袭型；②热毒内炽型；③阴虚内炽型；④脾肾亏虚型；⑤脾虚湿热型；

三、辨证论治的研究

1. 王鹏飞认为紫癜的发生多属于温病后期，风热毒之邪未尽，蕴郁血分，伤及经络，迫血妄行而致，属血热、血瘀范畴。治疗以紫草散为基础方，药物组成：青黛、紫草、白芷、乳香、寒水石。随症加减：关节疼痛明显者，加钩藤、千年健、威灵仙；皮损严重者，加红花、焦山楂、白芷；血尿、蛋白尿者，加益母草、牡丹皮、茜草；腰痛明显者，加茴香、沉香；气血虚者，加黄精、黄芪、何首乌。

2. 赵健雄治疗分为三方面。①以驱邪为主：其认为风邪夹热、夹湿、夹毒最为常见。治疗以疏风解表散邪为主，辅以凉血止血之法，用消风散加减。②滋阴降火次之：小儿素体阳常有余，阴常不足，若里热过盛可灼阴劫液，或紫癜反复不愈，损及肝肾，耗伤津血，或久用激素治疗，损伤肝肾之阴，阴虚火旺，虚火内扰，迫血妄行。治疗以滋补肝肾之阴为主，常用大补阴丸加减。③活血化瘀贯穿始终：瘀为病理产物，又为致病因素，外感内伤，伤及血络，血溢脉外，形成瘀血，瘀血滞留，阻滞脉络，使新血不循常道，复而外溢，形成恶性循环。常用桃红四物汤加减。

3. 旷惠桃认为本病初起为风湿热袭表灼血；中期为血分湿热灼伤津血化为瘀血；后期为气阴两虚，脾肾不足，湿热之邪蕴结。初期重用祛邪药，中期祛邪扶正并用，后期重以扶正兼以祛邪。以防风、荆芥、蝉蜕祛风清热；苦参清热燥湿；当归补血行血；川芎活血行气，祛风止痛。六药为基本方，共奏养血活血、祛风解表、清热利湿之功。

4. 裴正学认为本病有风热伤络、瘀血阻络及脾肾阳虚三方面，治疗以清热解毒、凉血活血、健脾温肾为主。治疗不离清热解毒，方中必用金银花、蒲公英、败酱草。"治风先治血，血行风自灭"，方中加用赤芍、牡丹皮以行血活血。关节疼痛者以桂枝芍药知母汤祛风胜湿。后期以四君子汤健脾益气，山药、黄精、菟丝子、女贞子、旱莲草等补肾填精。

5. 马宽玉认为本病急性期多因血热，缓解期多属气不摄血，主要与心、脾、肺有关。外邪入侵，易犯心肺二脏，致心肺蕴热，脉络损伤，发为紫癜。血溢脉外而成瘀，瘀血阻滞，血不归经，致病反复不愈，心脾耗伤，气血亏虚，气不摄血，而出现紫癜、尿血、便血。基本组方为生地黄炭、金银花、板蓝根、牡丹皮、紫草、玄参、赤芍、荆芥、防风、牛蒡子、丹参、生甘草、大枣。合并关节型加川牛膝、独活、防己；合并腹型加白芍、延胡索；便血者加地榆炭、蒲黄炭、茜草炭；合并肾型出现血尿者加白茅根、小蓟；尿有蛋白者加黄芪、益母草、车前子、茯苓；病程较长、反复发作，面色萎黄，神情倦怠者加黄芪、党参、白术等。

6. 钟坚根据临床常见证候将其分为三型。①血热妄行，热毒兼瘀：以皮肤瘀点、紫斑为主，色紫深，量多成片，便秘溲赤，或兼便血、腹痛、尿血。基本方：水牛角、白茅根、赤芍、生地黄、丹参、川牛膝、地龙、车前子、牡丹皮、蝉衣、生甘草。②风热夹湿袭络：发热恶风，紫斑色红、瘙痒，关节肿痛、酸重。基本方：金银花、连翘、荆芥、防风、蝉衣、地龙、牛膝、生薏苡仁、红花、生甘草。③气虚夹瘀，脾不统血：紫斑反复发作、迁延不愈，斑色黯淡，面色无华，神疲乏力，食少纳呆。基本方：黄芪、党参、当归、桂枝、赤芍、蝉衣、茯苓、丹参、炙甘草等。

7. 裴学义认为本病的临床表现繁多，病因病机虽有不同，但综合分析其特点，本质为湿热交织、耗血动血之象，病位主要责之肺、脾、肾，病因可归为风、热、湿（毒）、瘀、虚五方面。其认为本病脾肾不足，湿热郁滞是本；肺气不足，外邪侵袭为标。急性发作期以湿热内盛、血热妄行为多见，属实证、热证。慢性期则以气血阴亏、血脉瘀滞为主，属虚证、瘀证。治疗上以清热祛湿凉血为主，以青黛、紫草、紫花地丁、赤芍、牡丹皮、生苡米、败酱草为基本方剂。出现腹痛，呕吐，便血，证属湿热蕴结，痹阻胃肠，方中加橘核、乌药、炙延胡索、乳香、没药。呕吐加竹茹、化橘红，便血加地榆炭、槐角。伴关节肿痛者，证属湿热蕴结，痹阻经络，方中加怀牛膝、鸡血藤、木瓜、伸筋草等清热祛湿，通经活络。中后期合并紫癜肾炎以血尿为主者，证属湿热内蕴，伤及肝肾，方中加鲜茅根、小蓟、连翘、赤小豆、藕节、知母、生黄柏、仙鹤草、茜草、莲须、豆豉等清利下焦湿热，凉血止血。若素体脾肾不足，湿热之邪损阴及阳，以蛋白尿为主者，方中加苦参、石韦、凤尾草、倒扣草、生山药、芡实、山茱萸、生牡蛎、知母、黄柏等除肾经湿热，健脾固精。

8. 王烈以风毒伤络、血溢为斑立论。拟解毒祛风汤为治疗主方，组成有主药紫草、白鲜皮、徐长卿，协同药物生地黄、赤芍、牡丹皮、甘草。结合临证有两辨法：其一辨常证，即单纯性紫癜，限于皮肤改变为血外溢之证，重在辨其斑色。若斑色为红，加黄芩；斑色紫青，加丹参；斑色紫黑，加大黄。其二辨异证，即混合性紫癜，除皮肤紫癜外，有肠胃、肾、关节等血内溢之证。若见吐血，加仙鹤草；便血，加槐花；尿血，加白茅根；关节肿，加茜草。有反复发作和迁延日久以及异证久治不愈者，均属难证。证治应重于益气固络。临证用黄芪、当归益气血，佐鱼鳔、黑豆、黑芝麻、金樱子固络。

9.于俊生按发病过程将紫癜肾炎分为急性期和迁延期，根据各期的表现以加味升降散为主方加减，用药为女贞子、墨旱莲、紫草、茜草、僵蚕、蝉蜕、姜黄、大黄。急性期风热偏盛者，加金银花、连翘、防风、薄荷等疏风清热之品；热毒偏盛者，加黄芩、黄连、大黄等苦寒折热之品，化瘀则用赤芍、牡丹皮等。迁延期偏气虚者，益气常用黄芪、太子参、白术；偏阴虚者，常用生地黄、麦冬、五味子等，活血化瘀选当归、丹参、鸡血藤等。

10.聂利芳将过敏性紫癜性肾炎分为急性期和迁延期，急性期以毒热迫血妄行证和阴虚血热证较为多见。毒热迫血证治以清热解毒，凉血化瘀，常用方为五味消毒饮合犀角地黄汤或花斑汤合小蓟饮子；阴虚血热证则治以滋阴降火，凉血化瘀，药用女贞子、旱莲草、麦冬、紫草、牡丹皮、赤芍、生地黄、金银花、小蓟、炒栀子、银柴胡、乌梅、地龙、五味子。迁延期应立足于治本，宜益气养阴滋肾，以脾肾气阴双补，常选用参芪地黄汤加减。

【西医治疗】

一、治疗方案

1.糖皮质激素的应用

糖皮质激素适用于 HSP 胃肠道症状、关节炎、血管神经性水肿、肾损害较重及表现为其他器官急性血管炎的患儿。早期应用激素能有效缓解腹部及关节症状，可能减少肠套叠、肠出血的发生风险。腹痛时要注意严密观察肠套叠、肠穿孔等急腹症症状。关节肿痛明显可给予泼尼松口服：1～2mg/kg，3～5天；有严重消化道病变，如消化道出血时可给予泼尼松口服：1～2mg/kg，1～2周，如果疗程超过1周则需要逐渐减停。症状较重不能口服者，可以采用静脉治疗：甲泼尼龙1～2 mg/（kg·d）。也可使用短效糖皮质激素氢化可的松琥珀酸钠，每次5～10mg/kg，根据病情可间断4～8小时重复使用，一般推荐连用3～7天。表现为肾病综合征者，给予泼尼松口服1～2mg/kg，足疗程至少4～6周，可参照中华医学会儿科学分会肾脏病学组制定的相应诊疗指南。病情严重如合并神经系统损害的可给予冲击量治疗，15～30mg/（kg·d），最大剂量小于1000 mg/d，连用3天。必要时一周后可重复。

2. 其他免疫抑制剂的应用

严重HSPN患者，可加服吗替麦考酚酯、环磷酰胺、硫唑嘌呤、环孢霉素A、他克莫司等免疫抑制剂，目前尚无较高的证据水平研究证明对HSP肾脏以外症状治疗的有效性，需进一步研究证实。有报道抗CD20单克隆抗体Rituximab可治疗慢性肾脏症状，疗效有待进一步研究证实。

3. 静脉用丙种球蛋白（IVIG）

严重胃肠道症状、脑血管炎的症状，推荐剂量1g/（kg·d），连用2天，或2g/（kg·d）用1天，或400mg/（kg·d）连用4～5天。有报道部分患儿使用IVIG后出现肾衰竭，故临床不要盲目扩大使用指征，仅在HSP严重症状常规糖皮质激素无效时选用。

4. 血浆置换

血浆置换适用于治疗急进性紫癜性肾炎（病理提示新月体肾炎）及HSP伴有严重合并症患者。报道中有单独血浆置换治疗可以明显提高肾小球滤过率，改善急进性紫癜性肾炎预后；血浆置换同时可缓解HSP神经系统症状，可作为HSP合并严重神经系统并发症的一线治疗。也有报道血浆置换联合免疫抑制剂治疗可改善HSP合并多脏器功能衰竭的，因此快速进展或危及生命的HSP可考虑血浆置换联合免疫抑制剂治疗。研究结论尚需要大样本RCT研究证实。目前，对于轻度、中度过敏性紫癜及紫癜性肾炎的一线治疗方法仍为药物治疗为主。

5. 白细胞去除法

对于糖皮质激素及 IVIG 治疗无效时使用，可改善皮疹及胃肠道症状，由于病例少，确切疗效需进一步证实。

6. 临床其他常用疗法

（1）抗过敏、抑酸治疗　HSP 是一种自身免疫性小血管炎，从已知 HSP 发生机制上，抗过敏及抑酸治疗并无理论基础来支持。目前抗过敏治疗的作用缺乏相应的高质量试验依据证实。目前临床上采用的抑酸剂多为 H_2 受体拮抗剂，同样，由于研究文献总体质量过低，抑酸治疗的作用尚不明确。

（2）肝素、双嘧达莫、阿司匹林治疗　1 项 RCT 研究证实肝素有预防肾损害的作用，确切疗效还需更多的研究证实。而小样本的研究未证实抗血小板药物双嘧达莫、阿司匹林有预防肾损害的作用，但研究的证据水平不高。

（3）雷公藤制剂　雷公藤中的多种成分具有较强的免疫抑制作用，可减轻肾小球的炎症反应，抗凝及抗血栓，主要应用于紫癜性肾炎，1mg/（kg·d），最大量 30～60mg/d，分 3 次口服，3～6 个月为 1 个疗程。但需注意监测副作用。

7. 紫癜性肾炎的治疗方案

可进一步参照中华医学会儿科学分会肾脏病学组制定的相应诊疗指南。

【转归与预后】

HSP 不伴肾炎是一种自限性疾病，大部分均可痊愈。其病长短在不同的研究中不同，大部分在 8 周内痊愈，部分患儿可复发。1 年内复发率为 30%～40%，复发间隔时间数日至数年不等。消化道出血较重者，如诊治及时，一般症状可以控制。而研究显示严重的腹痛及反复的紫癜疹是过敏性紫癜患儿引起肾损害的高危因素之一。肾脏受损程度是决定预后的关键因素，早期的肾活检不能单独预测长期的预后，临床症状有时比肾活检更具预测性，因此在决定治疗时临床症状和活检同等重要。欧洲有关研究显示，发作时出现肾病综合征或肾功能不全是肾功能衰竭的危险因素。有新月体形成的肾小球肾炎患儿，18%出现肾功能衰竭。紫癜性肾炎患者占儿童透析患者的2%～3%。Narchi 系统分析指出，孤立性血尿或不伴肾病水平蛋白尿患儿只有1.6%呈持续性肾损害，而肾炎或肾病水平蛋白尿患儿中19.5%有持续性肾损害。也有研究报道孤立性血尿或蛋白尿 HSP 患儿11%～13%有远期肾损害，而肾炎或肾病综合征患儿35%～44%有远期肾损害。Narchi 指出，连续6个月尿检正常者较少发生远期肾损害，但仍需注意每年随访1次。对合并严重肾脏病变的患者应在成人期长期监测，尤其当注意妇女，她们比男性预后更差，所有儿童期曾患紫癜肾的妇女，即使仅有轻微症状，仍应在孕期及产后仔细被监护。怀孕时可能会增加存活肾单位的负担，导致长久的肾损害。

第九节　白塞病

【历史沿革】

最早关于白塞病的认识要追溯到公元前5世纪，希波克拉底在书中描述了一种流行于小亚细亚的疾病，特点为"口腔溃疡""生殖器炎性渗出""眼部持续炎症"，以及"皮肤大疱疹性病变"。但那时候仅仅提到这些症状之间的相互关系，并未定名，也没很好的治疗方法。我国汉朝张仲景所著的《金匮要略》中描述的"狐惑"也与本病极为相似。1937年，土耳其皮肤科医生贝赫切特（Hulusi Behcet）首次系统描述了这一类疾病，提出了口腔溃疡、生殖器溃疡和眼炎三联征。之后，人们逐渐开始重视此病，发现该病临床表现复杂，除了三联征外，还可广泛累及消化道、关节、肺、肾等，为系统性疾病。后世人们为了纪念这一位医生，又将此病称为"贝赫切特综合征"。白塞病多见于东亚、中亚以及地中海地区，发病范围沿丝绸之路分布，所以俗称"丝绸之路病"。

【病因与病机】

白塞病（Behcet's disease，BD），又称白塞综合征（Behcet's Syndrome）、贝赫切特综合征或口、眼、生殖器综合征，是一种以慢性复发性口腔溃疡、生殖器溃疡和眼葡萄膜炎为特征，累及多系统、多器官的全身性自身免疫性疾病。世界各地均有白塞病的发病报道，但具有较明显的地区性分布，大多数病例集中在日本、韩国、中国、中东和地中海地区。

一、中医病因病机

根据本病的发病部位，中医学认为与《金匮要略》中所述狐惑病相关，即所谓："狐惑之为病，状如伤寒，默默欲眠，目不得闭，卧起不安。蚀于喉为惑，蚀于阴为狐。不欲饮食，恶闻食臭，其面目乍赤、乍黑、乍白，蚀于上部则声喝，甘草泻心汤主之。""蚀于下部则咽干，苦参洗之。""蚀于肛者，雄黄熏之。""病者脉数，无热，微烦，默默但欲卧，汗出，初得三四日，目赤如鸠眼；七八日，目四眦黑。若能食者，脓已成也，赤小豆当归散主之。"

《诸病源候论·伤寒病诸候》论述了狐惑的病因"皆湿毒之气所为也"，认为本病为湿热虫毒之邪内蕴所致。吴谦《医宗金鉴》认为"每因伤寒病后余毒与湿之为害也"。近代岳美中言："狐惑病是温毒热性病治疗不得法，邪毒无从发泄而自寻出路的转变重症。"认为本病与毒邪相关。

目前多数中医学者认为本病主因先天禀赋不足，阴虚内热，外感湿热毒邪，或饮食不节，脾失健运，湿热内结，湿毒与虚火交织为患，充斥上下，循经走窜于眼目、口、咽、二阴、四肢等处而致外发蚀烂溃疡，甚则内伤脏腑。其病位在脾、心、肝、肾、三焦，并与经络密切相关。其病性为本虚标实，以脾、肝、肾阴虚为本，以湿热毒邪、经络瘀阻为标。

二、西医病因病理

1. 病因

目前白塞病的病因及发病机制尚未明确。目前认为本病是遗传、感染、免疫和环境等多种因素共同作用的结果。很多学者认为与感染及机体所产生的变态反应相关，特别是疱疹病毒及链球菌感染。在病毒、细菌感染等触发因素作用下，微生物代谢产物被 Toll 样受体等模式识别受体识别，启动天然免疫，继而激活特异性免疫，导致 T 细胞稳态失衡，产生以辅助性 T 细胞 1 和 Th17 为主的免疫炎症反应，导致机体的炎症和损伤。本病的发病存在显著的地域分布和人种差异，同时具有明显的家族聚集性分布现象，因此近年大量研究显示本病的发生与遗传因素相关。有研究发现，儿童白塞病家族的数据符合常染色体隐性遗传（估计孟德尔分离比率为 0.48），而成人白塞病家族则不符合（估计孟德尔分离比率为 0.08），因此认为白塞病具有遗传异质性。大量数据证实，45% ～ 60% 的白塞病发病与遗传因子 HLA-B51 呈高度正相关，而白塞病的临床表现与 MCP-1 基因多态性位点有一定相关性。白塞病的易感基因包括 IL-1 受体拮抗剂（IL-1RN）、凝血因子 V Leiden（FVL）、地中海热基因（MEFV）、细胞间黏附分子 1（ICAM1）、内皮型一氧化氮合酶（eNOS）、TNF-α、TLR-4 等，涉及固有免疫应答、淋巴细胞活性、血管内皮活性等多方面的调节，但由于人群混杂等诸多因素影响，使白塞病易感基因在不同地区、不同人群中不易重复。同时，对于一些具有保护作用的基因也正在研究之中，如有些研究发现 HLA-A03、HLA-B49 及 IL-10、嗜酸细胞趋化因子受体（CCR1-CCR3）是 BD 的潜在保护基因。而外环境如微生物感染、特殊环境暴露等在具有遗传易感性的个体中可能是重要的促发因素。

研究表明，白塞病患者固有免疫系统中多种成分存在异常，包括中性粒细胞、单核 - 巨噬细胞系统过度激活，IL-1、IL-33 等细胞因子水平异常，胞内成分如 NOD 样受体热蛋白结构域相关蛋白 3（NLRP3）炎性小体过度活化，表面受体如 TLR、嘌呤能离子通道型受体 7（P2X7R）功能上调等，这些现象可能与白塞病发病相关。研究显示，HLA-B51 上 HLA-Bw4 表位与结合杀伤性免疫球蛋白样受体（KIR）相互以抑制或增强 NK 细胞或 T 细胞的杀伤毒性，HLA-B51 阳性患者 CD8$^+$T 细胞 γδ$^+$T 细胞的比例更高，提示其有激活免疫活化的作用。白塞病患者中 Th1 型细胞因子如 IFN-γ、IL-2 和 TNF-α 水平增高，Th17 细胞相关细胞因子如 IL-23、IL-1、IL-6、IL-17 等也增加，从而诱导及促进免疫炎症反应。

2. 病理

本病病理特点是非特异性血管炎（包括不同大小的动脉、静脉和毛细血管）。在血管周围有中性多形核细胞、淋巴细胞、单核细胞的浸润，血管壁可有 IgG、IgM 和 C3 沉积，内皮细胞肿胀，严重者管壁弹力层破坏，纤维素样坏死，免疫复合物在管壁沉积。炎症可累及血管壁全层，形成局限性狭窄和（或）动脉瘤，两种病变可在同一患者交替出现。本病的另一个特点是在不同类型和大小的血管炎基础上形成由血小板、白细胞黏附于管壁内皮的血栓，使得血管腔狭窄，组织因缺氧而变性和功能下降。

【诊断与鉴别诊断】

一、诊断要点

（一）临床表现

1. 口腔溃疡

口腔溃疡是儿童白塞病必备的临床表现，溃疡常见于舌尖、舌侧缘、齿龈及颊黏膜，单发或多发，较深较重，反复发作。溃疡中央基底部呈黄色，周围有边缘清晰的红晕，疼痛剧烈，以致进食困难。溃疡愈合后很少遗留疤痕。

2. 生殖器溃疡

约 75% 患儿出现生殖器溃疡。儿童白塞病生殖器溃疡发病一般较口腔溃疡晚，多见于龟头、阴道、大/小阴唇及尿道口等黏膜处，比口腔溃疡大而深，疼痛明显，愈合慢，可遗留萎缩性瘢痕。

3. 皮肤损害

皮肤损害是儿童白塞病的另一主要表现，发病率56%～99%，临床表现多样，以结节性红斑最为常见。下肢小腿部多发，呈对称性，圆形或椭圆形红色隆起的皮下结节，质硬，有压痛。其次为毛囊炎、痤疮样皮炎、多形性红斑、丘疹样脓疱疹及非特异性皮肤过敏（针刺反应）等。针刺试验对本病特异性强，即在针刺部位24～48小时后易出现各种皮肤反应，如丘疹、小脓疱、红晕及硬结等。皮肤活检提示血管炎。

4. 消化道症状

儿童白塞病常见消化道症状表现为腹痛、腹泻及血便等。病理多为肠黏膜溃疡，深浅不一，溃疡过深时可发生穿孔，表现为急腹症。回盲部溃疡能引起类似阑尾炎的症状，极少数人可有多发性食管溃疡形成。

5. 眼部病变

儿童白塞病眼部病变发生较成人少，早期症状不明显。随病程迁延，可逐渐出现眼部损害。前葡萄膜炎即虹膜睫状体炎，可伴或不伴有前房积脓。后葡萄膜炎以及视网膜和玻璃体病变是造成失明的主要原因。葡萄膜炎多为双侧性，主要症状为视力减退。约30%患者在起病3年内视力明显减退，甚至失明。其他眼部病变还有结膜炎、巩膜炎、角膜炎、视网膜血管炎、球后视神经炎等。继发病变包括眼底出血、玻璃体混浊、青光眼等。

6. 神经系统

白塞病患儿的神经系统损害较轻，可仅表现轻微临床体征，如踝阵挛阳性、膝腱反射亢进等。检查可见脑电图异常，头颅CT显示轻度脑积水。也有患儿无神经系统症状、体征，仅见脑电图异常。较重的神经系统损害多在病后数年出现，表现为脑膜脑炎型、脑干型、器质性精神症状型、脊髓脊膜炎等。儿童白塞病神经系损害程度与病程的关系仍有待于进一步随诊观察。

7. 关节症状

25%～60%患儿可伴有关节症状，主要表现为相对轻微的局限性、非对称性关节炎，多数累及膝关节和其他大关节。有时在HLA-B27阳性患者中可累及骶髂关节，与强直性脊柱炎表现相似。多为一过性，很少引起关节变形。关节 X 线检查无异常。

8. 心血管损害

本病可侵犯各种动脉、静脉，可出现皮下栓塞性静脉炎、深部静脉栓塞、动脉栓塞和（或）动脉瘤。心脏受累较成人少，长期追踪可见心肌梗死、瓣膜病变、传导系统受累、心包炎等。大动脉受累时可表现为无脉症，肾动脉狭窄时出现高血压。

9. 肺部损害

肺部损害发生率较低，但伴有肺部损害的患儿多病情严重。肺部受累时患儿可出现咳嗽、咯血、胸痛、呼吸困难等症状。

10. 其他

附睾炎发生率为 4% ～ 10%，急性起病，表现为单侧或双侧附睾肿大，伴疼痛或压痛，1 ～ 2 周可缓解，易复发。肾脏损害较少见，可有间歇性或持续性蛋白尿或血尿、肾性高血压等。

（二）实验室及辅助检查

本病无特异性实验室检查异常。活动期可有红细胞沉降率增快、C 反应蛋白升高；部分患者冷球蛋白阳性。HLA–B5 及 HLA–B51 阳性率较高，与眼、消化道病变相关。

特殊检查：神经白塞病常有脑脊液压力增高，白细胞数轻度升高。急性期磁共振成像（MRI）检查敏感性高达 96.5%，可以发现在脑干、脑室旁白质和基底节处的增高信号；慢性期 MRI 检查时应注意与多发性硬化相鉴别。胃肠钡剂造影及内窥镜、血管造影、彩色多普勒检查有助诊断病变部位及范围。肺 X 线片可表现为单或双侧大小不一的弥漫性渗出或圆形结节状阴影，肺梗死时可表现为肺门周围的密度增高的模糊影。高分辨率 CT 或肺血管造影、同位素肺通气灌注扫描等均有助于肺部病变诊断。

二、诊断标准

目前多采用国际白塞病委员会 1989 年制定的国际分类诊断标准：

（一）必要条件

反复口腔溃疡：1年内反复发作3次。有医生观察到或有患者诉说有阿弗他溃疡。

（二）其他

1.反复生殖器溃疡：有医生观察到或有患者诉说外阴部有阿弗他溃疡或瘢痕。

2.眼部病变：前和（或）后葡萄膜炎，视网膜血管炎，裂隙灯检查时玻璃体内有细胞出现，或由眼科医生观察到视网膜血管炎。

3.皮肤病变：有医生观察到或患者诉说的结节红斑样病变、脓性丘疹、痤疮样皮疹、假性毛囊炎；或未服用糖皮质激素的青春期后患者出现痤疮样结节。

4.针刺试验阳性：试验后24～48小时由医生看结果。

具有必要条件反复口腔溃疡，同时符合诊断标准中其余4项中2项者可诊断为白塞病，但需除外其他疾病。

其他与本病密切相关且有利于诊断的症状：关节痛或关节炎、皮下栓塞性静脉炎、深部静脉栓塞、动脉栓塞和（或）动脉瘤、中枢神经病变、消化道溃疡、附睾炎和家族史。

三、鉴别诊断

1.单纯性复发性口腔溃疡

单纯性复发性口腔溃疡是一种最常见的具有反复发作特征的口腔黏膜溃疡性损害，多发生于青壮年。唇、颊、舌尖、舌边缘等处黏膜好发。最初，口腔黏膜充血（发红）、水肿（略隆起），出现小米粒大小的红点，很快破溃成圆形或椭圆形溃疡，中央略凹下，表面有灰黄色的苔，周围有狭窄红晕。有自发性剧烈烧灼痛，遇刺激疼痛加剧，影响患者说话与进食。一般无明显全身症状。而白塞病是一种全身性疾病，不仅有口腔溃疡，而且有眼部病变、会阴溃疡和针刺反应等。

2.瑞特综合征

瑞特综合征虽可有口腔溃疡、龟头炎及结膜炎，易与白塞病相混淆，但前者无针刺反应和静脉炎。

3.肠白塞与克罗恩病

肠型白塞病和克罗恩病的鉴别诊断主要依靠肠镜和活检病理结果。白塞病患者溃疡均发生在回盲部及其附近，均为多发性溃疡，溃疡呈圆形，较深，相对独立是肠型白塞病的特点。内镜下所见主要是黏膜溃疡，分为主溃疡和副溃疡。一般主溃疡好发于结肠，副溃疡好发于小肠。主溃疡呈圆形、卵圆形和不规则形，沿肠管环状分布，直径较大，较深，呈穿透性；副溃疡表浅，呈小圆形或线形，溃疡之间相互不融合。肠道的组织学特征是溃疡和小血管闭塞性炎症。

克罗恩病病变多见于末段回肠和邻近结肠，从口腔至肛门各段消化道均可受累，呈节段性或跳跃式分布。其溃疡特点：早期呈鹅口疮样溃疡，随后溃疡增大，形成纵形溃疡和裂隙溃疡，可将黏膜分割，呈鹅卵石样外观。病变累及肠壁全层，肠壁增厚变硬，肠腔狭窄。而非干酪样肉芽肿是克罗恩病的组织学特点。另外 HLA-B5 及 HLA-B51 和针刺反应阳性有助于鉴别这两种疾病。

【中医治疗】

一、辨证要点

1.早期识别，及时确诊

白塞病是一种累及口腔、眼部、生殖器和皮肤的血管性皮肤病，但在儿童有时早期症状并不典型，或者仅有口腔溃疡，而外阴及眼等部位的病变不明显。由于口腔溃疡是白塞病的特征性表现，所以对于反复口腔溃疡的患儿一定高度警惕白塞病的可能。有些患儿口腔溃疡一般易于察见，外阴溃疡则多不易发现，必须留意询问病史和检查。

2. 抓住主症，分清虚实

本病多因肝、脾、肾三脏功能失调，复受外邪侵袭，以至湿热交阻，气血瘀滞而成。外阴溃烂是由于湿热毒邪循肝经下注，熏蒸会阴部所致。足厥阴肝经上通于咽喉，其肝火热毒循经上冲，则出现口腔溃烂。临床辨证首先要分清虚实，"诸痛痒疮，皆属于心（火）"，但有虚火、实火之分。急性发作期热邪内扰，湿毒熏蒸，多为实证，其特点是发病迅速，溃疡数目较多，颜色鲜红或深红，并感灼热、疼痛，更甚者患处糜烂、腐臭，脉象洪数或弦数，积极治疗可获得较好的效果；中后期则气血阻于经络，正虚邪实，肝肾阴虚，虚火上炎，本虚标实，以致病情缠绵，久治难愈，表现溃疡数目不甚多，疡面久不愈合，或屡愈屡发，患处呈淡红或暗红色，多见平塌凹陷，脉象沉细或缓涩。这是辨证的关键。

二、诊疗思路

中医治疗该病以扶正祛邪为基本原则。首先治其标，然后顾其本；祛邪在先，扶正紧随其后。疏通气机是治疗白塞病的关键，对于控制病情的继续发展及预防其他并发症有重要意义。临床应用时明辨虚实，实证以清热祛邪、疏肝理气为主，虚证以益气养阴扶正为法，辨证论治多可获得较好的治疗效果。

三、辨证论治

1. 湿热毒结证

证候：多见于急性发作期，口疮多疼痛，外阴红肿溃烂，双目发红羞明，下肢红斑结节，可伴口苦咽干、口渴喜饮或渴不多饮，常伴烦躁不安、低热、小便赤涩；舌红，苔黄腻，脉弦滑。

治法：清热除湿解毒。

方药：导赤散合龙胆泻肝汤加减。

芦根 15g，竹叶 3g，龙胆草 4g，车前草 10g，生山栀 10g，黄芩 10g，通草 3g，生地黄 12g，生甘草 10g，黄连 3g，茯苓 10g，滑石 10g。

方解：此属湿热内聚，郁久化火之证。芦根、竹叶、滑石、车前草等清心降火，导热与湿邪从小便而出；生地黄清热凉血，养阴生津；通草利水渗湿；黄连、黄芩、生山栀苦寒泻火；龙胆草上泻肝胆实火，下清下焦湿热；生甘草补益脾胃，和茯苓相配，益气健脾和胃。

加减：口腔溃疡深大，疼痛剧烈者，加锦灯笼、灯心草；目赤肿痛者，加决明子、青葙子；心烦口渴，口臭，大便秘结者，加瓜蒌、知母、天花粉；关节疼痛者，加秦艽、忍冬藤。

2.阴虚湿热证

证候：起病较缓，口腔、外阴部溃疡反复发作，溃疡疮面暗红，灼痛明显，双眼发红，视物不清，伴五心烦热，口燥咽干，心烦不寐，腰膝酸软，小便短赤；舌红少津或有裂纹，苔少或薄白，脉弦细或细数。

治法：滋补肝肾，清热除湿。

方药：知柏地黄汤合导赤散加减。

知母10g，黄柏10g，生地黄10g，山茱萸10g，山药10g，茯苓10g，芦根15g，灯心草4g。

方解：方中知母、黄柏泻火滋阴，生地黄、山茱萸、山药滋补肾阴；茯苓配山药而健脾渗湿；芦根养阴清热；灯心草清心降火，利尿通淋。全方共奏滋补肝肾、养阴清热之功。

加减：小腿结节疼痛者，加牛膝、赤芍、夏枯草；视物不清者，加枸杞子、白菊花；午后低热者，加地骨皮、银柴胡。

3.阴虚血瘀证

证候：病程日久，口腔、阴部溃疡顽固难愈，伴全身乏力，少气懒言，畏寒肢冷，食欲不振，下肢结节，大便稀溏；舌质淡暗，苔白，脉沉细无力。

治法：温补脾肾，温经活血。

方药：阳和汤加减。

熟地黄10g，甘草10g，当归10g，肉桂3g，鸡血藤10g，生黄芪15g，党参10g。

方解：此期热退，口腔和／或外阴溃疡好转，但罹病日久，阴损及阳，阴阳两虚，故应清解余邪，滋补肝肾，温阳健脾，活血化瘀。方中熟地黄滋补阴血，补肾助阳；肉桂补火助阳，温经散寒；党参、黄芪甘温补气；当归、鸡血藤活血通络；甘草解毒而调诸药。

加减：溃疡持久不愈痛甚者，加制乳香、没药。

四、外治法

白塞病是一种以血管炎为病理基础的多系统疾病，好累及口腔、眼、生殖器、皮肤等部位，中医治疗该病的方法很多，外治法是其特色之一，可单独使用，也可与内服药同时并用，临床效果较好。

1.复发性口腔溃疡

可局部使用冰硼散、锡类散等外用药；可用金银花、甘草等煎汤漱口。

2.溃疡粉

药物组成：黄芩、黄连、黄柏、硼砂、冰片，生殖器溃疡或糜烂者另加苦参。用法：以上诸药共研细末，装于干净器皿中，每日清洁局部后外敷患处。

3.炉丹散

药物组成：炉甘石、三黄粉、黄丹、煅硼砂、冰片。用法：以上诸药共研细末，装于干净瓶中备用；使用时，先用茶水洗净创面，再将药粉均匀敷于溃疡表面，然后用无菌纱布包裹，以免过度摩擦，每日换药 1 次。

4.苦参汤

药物组成：苦参、蛇床子。用法：以上两味药共煎水，温热时外洗患处。

【临床与实验研究】

1.赵坤认为本病主要致病因素可归纳为湿、热、毒、瘀，湿毒贯穿于本病的始末，湿热蕴积，阻滞气机，热毒伤络，脉道不通致瘀，引发疾病。而治疗本病首先要注重健运脾胃；其次本病虽以湿热为主，但不可大剂量应用寒凉药物，因儿童稚阳未充，稚阴未长，过用寒凉可造成阴阳失调；再则寒凉之品不利于祛湿，还可降低活血药物的疗效。患儿疾病初期湿毒症状明显，选用藿香、木瓜、厚朴、木香、白扁豆、滑石化湿和胃，白花蛇舌草、金银花、黄连、地锦草清热解毒；湿性黏滞，阻滞气机，气血运行不畅，留而为瘀，选用红花活血化瘀，四君子汤健运脾胃，珍珠粉、白及、青黛、儿茶敛疮生肌。

2. 冯宪章认为白塞病核心病机为肝脾肾亏虚为本，湿热毒蕴为标，病性为虚实夹杂，强调"急则治其标，缓则治其本"和"标本同治"的中医治则，采用疏肝健脾、滋阴补肾、扶正解毒的治法来分期论治本病，并拟定了专病专方：当归20g，白芍30g，陈皮30g，怀山药30g，薏苡仁30g，金银花30g，赤小豆40g，黄芪30g，茯苓20g，白及10g，枸杞子20g，女贞子20g，白茅根30g，黄柏10g，连翘20g，泽泻10g，青葙子10g，佩兰10g，菊花10g，龙胆草15g，白术10g，丹参20g，炒枳壳10g，甘草10g，临床取得良好疗效。

3. 路志正认为本病属于中医学之"狐惑病"范畴，发病与肝、脾关系密切，涉及心、肾、肺诸脏。病因病机为肝郁化火，气阴两伤，脾虚失运，湿毒熏蒸脏腑，病机错综复杂，涉及多个脏腑，同时或先后发病，五脏相因，湿毒为患，为本虚标实，虚实夹杂之证。治疗强调辨病辨证相结合，以益气养阴、疏肝健脾、化湿解毒为法，以甘草泻心汤为主方临床加减化裁，取得良好效果。

4. 赵炳南认为本病主要是由于肝肾阴虚、湿热蕴毒所致，临床可以分为肝肾阴虚型、湿热型、脾虚型三型，分别法以滋补肝肾清热除湿、除湿清热解毒、健脾除湿解毒。对于每个狐惑患者必须结合其自身特点，抓住其病理实质，辨证论治。在具体辨证时，赵炳南强调必首辨阴阳，若不辨阴阳，妄加投药，"犹以安胎之药，服其夫矣"。

5. 朱名宸认为本病病因病机可概括为湿热毒炽、阴虚血热、瘀滞肌腠、血虚易感，治疗当以清热利湿解毒、养阴清热、活血化瘀、养血扶正为法。且主张分期论治，初期多表现为湿热毒炽之证，宜以清热利湿解毒为大法，常用方为凉膈散、五味消毒饮加减；中期多表现为阴虚血热之证，故治疗时还当酌加养阴之药，宜投二至丸、犀角地黄汤、一贯煎之类；后期多表现为血瘀、血虚易感之证，治以活血化瘀、养血扶正，常用方为桃红四物汤加减。

【西医治疗】

本病目前尚无根治办法，其治疗的目的在于控制症状，防止复发及重要脏器损害，延缓疾病进展。

一、药物治疗

（一）一般治疗

急性活动期应适当休息；口腔溃疡者应避免进食刺激性食物；合并感染者应予相应的抗感染治疗。

（二）局部治疗

口腔溃疡可局部用糖皮质激素膏、冰硼散、锡类散等，生殖器溃疡用 1∶5000 高锰酸钾清洗后加用抗生素软膏；眼部损害需眼科医生协助治疗，眼结膜炎、角膜炎可应用糖皮质激素眼膏或滴眼液，眼葡萄膜炎须应用散瞳剂以防止炎症后粘连，重症眼炎者可在球结膜下注射糖皮质激素。

（三）全身药物治疗

1. 非甾体抗炎药（NSAIDs）

非甾体抗炎药具有消炎镇痛作用，对缓解发热、皮肤结节红斑、生殖器溃疡疼痛及关节炎症状有一定疗效。多种 NSAIDs 可供选用，常用药物有布洛芬、双氯芬酸钠等。

2. 沙利度胺（tllalidomide）

沙利度胺用于治疗口腔、生殖器溃疡及皮肤病变。剂量为 2.5 ～ 4mg/（kg·d），每日分 3 次口服，最大量 1 日 100mg。有引起神经轴索变性的不良反应。

3. 糖皮质激素

本药需根据脏器受累及病情的严重程度酌情使用，突然停药易导致疾病复发。故主要用于全身症状重，有中枢神经系统病变，内脏系统的血管炎，口、阴巨大溃疡及急性眼部病变。剂量为 0.5 ～ 1.5mg/（kg·d），症状控制后逐渐减量。重症患者如严重眼炎、中枢神经系统病变、严重血管炎患者可静脉应用大剂量甲泼尼龙冲击，10 ～ 20mg/（kg·d），3 ～ 7 天为 1 个疗程，与免疫抑制剂联合使用效果更好。长期应用糖皮质激素有不良反应。

4. 免疫抑制剂

重要脏器损害时应选用此类药，常与糖皮质激素联用。此类药物不良反应较大，用药期间应注意严密监测。

（1）硫唑嘌呤（azathiooprine，AZA） 是白塞病多系统病变的主要用药。用量为 2 ～ 2.5mg/（kg·d），日 1 次口服，最大剂量 1 日 150mg。可抑制口腔溃疡、眼部病变、关节炎和深静脉血栓，改善疾病的预后。停药后容易复发。可与其他免疫抑制剂联用，但不宜与干扰素 – α 联用，以免骨髓抑制。应用期间应定期复查血常规和肝功能等。

（2）甲氨蝶呤（methotrexate，MTX） 每周 7.5 ～ 15mg，口服或静脉注射。用于治疗神经系统、皮肤黏膜等病变，可长期小剂量服用。不良反应有骨髓抑制、肝损害及消化道症状等。

（3）环磷酰胺（cyelophosphamide，CTX） 在急性中枢神经系统损害或肺血管炎、眼炎时，与泼尼松联合使用，可口服或大剂量静脉冲击治疗（每次用量 0.5 ～ 1.0g/m² 体表面积，每 4 周 1 次或每次 8 ～ 12mg/kg，每 2 周 1 次）。使用时嘱患者大量饮水，以避免出血性膀胱炎的发生，此外可有消化道反应及白细胞减少等（见系统性红斑狼疮用药）。

（4）环孢素 A（cyclosporine A，CsA） 对其他免疫抑制剂疗效不佳的眼白塞病效果较好。剂量为每日 3 ～ 5mg/kg。因其神经毒性可导致中枢神经系统的病变，一般不用于白塞病合并中枢神经系统损害的患者。应用时注意监测血压，肾功能损害是其主要不良反应。

（5）柳氮磺吡啶（sulfasalaxine, SSZ） 剂量1～2g/d，分3～4次口服。儿童剂量：活动期每次10～15mg/kg；缓解期每次5～7.5mg/kg，1日3～4次口服。可用于肠白塞病或关节炎患者，应注意药物的消化道及肾损害等不良反应。

（6）苯丁酸氮芥（chlorambucil, CB1348） 由于不良反应较大，目前应用较少。可用于治疗视网膜、中枢神经系统及血管病变。用法为0.1mg/（kg·d），每日3次口服，持续使用数月直至病情稳定后减量维持。眼损害应考虑用药2～3年以上，以免复发。不良反应有继发感染，长期应用有可能停经或精子减少、无精。

5. 生物制剂

（1）干扰素－α-2a 对关节损伤及皮肤黏膜病变有效率较高，有治疗难治性葡萄膜炎、视网膜血管炎患者疗效较好的报道。起始治疗为每日600万U皮下注射，治疗有效后逐渐减量，维持量为300万U每周3次，部分患者可停药。不良反应有抑郁和血细胞减少，避免与硫唑嘌呤联用。

（2）肿瘤坏死因子（TNF）－α拮抗剂 英夫利西单抗（infliximab）、依那西普（etanercept）和阿达木单抗（adalimumab）均有治疗白塞病有效的报道。可用于DMARDs抵抗的白塞病患者的皮肤黏膜病变、葡萄膜炎、视网膜炎、关节炎、胃肠道损伤以及中枢神经系统受累等。TNF-α拮抗剂起效迅速，但停药易复发，复发患者重新应用仍有效。要注意预防感染，尤其是结核感染。

6. 其他

（1）雷公藤制剂 可用于口腔溃疡、皮下结节、关节病、眼炎的治疗。对肠道症状疗效较差。

（2）抗血小板药物（阿司匹林、潘生丁）及抗纤维蛋白疗法（尿激酶、链激酶） 目前尚无直接证据可用于治疗白塞病的血栓疾病，使用时应谨慎，以免引起血管瘤破裂出血。明确诊断的新近形成的血栓可溶栓抗凝治疗。溶栓可静脉应用链激酶、尿激酶；抗凝可选用低分子肝素皮下注射或华法令首剂0.2mg/kg，日1次，最大量10mg，第二天改为0.1mg/kg，日 1 次，最大量 5mg/d 口服［需监测凝血酶原时间，维持国际标准化比值（INR）在 2 ～ 2.5］。如 INR 高于 3，可调整剂量 0.05mg/kg，1 日 1 次，最大量 2.5mg；如 INR 高于 3.5，则须停药。有出血倾向、脑卒中、未控制的高血压、肝功能障碍、肾功能障碍、视网膜出血性病变等患者禁用溶栓抗凝治疗。

二、手术治疗

一般不主张手术治疗，动脉瘤具有破裂风险者可考虑手术治疗。慢性期患者应首先选用糖皮质激素联合环磷酰胺治疗。重症肠白塞病并发肠穿孔时可行急诊手术治疗，但术后复发率可高达 50%，故选择手术治疗应慎重。血管病变手术后也可于术后吻合处再次形成动脉瘤，采用介入治疗可减少手术并发症。手术后应继续应用免疫抑制剂可减少复发。眼失明伴持续疼痛者可手术摘除。

三、白塞病主要器官受累的参考治疗方案

1. 眼病

任何白塞病炎症性眼病的治疗均需全身应用糖皮质激素和早期应用硫唑嘌呤。严重眼病视力下降 ≥ 2 级和（或）有视网膜病变建议糖皮质激素、硫唑嘌呤联合环孢素 A 或生物制剂治疗。需警惕糖皮质激素导致继发的白内障、青光眼等。

2. 大血管病变

目前尚无充分对照研究的证据指导白塞病大血管病变的治疗。急性深静脉血栓推荐使用糖皮质激素联合免疫抑制剂，如硫唑嘌呤、环磷酰胺、环孢素 A。周围动脉瘤有破裂风险，可采用手术联合免疫抑制剂治疗。肺动脉瘤手术病死率较高，主要用免疫抑制剂治疗，紧急情况可试行动脉瘤栓塞术。

3. 胃肠道病变

除急症需手术外，应首先使用糖皮质激素、柳氮磺吡啶、硫唑嘌呤。

难治性病例可选用 TNF-α 拮抗剂或沙利度胺。必要时行回肠结肠部分切除术,但术后复发率和二次手术率高。硫唑嘌呤可用于术后的维持治疗以减少二次手术率。

4. 神经系统病变

脑实质损害可使用糖皮质激素、甲氨蝶呤、硫唑嘌呤、环磷酰胺、干扰素–α 和 TNF-α 拮抗剂。急性期需大剂量糖皮质激素冲击,后口服糖皮质激素维持治疗 2～3 个月。联合应用免疫抑制剂可防止复发和减缓疾病进展。

5. 皮肤黏膜病变

可进行专科局部治疗。难治性皮肤黏膜病变可使用硫唑嘌呤、沙利度胺及生物制剂。

【预后与转归】

白塞病多呈慢性过程,缓解和复发常持续数年甚至数十年。合并葡萄膜炎则是失明的主要原因。本病的死亡率相对较低,死亡原因常见为年轻男性患者肺动脉瘤破裂出血,其他致死的原因包括严重中枢神经系统受累、Budd–Chiari 综合征及肠溃疡穿孔等。

第十节　混合结缔组织病

混合结缔组织病(mixed connective tissue disease ,MCTD)是一种综合征,其特点为临床上具有系统性红斑狼疮(SLE)、幼年特发性关节炎、皮肌炎和硬皮病等多种结缔组织病的症状。其血清中有高滴度的抗 U1RNP 抗体或有极高滴度的斑点型免疫荧光抗核抗体(IFANA)。其临床以雷诺现象、关节痛、关节炎、手肿胀、食管功能障碍、肺弥散功能降低、淋巴结病变,以及炎症性疾病、血管炎等特异性表现为主,肾损害较轻,预后较好。Sharp 等 1972 年首先报道了一组血清中有抗 RNP 抗体的系统性红斑狼疮(SLE)、系统性硬化病(SSc)和多发性肌炎(PM)重叠的病例,并认为是一种新的风湿性疾病，称之为 MCTD。此后，此概念不断更新，发现该病受累脏器广泛，有逐渐演化为某一特定结缔组织病，尤其是硬皮病的趋势，因此，部分学者认为 MCTD 是结缔组织病的中间状态或亚型，但在风湿病学教科书中将其作为一种风湿病学独特疾病加以阐述。

【历史沿革】

1972 年 Sharp 等首先提出一种同时或不同时具有 SLE、PM、SSc、RA 等疾病的混合表现，血中有高滴度效价的斑点型 ANA 和高滴度抗 U1RNP 抗体的疾病，命名为混合性结缔组织病（MCTD）。多年来，尽管对 MCTD 是上述某个病的早期表现或为某病的亚型，还是一独立的病种尚存争议，但多数学者仍接受了这一命名，因无论从临床表现还是实验室抗体测定的特征上，确实存在一组表现为此的病症。混合性结缔组织病（MCTD）主要表现为雷诺现象、手指肿胀、皮疹、关节及肺部损害等病变，血中可检测到高滴度抗核抗体（ANA）及抗 U1 核糖核蛋白（U1RNP）抗体。1986 年日本东京 MCTD 会议制定的 Sharp 标准为目前临床常用的诊断标准。随着新发病例增多及对原有患者治疗随访期限的不断延长，人们发现 MCTD 并非像早期 Sharp 描述的那样全部呈良性、激素敏感过程。

MCTD 流行病学患病率高于系统性硬化症和多发性肌炎，低于系统性红斑狼疮。日本人 1987 年报道其患病率约为 SLE 的八分之一，近 30 年来陆续有儿童及青少年起病的 MCTD 报道。大样本儿童 MCTD 研究见于德国 Michels 综述 224 例，美国 Richard 综述 200 多例，日本横田俊平帕报道 66 例，我国唐雪梅报告 15 例，其他都是少数案例报道。有统计儿童 MCTD 占所有 MCTD 的 23%，而在所有儿童和青少年的风湿免疫疾病中，MCTD 仅占 0.6%，仍是一种少见病。男女比例约为 1∶9，以女性为主，女孩约占 85%。报道发病年龄最小 2 岁，儿童时期发病率高于成人。我国 MCTD 的患病率目前尚无报道。目前没有种族间发病率差异的报道。儿童期本病死亡率和幼年 SLE、DM 相似。

【病因与病机】

一、中医病因病机

本病病因病机比较复杂，多为先天禀赋不足，后天喂养不当，感受外邪，自皮毛乘虚而入，病邪流注于筋骨肌肉关节，导致气血不畅，营卫失和，气郁痰阻，瘀血内停，经脉不通，皮肤筋骨失养，病变由表入里，逐渐伤及脏腑而发为本病。

二、西医病因病理

MCTD 具体的发病机制尚不清楚，遗传背景方面患者中 HLA-DR4 DW4 亚型增高。有研究表明本病为一种免疫功能紊乱的疾病，如 B 细胞过度活化，抑制性 T 细胞缺陷，TH1/TH2 平衡偏离，存在高滴度的抗 U1RNP 抗体，高球蛋白血症，免疫复合物增高，组织中存在淋巴细胞及浆细胞的浸润等。病理改变为广泛的血管内膜和 / 或中层增殖性损伤，导致大血管和许多小血管狭窄，并伴有肺动脉高压和肺功能的异常。

【诊断与鉴别诊断】

一、诊断要点

（一）临床表现

MCTD 多起病隐匿，可表现组成本病的各个结缔组织病（SLE、SSc、PM/DM 或 RA）的任何临床症状。疾病早期患者表现为乏力、易疲劳、肌痛、关节痛、雷诺现象、手指关节肿胀或硬化、肺部炎症改变、肌痛和肌无力、食管功能障碍、淋巴结肿大、脱发、面部皮疹及浆膜炎等。典型的临床表现是雷诺现象、手肿、手指硬皮症、呼吸困难、食道功能不全、肌炎、关节痛和多关节炎。其中病变累积出现率以雷诺现象和关节症状最高。

1. 皮肤黏膜

手指水肿和雷诺现象是本病最常见症状之一，手指肿胀、变粗或整个手水肿，手指皮肤绷紧变厚，类似于硬皮病的改变，但较少发生像 SSc 患者中常见挛缩与指尖缺血坏死或指尖溃疡。有些患者皮肤出现类似 SLE 的红斑皮疹，指关节伸侧皮肤红斑，眼睑呈紫罗兰色。患儿还可有脱发、指（趾）硬化、色素减退、光过敏、荨麻疹、面部和甲周毛细血管扩张。面部皮肤可有硬皮样改变，但真正硬皮病面容则少见。黏膜损害包括颊黏膜溃疡、口腔溃疡、生殖器溃疡。前臂屈肌、手伸肌、足伸肌和跟腱可出现腱鞘周围及皮下结节。

2. 关节炎

关节痛和晨僵在 MCTD 患儿中常常是最早出现的症状，文献报道有 97% 的 MCTD 患儿出现关节炎，但患儿的关节炎表现多轻于幼年特发性关节炎，引起关节骨破坏，关节畸形，关节功能丧失的比例约为 1/3。关节组织学检查显示，增生的滑膜表面有组织纤维样坏死、血管增生和间质水肿，可见单核巨噬细胞和小的淋巴浆细胞、多形核细胞和多形巨细胞浸润。小关节深层滑膜阻塞和关节腔狭窄。

3. 肌肉病变

肌痛是本病常见症状，有 70% 的患儿可出现肌肉症状，表现为肌痛、肌无力，肌酶升高约 35%，30% 可出现肌电图肌原性损害，20% 肌活检有肌纤维退化，肌间血管周围和间质有浆细胞和淋巴细胞浸润。

4. 脏器损伤

腮腺受累在儿童占 24%～64%，表现为腮腺肿大，可合并出现干燥综合征。肺脏受累占 50% 以上，多隐匿起病，可见肺间质病变，胸膜炎，肺实质浸润，肺出血。最明显的是肺脏弥散功能下降，肺血管病变导致肺动脉高压是引起死亡的主要原因之一。心脏受累可见心内膜炎、心肌炎、心包炎，心包填塞少见，并可见心脏扩大和传导阻滞。肾脏受损发生率高于成人，约 25% 患儿肾脏受累，通常为膜性肾小球肾炎，有时也可引起肾病综合征，但大多数患儿无症状。消化道病变以食道运动障碍最为常见，也可见消化道出血、肝炎、胰腺炎、胆囊炎等合并症。神经系统损害可见无菌性脑膜炎、动脉栓塞、脑出血。血液系统有血小板减少症、慢性贫血、溶血性贫血、单纯红细胞再生障碍性贫血等。中小血管的内膜轻度增生和中层肥厚是 MCTD 的血管损害特征，类似于 SSc 的血管组织学改变，大多数患儿甲皱微循环是异常的，如毛细血管扩张、模糊。

儿童与成人 MCTD 相比较，限制性肺疾病和 CO 弥散功能异常发生比例明显少于成人，肺动脉高压发生率仅 1%～9%。由于观察时限及病例数量的差异，不同文献报告儿童 MCTD 临床表现呈多样化，Kotajima 等发现儿童表现 SLE 样特点多于成人；Oetgan 等认为硬皮病样皮肤改变儿童多于成人；Singsen 等报告血小板减少及心肾损害在小儿更多见。儿童有炎性肌肉病变的患者，肌酶较成人显著增高。胸膜炎和心包炎的发生率较成人少，但可为致死原因，常伴有心电图异常。小儿食管功能障碍发生率远较成人少，但胃食管反流比食管运动异常更多见。关节炎常见但并不严重，关节变形、骨坏死、骨破坏甚少。血管炎性皮疹可见狼疮样皮损、硬皮病样皮损，表现指、趾溃疡或硬化等。血栓性血小板减少性紫癜及溶血也有发生。随着病程进展，肌痛、关节痛、乏力、关节炎、肌无力、肌酶高及指（趾）端水肿等症状出现率降低，相反，限制性肺疾病和 CO 弥散下降出现增多，肌炎样症状减少而硬皮病样症状增多。在小儿 MCTD 后期，食管动力异常、胃肠反流及指（趾）端硬化亦略有增多。其他还可见轻度高血压、淋巴结炎、神经症状、无菌性脑膜炎、干燥综合征、继发感染等。

（二）实验室检查

MCTD 患者血清中普遍有高球蛋白血症，主要是自身抗体。患者血清中有高滴度的斑点型 IF-ANA 和抗 U1snRNP 抗体是本病的特征，但是还存在其他自身抗体，包括抗内皮细胞抗体。显著的特点是抗 U1snRNP（70kD，A 和 C 蛋白）IgG 抗体，与 SLE 患者相比，MCTD 患者血清中的 IF-ANA 滴度非常高，可高达 1∶2560 以上。抗 U1RNP 抗体与 MCTD 和 SLE 患者雷诺现象密切相关，和肾脏损害呈负相关。

MCTD 患者血清抗 Sm 抗体阴性，抗 dsDNA 抗体阳性率小于 3%，抗 Jol 阳性率小于 1%。大多数患者有高 γ 球蛋白血症。低补体血症 25%；30%～50% 的患儿类风湿因子阳性；约有 10% 的患者梅毒血清试验假阳性。抗心磷脂抗体或狼疮抗凝物阳性，或二者均阳性，但和 SLE 不同的是并不和血栓相关联。30%～40% 患者有中度贫血与白细胞减少，或有血小板减少。Coombs 试验阳性。有肾小球肾炎时尿常规可查到红细胞、白细胞、管型和蛋白。有活动性肌炎时血清肌酸激酶和醛缩酶通常增高。

二、诊断标准

诊断标准尚不统一，有 Sharp、Kasukawa 等四种被广泛应用。其诊断关键线索是雷诺现象、关节炎、手指肿胀、炎性肌病、高滴度的 U1RNP 抗体和 Sm 抗体阴性。

Sharp 诊断标准（美国）

1. 主要标准

①严重肌炎；②肺部受累：CO 弥散功能小于 70% 和（或）肺动脉高压和（或）肺活检显示增殖性血管病变；③雷诺现象或食管蠕动功能减低；④手指肿胀或手指硬化；⑤抗 ENA＞1∶10000 和抗 U1RNP 抗体阳性和抗 Sm 抗体阴性。

2. 次要标准

①脱发；②白细胞减少；③贫血；④胸膜炎；⑤心包炎；⑥关节炎；⑦三叉神经病；⑧颊部红斑；⑨血小板减少；⑩轻度肌炎；⑪手肿胀病史。

3. 确诊标准

符合 4 条主要标准，抗 U1RNP 抗体滴度＞1∶4000 及抗 Sm 抗体阴性（如阳性为排除标准）或前 3 条主要标准中 2 条及 2 条次要标准和抗 U1RNP 抗体滴度＞1∶1000。

4. 高度疑似诊断标准

符合 3 条主要标准及抗 Sm 抗体阴性，或 2 条主要标准和 1 条次要标准，抗 U1RNP 抗体滴度＞1∶1000。

5. 疑似诊断标准

符合 3 条主要标准，但抗 U1RNP 抗体阴性；或 2 条主要标准，或 1 条主要标准和 3 条次要标准，伴有抗 U1RNP 抗体滴度＞1∶1000。

三、鉴别诊断

1. SLE

MCTD 的双手肿胀、炎症性肌病、食管功能障碍和肺部病变较 SLE 多见。SLE 有典型的蝶形红斑，其肾脏受损及神经系统病变较 MCTD 为重，同时，SLE 的自身抗体为 ds–DNA 抗体、Sm 抗体，与 MCTD 的不同。

2. PM/DM

PM/DM 以炎症性肌病为主要表现，其雷诺现象、关节炎、手指肿胀等表现明显低于 MCTD，在儿童 PM 特有的抗 Jo–1 和抗 PM–1 抗体多阴性，故不以此作为鉴别要点。

另外本病还需与幼年特发性关节炎、硬皮病和重叠综合征进行鉴别。

【中医治疗】

一、辨证要点

混合结缔组织病主要是由于先天禀赋不足，复感风寒湿之邪，血虚气滞，寒客经络，气血运行不畅，阻于经脉，可见寒阻血瘀证；日久累及脾肾，耗伤阳气，可致脾肾阳虚血瘀证；化热伤阴，可见阴虚血瘀证；肺脾气虚，水饮不化，热郁上焦，炼液为痰，痰饮互结，阻滞气道血脉，可见痰饮内停证。

二、诊疗思路

本病的中医证候以血瘀证为主，治疗的重点在于活血化瘀通络。由于寒邪阻于经脉，血瘀络道所致的寒阻血瘀证，主要表现为初起指（趾）端苍白、发凉、麻木或刺痛，继而出现紫黑色，遇冷则加剧，得暖则缓解；治以温阳散寒，活血通络。由于脾肾阳不足为主，以致气血凝滞所致阳虚血瘀证，主要表现为手指肿胀、关节肿痛、活动不利，伴有面色萎黄、畏寒肢冷、腰酸肢软、纳呆便溏等症状；宜补肾壮阳，温经和营。由于寒湿内侵，病久化热伤阴，络道不畅，以致气血凝滞而成阴虚血瘀证，主要表现为手部弥漫性肿胀，伴有毛细血管扩张，盘状限局性红斑，或在手指关节背面有皮肌炎样的萎缩性红斑，指端粗厚，指关节伸侧面粗糙，甚至指端发生溃疡或坏死等，往往伴有发热等症状；可养阴清热，益气活血。由于肺脾气虚，水饮不化，热郁上焦，炼液为痰，痰饮互结，阻滞气道血脉所致的痰饮内停证，症见咳嗽气喘，胸闷胸痛，心悸怔忡，时有发热，口干烦躁，手指肿胀，指端青紫，肌肉酸痛无力等表现；可采用化痰蠲饮，活血通络治法。

三、辨证论治

1. 寒阻血瘀证

证候：初起指（趾）端苍白、发凉、麻木或刺痛，继而出现紫黑色，再转变为暗红、肿胀，最后皮色正常，遇冷则使症状加剧，得暖则症状缓解，有的情绪稍激动即可引起发作；苔薄白，脉沉细。

治法：温阳散寒，活血通络。

方药：桂枝汤加减。

桂枝、赤芍、当归、川芎、红花、桃仁、炙地龙各 9g，桑枝 30g，生甘草 3g，大枣 15g。

方解：桂枝辛甘温，入膀胱经，助卫通营，可解除肌表风寒之邪；赤芍、当归养血活血，与桂枝相配，以调营卫；川芎行气开郁，祛风通络，可助桂枝发散表邪；大枣益气，助归、芍以和营血；加桑枝行气利水；桃仁、红花、地龙活血化瘀，以促进活络通痹之效；生甘草调和诸药。诸药合用，共达温经散寒、养血活血、通络除痹的作用。

2. 阳虚血瘀证

证候：指肿胀，关节肿痛，活动不利，伴有面色萎黄，畏寒肢冷，腰酸肢软，纳呆便溏，月经紊乱，舌质淡苔薄，舌体胖，脉细缓等症状。

治法：补肾壮阳，温经和营。

方药：右归丸加减。

熟地黄 18g，鹿角片 12g（先煎），仙灵脾 30g，杜仲、肉苁蓉、川桂枝、净麻黄、秦艽、威灵仙、羌活各9g，丹参30g，益母草15g。

方解：熟地黄、鹿角片为君药，温补肾阳，填精补髓；佐以仙灵脾、杜仲、肉苁蓉温补肝肾，益精壮阳，强筋骨；麻黄辛温散寒，与祛风除湿通络的秦艽、威灵仙、羌活配伍以祛除痹阻经络之风寒湿邪；桂枝温阳通络，与凉血活血之丹参、益母草配伍，以达和营通络的作用。诸药合用，共奏益肾通阳、通经和营之效。

3.阴虚血瘀证

证候：手部弥漫性肿胀，伴有毛细血管扩张，盘状限局性红斑，或在手指关节背面有皮肌炎样的萎缩性红斑，指端粗厚，指关节伸侧面粗糙，甚至指端发生溃疡或坏死。往往伴有发热，关节疼痛，肝脏损害，或有蛋白尿，苔剥舌红，脉细数等症状。

治法：养阴清热，益气活血。

方药：增液汤加减。

生地黄30g，玄参12g，天冬、麦冬各9g，白花蛇舌草、鹿衔草、虎杖、生黄芪、丹参、鸡血藤各30g，炙地龙、乌梢蛇各15g。

方解：以生地黄、天冬、麦冬、玄参滋补阴液，清热润燥；以白花蛇舌草清热解毒利湿；虎杖清热化湿，活血解毒，以加强清热化湿通络之效；病情日久，阴损及阳，故佐用黄芪益气，既可促进阴液恢复，又可加强驱邪通络的效果；鹿衔草既可补虚益肾，又可祛风除湿、活血通络，与黄芪合用加强扶正祛邪之功；丹参、鸡血藤养血而不助热，凉血而不瘀滞，与祛湿活络的地龙、乌梢蛇配伍达到活血化瘀、软坚通络之效。诸药合用，达到滋阴清热、益气活血、通络除痹的效果。

4.痰饮内停证

证候：咳嗽气喘，胸闷胸痛，心悸怔忡，时有发热，口干烦躁，面部紫红斑疹，手指肿胀，指端青紫，肌肉酸痛无力；舌质红体胖大，苔白腻或黄腻，脉数细。

治法：化痰蠲饮，活血通络。

方药：麦门冬汤加减。

麦冬 15g，人参 10g，半夏 6g，阿胶 10g，杏仁 10g，枇杷叶 15g，苏子 10g，贝母 10g，柴胡 3g，枳壳 10g，当归 10g，赤芍 10g，桃仁 10g，红花 3g，甘草 3g。

方解：方中麦冬为君，甘寒清润，既养肺胃之阴，又清肺胃虚热；人参益气生津为臣；佐以半夏降逆下气，化其痰涎，与大剂麦冬配伍，则其燥性减而降逆之用存，且能开胃行津以润肺，又使麦冬滋而不腻，相反相成；阿胶助麦冬养阴润肺，肺得滋润，则治节有权；杏仁、枇杷叶苦降肺气；贝母、苏子润肺降气化痰；配以柴胡、枳壳开胸行气；当归、赤芍、桃仁、红花养血活血，行气化瘀通络；甘草并能润肺利咽，调和诸药，兼作使药。诸药合用，达到润肺益气、化痰蠲饮、活血通络效果。

加减：发热者，加生石膏 20g，肥知母、黄柏各 9g；肝脏损害、肝功能慢性指标增高者，加连翘 30g，半枝莲 30g，生铁落 30g；月经不调者，加当归 12g，赤芍 12g，白芍 12g；关节肿痛者，加秦艽 9g，威灵仙 12g，羌活 30g；自汗盗汗者，加生牡蛎 30g（先煎），生黄芪 30g；大便干结者，加熟大黄 12g，全瓜蒌 15g。

【临床与实验研究】

1.有关中医治疗混合性结缔组织病的现代临床研究较少，儿科尤为罕见。张华东等曾报道混合性结缔组织病的辨证要点在早期以风热犯肺为主，急性发作为风热犯肺和气营热盛证，待高热退后，向阴虚内热转化；在慢性活动期以阴虚内热证为主，阴虚内热常与血热、瘀热互结贯穿于整个病程中。中晚期患者多以脾肾两虚、气血不足、痰浊瘀阻为主，病史缠绵，经久难愈。因此本病风热犯肺以病在卫气，多实证，发热、关节肌肉及皮肤改变为辨证要点；气营热盛证以病在气营，为实证，高热、神昏及皮肤红斑、红疹及瘀点改变为辨证要点；阴虚内热证以病在肝肾，为虚证，潮热盗汗、关节灼痛、筋骨痿软为辨证要点；脾肾两虚证以病在脾肾，为虚证，手足呈腊肠样肿胀、指尖皮硬、畏寒肢冷、肢端或白或青紫、关节肌肉酸麻无力为辨证要点。

2.刘华认为，病因病机主要为阳气虚弱、寒邪侵袭、血脉瘀滞为患，治以温阳益气、祛寒活血通络为主，常用方为二仙汤、黄芪桂枝五物汤、补阳还五汤及三藤汤（雷公藤、鸡血藤、红藤）。

3.马红梅曾报道1例早期高热混合结缔组织病患者，临床辨证为湿热内蕴、气阴两伤；治以清热利湿、益气养阴，用白虎加人参汤合温胆汤加减，1周后体温恢复正常。

4.张素华认为，混合性结缔组织病以人体脏腑功能及气血阴阳失调为本，感受风寒湿热燥等实邪为标，引起痰浊瘀血留滞，经脉气血不荣及不通，出现关节肌肉疼痛、麻木、肿胀、重着、屈伸不利甚至累及脏腑。其病因病机均体现本虚标实的特点，运用"扶正祛邪"中医思维，以益气养阴、补气养血、温肾健脾等扶正法及清热利湿、祛风散寒、活血通络等祛邪法并用，可有效控制病情，延缓病情发展，为临床治疗提供思路。

【西医治疗】

西医方案尚不统一，一般依据各种相关疾病表现、累及脏器情况、病情进展程度以及疾病的不同时期选择用药。

一、药物治疗

1.非甾体抗炎药

早期仅低热不伴其他症状或仅有轻度关节症状，或疾病活动性低且稳定，可用 NSAID 类药物，如选用布洛芬、扶他林，病程不宜过长，注意肝功能损害、消化性溃疡等副作用。

2.糖皮质激素

对于疾病处于高度活动，发热，伴多脏器损害者，需采用激素治疗，小剂量激素对皮疹、关节炎、胸膜炎、指端水肿有一定效果；对于严重的神经系统损害、血管炎、肌炎、肺出血等需大剂量甚至冲击剂量的激素加免疫抑制剂联合治疗。无菌性脑膜炎、肌炎、浆膜炎、心包炎对激素较为敏感；肾病综合征、雷诺征、侵蚀性关节炎、肢端硬化和外周神经病变往

往对激素反应差。轻症可采用泼尼龙 1mg/（kg·d）顿服，两周后渐减量至
5 ～ 10mg/d，以年为单位持续治疗。对于脏器受损，主张早期大剂量短效
激素制剂快速控制症状，以缩短住院时间，然后小剂量激素维持，或早用
免疫抑制剂以减少激素副反应。对严重系统疾病，如血管炎、肌炎或纤维
化肺泡炎可采用大剂量激素治疗。对于肌炎的治疗不宜从小剂量开始，以
较大剂量［1mg/（kg·d）］泼尼松龙治疗至少 6 周，然后逐渐减量维持。

3. 免疫抑制剂

免疫抑制剂的应用目的主要是诱导缓解和与激素协同作用，适用于纤
维化性肺泡炎、肾炎、血管炎、心肌炎和肺动脉高压等。对激素不敏感或
依赖者，多采用羟氯喹、硫唑嘌呤、甲氨蝶呤等，其可以协同激素起效，
并以最大限度减少激素的用量。对于出现肾病综合征样的肾脏病变，也
可采取环磷酰胺冲击治疗。常用环磷酰胺口服或静脉冲击治疗，剂量与
治疗 SLE 相同。免疫抑制剂或前列腺素治疗后，肺动脉高压可显著下降。
甲氨蝶呤和硫唑嘌呤多用于维持治疗和减少激素用量，也可用霉酚酸酯
（MMF）等。

4. 雷诺现象

首先应注意保暖，避免手指外伤，避免使用振动性工具。可应用抗血
小板凝聚药物（如阿司匹林、双嘧达莫）和扩张血管药物（如硝苯地平和
卡托普利）。低分子肝素也可缓解雷诺现象。局部可使用前列环素软膏。如
出现指端溃疡或坏死，可使用静脉扩血管药物如依前列醇。

5. 肺动脉高压

肺动脉高压是 MCTD 患者致死的主要原因，需早期积极治疗。在抗
凝、扩血管药物应用的基础上，还需要中大剂量的激素和免疫抑制剂联合
治疗。免疫抑制剂首选甲氨蝶呤及环磷酰胺，必要时可选用环孢霉素。

二、西医学研究进展

1. 目前尚无统一的儿童的诊断标准。横田俊平制订了小儿的诊断标
准。该诊断标准中 Ⅰ 为核心所见：①雷诺现象；②抗核抗体阳性。Ⅱ 为

临床症状及检查所见：①手指肿胀、浮肿；②颜面红斑；③关节痛、关节炎；④肌炎；⑤高丙种球蛋白血症；⑥ RF 阳性；⑦白细胞减少 / 血小板减少等。只要满足 I 中 2 项、II 中 3 项就可诊断小儿 MCTD。开始诊断率为 89.14%，全过程诊断率为 95.15%。

2. 实验室检查方面：抗 U1RNP 抗体是否为诊断所必备条件目前尚无确切证据证实。其他风湿病中也可见抗 U1RNP 抗体，随时间推移抗 U1RNP 抗体可长消。

3. 关于治疗，认为激素应用应依受累脏器情况而定，部分重症需加用免疫抑制剂，如有严重并发症、肺纤维化、限制性肺疾病、肺动脉高压、肾损害等则预后差。

因 MCTD 预后不良主要与肺纤维化、限制性肺疾病、肺动脉高压相关，近年对其治疗的研究主要集中在肺间质病变及肺动脉高压治疗的研究。肺间质病变采用激素、环磷酰胺冲击及小剂量阿司匹林与血管紧张素转化酶抑制剂（ACEI）盐酸贝纳普利联合应用（PCAI 方案）治疗，研究显示经此方案治疗，临床症状明显缓解，劳动耐力提高，肺间质病变（肺间质纤维化、肺动脉高压等）明显逆转，血气分析示血氧分压回升和肺功能测定的限制性通气功能和弥散功能障碍好转，并改善肺 CT 上的病变影像学进展，心脏超声测到的肺动脉压力有所下降。出现肺动脉高压者，采用前列环素类（代表药物有曲前列环素）、内皮素受体拮抗剂（代表药物有安立生坦）、5 型磷酸二酯酶抑制剂（代表药物有西地那非）治疗，取得一定疗效，但此类药物昂贵，且儿童应用报道未见，尚需观察研究。

【预后与转归】

随着频发病例增多及对原有患者治疗随访期限的不断延长，人们发现 MCTD 并非像早期 Sharp 描述的那样全部呈良性、激素敏感过程。越来越多的文献证实无论成人 MCTD 还是儿童起病的 MCTD 均有导致死亡的严重并发症，如限制性肺疾病、肺动脉高压等，也可表现为激素耐药，需要免疫抑制剂及其他药物联合治疗。小儿起病的 MCTD 完全缓解率低，其病死率低于成人，也低于儿童 SLE，82% 预后良好，多数可正常生活学习，而成人 MCTD 的病死率可能高于 SLE。随年龄的增长，肺动脉高压、心血管受累增多，以狼疮为主的表现逐渐向硬皮病样症状演变，关节损害比例增加，肾损害多不重，但也可为致死原因。由于 MCTD 的不确定性及病情进展缓慢，儿童起病的 MCTD 尚无定性，长期随访是必要的，有人建议至少随访 20 年。

第十一节　川崎病

川崎病（Kawasaki disease，KD）又称皮肤黏膜淋巴结综合征（mucocutaneous lymph node syndrome，MCLS），是一种主要发生在 5 岁以下婴幼儿的急性发热性出疹性疾病。患儿发病时伴全身性血管炎，所以属自身免疫性血管炎综合征。以发热、双侧非渗出性结膜炎、口唇及口腔黏膜充血、肢端改变、皮疹和颈部淋巴结病变为临床特征，15% ~ 25% 未经治疗的 KD 患儿可出现冠状动脉瘤或冠状动脉扩张，并可能引起缺血性心脏病或猝死。自 1967 年日本医生川崎富作（Tomisaku Kawasaki）首次报道以来，该病在世界范围内均有报道，日本、美国、加拿大、英国及中国台湾和北京的流行病学研究均显示该病发病率有逐年增高趋势，已经是儿科常见疾病之一。

【历史沿革】

1967 年由日本人川崎富作医生首次完整描述和报道。该病以发热、双侧球结膜充血、口唇黏膜炎症、肢端改变、皮疹以及颈淋巴结肿大为临床特征。目前该病已取代风湿热成为全世界多数国家儿童获得性心脏病的首位原因。日本于 1970 年第一次制定了 KD 诊断标准，到 2002 年已经经过 5 次修订。美国儿科学会和心脏病学会在 2004 年制定了美国 KD 诊断标准。1984 年，Furusho 首次提倡大剂量丙种球蛋白治疗川崎病。随后，在美国成立了一个多中心研究团体，并开展了两项大剂量丙种球蛋白治疗急性期川崎病的研究。这些研究及更多在日本进行的研究，确立了丙种球蛋白在川崎病急性期治疗的中心地位。

KD 可发生于各种不同的人种，而且在不同人种中其临床表现和流行病学特征均大同小异。KD 多发生于儿童，80% 的患儿年龄在 6 个月至 4 岁之间，很少发生于新生儿或成年人。KD 发病以男性为主，不同地区男女发病比例不同。日本病例中，男女发病率比例为 1.35 ～ 1.38；北京地区男女发病率比例为 1.83∶1；美国地区男女发病率为 1.5 ～ 1.7。不同人种的发病高峰年龄也略有差异，日本、韩国和中国台湾为 9 ～ 11 月龄，而加拿大、印度和英国为 12 月龄。不同地区 KD 的发病率具有明显差异。文献报道，发病率最高的是日本，约为 23.9/ 万；澳大利亚的发病率最低（0.37/万），但有增加趋势；东北亚的发病率是高加索地区的 20 倍左右；新西兰的发病率约为 8/10 万；韩国和中国台湾的发病率也较高，分别为 11.31/ 万和 6.9/ 万。

值得关注的是，生长在世界各地的亚裔人群的发病率均较高，这提示着 KD 发病存在基因易感性。比如，欧洲华裔儿童的发病率明显高于白种人；生长在美国夏威夷的日本人与本土日本人发病率相当，而生长在夏威夷的白种人的发病率与整个欧洲白种人的发病率大致相当。日本、韩国以及英国等发达国家的 KD 发病率正呈逐渐增高的趋势，一些发展中国家，如印度的发病率也有较明显升高。KD 发病率存在季节差异，据统计，欧美发达国家的发病高峰季节为冬季和春季；中国的发病高峰季节为春季和夏季；日本则无明显的季节差异。

【病因与病机】

一、中医病因病机

中医学认为本病多为感受风热湿毒之邪，发病初期，邪毒从肺卫而入，蕴滞肺胃气分，表现为发热、恶寒、咳嗽、流涕、腹痛、腹泻；邪郁肺胃，气机不畅，与湿邪相合，湿毒阻滞四肢气血，则手足硬肿，关节肿痛；湿热蕴结，炼液为痰，则见痰核瘰疬；热邪入营则现壮热不退，斑疹隐隐，唇色赤红；热毒伤阴则口唇皲裂，烦躁不宁，舌绛红无苔；若热邪内陷，引动肝风，则见神昏抽搐；毒热稽留，痹阻心脉，则可见心阳暴脱。温病后期，气阴两虚，常见筋脉爪甲失养而荣枯脱皮。

总之，由于本病以 1～4 岁发病为多见，患儿抵抗力薄弱，一旦感受外邪，易从阳化热化火，迅速传变，使温热毒邪充斥气营，易耗气炼津成痰，阻滞气血，痹阻络脉。因此大多数医家认为本病极期病势常在气营之间徘徊或呈气营两燔之象，后期则多以气阴两虚多见，而痰瘀阻络则贯穿本病始终。

二、西医病因病理

（一）病因

自川崎病第一次报道至今 50 余年，国内外很多著名医学、流行病学专家及科学家对其病因进行了大量研究，但仍未得到满意的结果，川崎病的病因仍然不明。现在的观点主要集中在三个方面，即感染因素、遗传易感因素、超抗原因素；也有学者认为是以上三者的联合作用。

1. 感染因素

川崎病的病因至今不明，但大量临床和流行病学研究资料支持该病的病因可能与感染因素有关。第一，该病有 5 个主要临床表现（发热、皮疹、手掌红肿、眼结膜充血和颈淋巴结肿大），均类似感染性疾病，有时与腮腺病毒感染、猩红热等感染性疾病较难鉴别，该病有明显的自限性，而且复发率很低，支持感染性疾病。第二，有明显的季节发病规律，在日本及美国等地区以冬、春为发病高峰，而我国的北京、上海、台湾等地均以春、夏为发病高峰，北京每年春季呼吸道病毒感染盛行，而夏季肠道病毒感染流行，故推测川崎病的季节性变化可能和病毒感染的流行病学之间有关联，有研究发现 1998 年夏天是台湾川崎病发病的最高峰，而那时有大范围的肠道病毒 71 型流行。第三，日本、美国每次暴发流行都有一个明显的起始地。第四，新生儿罕见有 KD 发生，可能与其有来自母体的抗体保护有关，而＞4岁儿童发病率较低，可能是因为其免疫力较强，或已经经受各种感染因素的作用，产生了获得性免疫。第五，川崎病患儿实验室检查显示有83% C 反应蛋白升高和 96% 血沉增快，75% 患儿末梢血白细胞计数升高，也类似急性感染性疾病的发病过程。目前已报道的与 KD 发病有关的微生物数十种，包括金黄色葡萄球菌、A 组溶血性链球菌、支原体与衣原体、真菌、腺病毒、EB 病毒、疱疹病毒、副流感病毒、人类免疫缺陷病毒、麻疹病毒、轮状病毒、人类冠状病毒等。

2. 遗传易感因素

流行病学研究表明，日本、中国等亚裔儿童川崎病发病率高。英国、美国的研究资料还发现，生活在美国、欧洲的日裔或亚裔儿童川崎病也较其他种族高发，提示遗传易感性对本病发生起着重要作用。有调查研究表明，同胞孪生兄弟的川崎病发病率远高于普通人群，其中在 1 年内 0 ～ 4岁同胞兄弟再次发生川崎病的概率为 0.19%，更支持遗传因素在川崎病易感因素方面的作用。近年针对川崎病遗传学的研究主要有以下几个方面：血管紧张素转换酶基因多态性、一氧化氮合酶基因多态性、细胞因子基因多态性、甘露糖结合凝集素基因多态性、金属基质蛋白酶基因多态性、SLC11A1 基因多态性及 CCR5 等位基因等。但目前为止，未发现川崎病的病因与一种特定的基因多态性相关，可能是与免疫相关的多种基因的多态性使感染某种病原的可能性增加。迄今的研究中仍有许多有争议的问题，因此需要更进一步、更大规模的研究。

3. 超抗原因素

超抗原是一类非常复杂的蛋白质，对免疫细胞激活作用极其强大，能在极短的时间内快速激活人体的免疫细胞，其在免疫应答中只需要极微量，就可以通过一种非常独特的机制刺激 T 细胞、B 细胞、自然杀伤（NK）细胞和淋巴因子激活的杀伤（LAK）细胞等免疫细胞大量增殖，产生大量白介素、干扰素、肿瘤坏死因子、集落刺激因子等细胞因子，并引发免疫效应，从而迅速杀死侵入人体的病毒和体内变异细胞，维持人体免疫平衡。有研究表明，普通抗原与超抗原可能在 KD 发病中起协同作用，尤其是在多种感染因素存在的情况下，普通抗原和超抗原可通过共同的途径来启动机体的免疫应答和炎症反应，从而引起 KD 的一系列临床表现及血管损害。

（二）发病机制

因川崎病病因不清，所以发病机制也未完全清楚。现在比较认可的发病机制主要包括发病急性期的免疫系统高度激活导致的血管炎损害，其中 T 细胞、B 细胞及单核/巨噬细胞被激活引起特殊基因表达，产生大量各种细胞因子，启动细胞因子的瀑布反应，而激活体内固有的特异性免疫应答系统，造成内皮细胞和其他细胞损伤，引起相应临床表现。

（三）病理

本病病理变化为全身性血管炎，好发于冠状动脉。但动脉瘤也可发生在外周肌型动脉，如腹主动脉、股动脉、回肠动脉、肠系膜动脉、肾动脉、腋动脉及手臂的动脉。病理过程可分为四期，各期变化如下：

Ⅰ期：1～9天，其特点是小动脉、小静脉和微血管的急性血管周围炎和血管炎，3 支主要冠脉的血管周围炎和动脉内膜炎。还可见心包炎、心肌炎、房室传导系统炎症，以及心内膜炎、心脏瓣膜炎。其中主要冠脉的外膜炎和内膜炎呈环形散在分布，中膜无炎性改变；炎症类型主要为水肿性变化，浸润的炎细胞主要为中性粒细胞和嗜酸粒细胞、淋巴细胞。心肌炎的病理改变主要为水肿，浸润细胞主要由多核细胞构成，炎症细胞由心内膜的微血管和小血管迁移游走构成。

Ⅱ期：12～25天，其特点是小血管的发炎减轻，以中等动脉的病变为主。多见冠状动脉全层血管炎，血管内皮水肿，血管壁平滑肌层及外膜炎性细胞浸润。弹力纤维和基层断裂，可形成血栓和动脉瘤。大动脉全血管炎较少见。此期炎细胞包括中性粒细胞、嗜酸粒细胞、淋巴细胞、非典型淋巴细胞、浆细胞、成纤维细胞、纤维细胞。炎症变化轻重不一，水肿、细胞浸润坏死较显著。

Ⅲ期：28～31天，其特点是动脉炎症消退，血栓和肉芽肿形成，纤维组织增生，内膜明显增厚，导致冠状动脉部分或完全闭塞，血管周围尚能发现少量炎性细胞，微血管炎症消失。心肌炎、心内膜炎出现率明显下降。

Ⅳ期：数月至数年，血管的急性炎症病变大多都消失，代之以冠状动脉的血栓形成、狭窄、梗阻、内膜增生、动脉瘤以及瘢痕形成。

除血管炎变之外，病理还涉及多种脏器，尤以间质性心肌炎、心包炎及心内膜炎最为显著，并波及传导系统，可在Ⅰ期导致死亡。冠状动脉瘤破裂及心肌炎是Ⅱ、Ⅲ期死亡的重要原因。到了第Ⅲ、Ⅳ期则常见缺血性心脏病变，心肌梗死可致死亡。

【诊断与鉴别诊断】

一、诊断要点

（一）临床表现

1. 主要表现

（1）发热　发热是川崎病最常见的表现，占全部患者的94%～100%。体温多高达39.0℃以上，持续7～14天或更长，呈稽留热或弛张热型，抗生素治疗无效。与上呼吸道感染相比，发病初期患儿一般状态不佳，食欲不振，精神不好。

（2）眼睛改变　眼结膜充血占全部患者的86%～90%，起病3～5天内出现，双眼球结膜充血为主，睑结膜充血少见，无脓性分泌物，热退后消散。

（3）口腔改变　口唇充血皲裂，口腔黏膜弥漫性充血；舌乳头凸起、充血，呈草莓舌；另外多数患儿出现咽部红肿、充血。

（4）四肢末端改变　急性期手足硬性水肿和掌跖红斑，恢复期指、趾端甲下和皮肤交界处出现膜状脱皮，指、趾甲有横沟，重者指、趾甲可脱落。

（5）皮肤改变　多发热2～3天出现弥漫性充血性皮疹，呈现多形性，可表现为斑丘疹、红斑样皮疹和猩红热样皮疹。3岁之内的小儿可见卡介苗接种部位出现红斑，小婴儿还可见肛周皮肤发红、脱皮。

（6）淋巴结肿大　一过性颈淋巴结肿大，以颈前部为著，多单侧出现，约 1.5cm 以上，坚硬，稍有触痛，但表面不红，无化脓。数日后自愈。

2. 其他表现

除以上 6 条主要临床表现外，川崎病还可出现以下症状和体征：

（1）心血管系统　心血管表现是川崎病急性期主要表现，也是远期发病率和死亡率的首要病因，可出现心包炎、心肌炎、心内膜炎、心律失常、心力衰竭。冠状动脉病变是川崎病最常见的并发症。冠状动脉扩张在发病第 3 天即可出现。最早于发病第 6 天可测得冠状动脉瘤，第 2 ～ 3 周检出率最高，8 周以后很少出现新的病变，发生率达 20% ～ 25%。与冠状动脉瘤相关的一些危险因素包括发病年龄在 1 岁以内、男孩、持续发热超过 14天、贫血、白细胞总数在 $30 \times 10^9/L$ 以上、血沉超过 100mm/h、C 反应蛋白明显升高、血浆白蛋白减低和发生体动脉瘤者。发生冠状动脉瘤或狭窄者，大多呈自限性过程，可无临床表现，多数于 1 ～ 2 年内自行消退，少数可有心肌梗死症状，心肌梗死和冠状动脉瘤破裂可致心源性休克甚至猝死。晚期的冠状动脉病理改变与冠状动脉粥样硬化十分相似，可见内膜增厚、透明样变性、蛋白样物质沉积与钙化。与成人冠状动脉粥样硬化性心脏病的关系尚不清楚。

本病的冠状动脉病变以累及其主干近端及左前降支最多见，其次为左冠状动脉主干及右冠状动脉，左回旋支少见。罕见孤立的远端动脉瘤。二维超声心动图为诊断川崎病并发冠状动脉病变最安全和准确的方法。一般将冠状动脉病变严重程度分为四度：①正常（0 度）：冠状动脉无扩张（～ 3 岁 < 2.5mm，～ 9 岁 < 3mm，～ 14 岁 < 3.5mm）。②轻度（Ⅰ度）：瘤样扩张明显而局限，内径 < 4mm。③中度（Ⅱ度）：可为单发、多发或广泛性，内径为 4 ～ 7mm。④重度（Ⅳ度）：巨瘤内径 ≥ 8mm，多为广泛性，累及 1 支以上。巨瘤发生率约为 5%，预后不良。对有症状的患者及冠脉严重受累者应做冠状动脉造影检查，适应证为：有心肌缺血症状；持续心脏瓣膜病变；X 线平片示冠状动脉钙化；超声心动图显示持久的冠状动脉瘤。

（2）消化系统　腹痛、腹泻、呕吐、胆囊肿大、麻痹性肠梗阻、肝大、黄疸、血清转氨酶升高等。

（3）呼吸系统　咳嗽、流鼻涕，肺野出现异常阴影，可有间质性肺炎。

（4）泌尿系统　泌尿系感染、蛋白尿、沉渣中白细胞增多。

（5）血液系统　白细胞增多伴核左移、血小板增多、血沉加快、C反应蛋白升高、低蛋白血症、α_2球蛋白增加、血脂异常、轻度贫血。

（6）关节和肌肉　关节炎、关节和/或肌肉疼痛、肿胀。可累及许多关节，但多发生在承重关节，尤其是膝关节和踝关节。

（7）中枢神经系统　脑脊液中单核细胞增多、惊厥、意识障碍、面神经麻痹、四肢麻痹、听神经障碍，个别患儿在恢复期可出现颅内出血。

其他少见的表现有睾丸炎、肺结节和浸润、渗出性胸膜炎、噬血细胞综合征。

（二）实验室检查

1. 血液检查

周围血白细胞增高，以中性粒细胞为主，伴核左移。轻度贫血，血小板早期正常，第2～3周增多，血沉增快，第1小时可达100mm/h以上，C反应蛋白等急相蛋白、血浆纤维蛋白原和血浆黏度增高，血清转氨酶升高。

2. 免疫学检查

血清IgG、IgM、IgA和循环免疫复合物升高；Th2类细胞因子如IL-6明显升高，总补体和C3正常或升高。

3. 心电图

心电图早期示非特异性ST-T变化；心包炎时可有广泛ST抬高和低血压；心肌梗死时ST段明显增高、T波倒置及异常Q波。

4. 胸部平片

胸部平片可示肺部纹理增多、模糊或有片状阴影，心影可扩大。

5. 超声心动图

急性期可见心包积液，左室内径扩大，二尖瓣、主动脉瓣或三尖瓣反流；可有冠状动脉异常，如冠状动脉扩张、冠状动脉瘤、冠状动脉狭窄。

6. 冠状动脉造影

超声波检查有多发性冠状动脉瘤或心电图有心肌缺血表现者，应进行冠状动脉造影，以观察冠状动脉病变程度，指导治疗。

二、诊断标准

（一）经典川崎病诊断标准

1993 年 AHA 推荐了川崎病的诊疗指南，2004 年对标准进行了修订（表2-5）。与日本提出的川崎病诊断标准不同之处为，AHA 标准将发热作为必需条件，指出经典的川崎病诊断是以发热 ≥ 5 天外，另有 ≥ 4 条主要临床表现为基础的，而且建立了不典型川崎病临床诊断程序图。

表 2-5　川崎病临床及实验室检查

流行病学定义（经典的诊断标准）[1]	中枢神经系统
发热持续 5 天以上 [2]	易激惹
出现至少 4 个表现	无菌性脑膜炎
肢端变化	感觉神经性听力损失
急性期：手足潮红，手脚硬肿	泌尿生殖系统
亚急性期：病程第 2 ~ 3 周甲床周围蜕皮	尿道炎 / 尿道口炎
多形性皮疹	其他
双侧非渗出性结膜炎	卡介苗接种部位红斑、硬结
口唇变化：发红、干裂、杨梅舌、口咽黏膜弥	轻微前葡萄膜炎
散性充血	腹股沟区剥脱性皮疹
颈淋巴结炎：直径至少 1.5cm，通常为单侧性	**实验室急性期检查结果**
除外其他相似表现的疾病	白细胞增多、中性粒细胞升高和核左移（未
其他临床实验室结果	熟粒细胞增高）
心血管方面	血沉增快
充血性心力衰竭、心肌炎、心包炎、瓣膜反流	C 反应蛋白增高
冠脉异常	贫血
非冠脉的中等动脉瘤	血脂异常
Raynaud's 现象	低蛋白血症
肢端坏疽	低钠血症
肌肉骨骼系统	1 周后血小板增高 [3]
关节炎、关节痛	无菌性脓尿
胃肠道系统	血清转氨酶升高

续表

腹泻、呕吐、腹痛	Gama 氨基转移酶升高
肝功能异常	脑脊液淋巴细胞增多
胆囊水肿	关节滑膜液中白细胞增高

注：1.患者发热 5 天以上，并且二维超声或冠状动脉造影提示冠脉异常，在 < 4 条主要标准时可以诊断川崎病；2.具备 ≥ 4 条主要标准可以在发病第 4 天诊断川崎病，有治疗过多例川崎病经验的医生可以在 4 天内诊断川崎病；3.一些婴儿出现血小板减少，弥漫性血管内凝血（DIC）。

对于发热 ≥ 5 天并且 < 4 条主要临床表现的患者，当二维超声心动图或血管造影提示冠脉病变时能够被诊断为川崎病。具有 ≥ 4 条主要临床表现的川崎病患儿可以在发病第 4 天做出诊断。不明原因发热 5 天以上，且具有任何 1 条川崎病主要临床表现的患儿，应该考虑本病。

（二）不完全川崎病诊断标准

随着对川崎病认识的不断深入，一些表现不典型或不完全符合川崎病诊断标准的病例在国内外报道越来越多。由于不完全川崎病临床表现不典型，冠状动脉并发症发生率高，故对其应引起临床重视。

2004 年 AHA 川崎病诊疗指南中指出典型川崎病的诊断标准包括：发热大于 4 天加上 4 条以上的主要临床表现，包括皮疹、淋巴结肿大、双侧球结膜充血、口唇改变，以及肢端硬肿和脱皮。根据以上典型川崎病的诊断标准，不完全川崎病的定义为，患儿具有发热 ≥ 5 天，但是在其他 5 项临床特点中，仅有 2 项或 3 项，且需除外猩红热、药物过敏综合征、Steven–Johnson 综合征、中毒性休克综合征、腺病毒感染、EB 病毒感染等发热性疾病。

三、鉴别诊断

本病应与各种出疹性传染病、病毒感染、急性淋巴结炎、葡萄球菌感染、类风湿病以及其他风湿性疾病、病毒性心肌炎、风湿性心肌炎鉴别。

1.本病与猩红热的不同之处

①发病 3 天后才开始出疹；②皮疹形态近似麻疹和多形红斑；③发于

婴幼儿及较小儿童；④青霉素无效。

2. 本病与渗出性多形红斑（Steven-Johnson 综合征）的不同之处

①眼、唇无脓性分泌物及假膜；②皮疹无水疱和结痂。

3. 本病与系统性红斑狼疮的不同之处

①面部皮疹不显著；②白细胞总数及血小板一般升高；③抗核抗体阴性；④好发于婴幼儿，男孩多见。

4. 本病与金黄色葡萄球菌感染引起中毒休克综合征的不同之处

①无明显全身中毒症状；②无休克表现；③无明确感染灶。

5. 本病与出疹性病毒感染的不同之处

①唇潮红、干裂、出血，杨梅舌；②手足硬肿，掌跖潮红及后期出现指（趾）端脱皮；③眼结膜无水肿或分泌物；④白细胞总数及粒细胞百分数均增高，伴核左移；⑤血沉及 C 反应蛋白均显著增高。

6. 本病与急性淋巴结炎的不同之处

①颈淋巴结肿大及压痛较轻，局部皮肤及皮下组织无红肿；②无化脓病灶。

7. 本病与病毒性心肌炎的不同之处

①冠状动脉病变突出；②特征性手足改变；③高热持续不退。

8. 本病与风湿性心肌炎的不同之处

①冠状动脉病变突出；②无有意义的心脏杂音；③发病以婴幼儿为主。

【中医治疗】

一、辨证要点

中医学认为本病主要是感受温热时邪，邪毒由表入里，侵犯营血所致，根据其发病及演变过程，多采用卫气营血辨证。早期邪在卫气，临床可见起病急骤，病程尚短，高热不恶寒或微恶风，口渴喜饮，目赤咽红，手掌、足底潮红，面部、躯干初见皮疹，颈部淋巴结肿大，舌红，苔薄白，脉浮数。中期多为气营证，临床可见壮热不退，昼轻夜重，肌肤斑疹，咽红目赤，唇干赤裂，颈部或腹股沟淋巴结肿大，手足硬肿脱皮，舌红绛状如杨梅，苔薄，脉数有力。后期多为阴虚津伤证，临床多见低热留恋，咽干口燥，唇焦干裂，指（趾）端脱皮，或潮红脱屑，纳食不馨，舌红少津，脉细数。

二、诊疗思路

目前临床上对川崎病的中医治疗方法各异，根据其发病病机，多采用中医温病卫气营血理论进行辨证论治。由于本病以 1～4 岁发病为多见，患儿抵抗力薄弱，一旦感受外邪，易从阳化热化火，迅速传变，使温热毒邪充斥气营，因此大多数医家认为病势是在气营之间徘徊或呈气营两燔之象。按叶天士"乍入营分，犹可透热转气"的治疗原则，刘弼臣等认为清热解毒是本病的治疗总则。初起治以疏风清热解毒，宜辛凉透表；热毒炽盛治以清气凉营解毒，宜苦寒清透；后期气阴耗伤，则予益气养阴为主，宜甘寒柔润。本病易于形成瘀血，故活血化瘀应贯穿治疗始终。本病为机体感受温热毒邪，温毒之邪多从火化，最易伤阴，因此治疗时应注意顾护心阴。

三、辨证论治

1. 卫气同病证

证候：发病急骤，持续高热，微恶风，口渴喜饮，目赤咽红，手掌、足底潮红，躯干皮疹显现，颈部瘰核增大，或伴咳嗽，轻度泄泻；舌质红，苔薄，脉浮数。

治法：辛凉透表，清热解毒。

方药：银翘散加减。

金银花 10g，连翘 10g，薄荷 6g，竹叶 3g，青黛 3g，紫草 10g，荆芥 10g，防风 10g，冬桑叶 15g，生甘草 6g，紫花地丁 15g。

方解：金银花、连翘重用为君药，既能疏散风热，清热解毒，又可辟秽化浊；薄荷辛凉，疏散风热，清利头目；荆芥、防风辛而微温，解表散邪，配入辛凉解表方中，增强辛散透表之力，是为去性取用之法；竹叶、桑叶清热生津；青黛、紫草、紫花地丁共奏清热解毒凉血之功；生甘草调和诸药。

加减：高热烦躁口渴者，加生石膏、知母清气分大热；颈部淋巴结肿大明显者，加浙贝母、僵蚕化痰散结；手足掌底潮红者，加生地黄、黄芩、牡丹皮凉血化瘀；口渴唇干者，加天花粉、麦冬清热护津；关节肿痛者，加桑枝、虎杖通络活血。

2.气营两燔证

证候：壮热不退，昼轻夜重，咽红目赤，唇赤干裂，烦躁不宁或有嗜睡，肌肤斑疹，或见关节痛，或颈部瘰核肿痛，手足硬肿，随后指（趾）脱皮；舌质红绛，状如草莓舌，舌苔薄黄，脉数有力。

治法：清气凉营，解毒化瘀。

方药：清瘟败毒饮加减。

生石膏 15～20g，生地黄 10g，水牛角 15g，玄参 12g，黄连 3g，栀子 10g，黄芩 10g，知母 10g，赤芍 10g，牡丹皮 10g，连翘 10g，竹叶 6g。

方解：清瘟败毒饮是由白虎汤、犀角地黄汤、黄连解毒汤三方加减而成，其清热泻火、凉血解毒的作用较强。方中石膏配知母、玄参，有清热保津之功；加以连翘、竹叶，轻清宣透，清透气分表里之热毒；再加芩、连、栀子通泻三焦，可清泻气分上下之火邪；水牛角、生地黄、赤芍、牡丹皮共用，专于凉血解毒，养阴化瘀，以清血分之热。三方合用，气血两清的作用尤强。

加减：热重伤阴者，酌加麦冬、鲜石斛、鲜竹叶、鲜生地黄，甘寒清热，护阴生津；大便秘结者，加用生大黄泻下救阴；腹痛泄泻者，加木香、苍术、焦山楂清肠燥湿；颈部淋巴结增多明显者，加夏枯草、蒲公英软坚化瘀。

3.气阴两伤证

证候：身热渐退，倦怠乏力，动辄汗出，咽干唇裂，口渴喜饮，指（趾）端脱皮或潮红脱屑，心悸，纳少；舌质红，舌苔少，脉细弱不整。

治法：益气养阴，清解余热。

方药：沙参麦冬汤加减。

北沙参 10g，玉竹 10g，麦冬 10g，天花粉 15g，扁豆 10g，桑叶 6g，生甘草 3g。

方解：沙参、麦冬清养肺胃，玉竹、天花粉生津解渴，生扁豆、生甘草益气培中、甘缓和胃，甘草能生津止渴，配以桑叶轻宣燥热。合而成方，有清养肺胃、生津润燥之功。

加减：纳呆者，加茯苓、焦山楂、焦神曲健脾开胃；低热不退者，加地骨皮、银柴胡，用鲜生地黄清解虚热；大便秘结者，加瓜蒌仁、火麻仁清肠润燥；心悸、脉律不整者，加用牡丹皮、丹参、黄芪益气活血化瘀。

【临床与实验研究】

1. 王玉君等认为本病急性期属于中医学气血两燔，在西医治疗的同时，加用白虎汤清热解毒凉血治疗。经临床对 64 例川崎病患儿进行随机对照观察，提出白虎汤联合西药治疗川崎病，在缓解症状，抑制炎症反应，缩短病程，减少冠状动脉瘤和血栓的形成，减少西药的用量及疗程，从而减少其副作用等方面具有显著的疗效。

2. 肖蓉等通过将 30 例川崎病患儿随机分组，对照组予丙种球蛋白、阿司匹林、潘生丁等药物口服，治疗组在对照组基础上加用清热解毒、活血化瘀中药（金银花、连翘、栀子、水牛角、牡丹皮等）治疗，并观察其临床疗效。治疗组总有效率为 93.34%，对照组总有效率为 86.67%，两组比较有统计学差异，认为中药清热解毒、活血化瘀法治疗川崎病有显著疗效。

3. 张彦等认为不完全川崎病恢复期的基本病机为瘀血阻滞、气阴两伤，因此采用桃红四物汤（桃仁 9g，红花 6g，当归 9g，川芎 6g，赤芍 9g，熟地黄 12g）合生脉饮（人参 9g，麦冬 9g，五味子 6g）加减治疗不完全川崎病患儿，临床取得良好疗效。

4. 黄洁兴采用中西医结合治疗川崎病 31 例，常规静脉注射人血丙种球蛋白以及适量的抗生素、维生素 C 等西药治疗基础上，结合银翘散加减、清温败毒散加减治疗，无并发症及再发出现，冠状动脉损害均在 1 年内逐步恢复正常。

5. 李蔷华等按川崎病的不同阶段进行中医辨证，分为气营两燔型（疾病早中期）、阴虚邪恋型（疾病后期）、气阴两伤型（疾病恢复期），其配合西药治疗 30 例，结果显效 24 例，有效 6 例，总有效率为 100%。

【西医治疗】

目前本病尚无特异疗法，急性期治疗目的是控制全身非特异性血管炎症，防止冠状动脉瘤形成及血栓性阻塞。具体的治疗措施及药物包括阿司匹林、静脉注射丙种球蛋白、糖皮质激素及其他治疗。

一、药物治疗

（一）阿司匹林

长期以来，阿司匹林联合大剂量 IVIG 一直应用于 KD 急性期治疗。2004 年美国心脏病学会（AHA）推荐：大剂量阿司匹林 80 ～ 100mg/（kg·d），分 4 次口服。但近年研究证明，在 KD 急性期，阿司匹林可促进肿瘤坏死因子 -α（TNF-α）产生。因此，部分学者对是否有必要在 KD 急性期使用阿司匹林提出了质疑，在阿司匹林用量及维持时间上也仍有争议。由于大剂量阿司匹林会引起较强的胃肠道不良反应，故而在川崎病发病率最高的日本、韩国及中国台湾地区均推荐使用中等剂量阿司匹林 30 ～ 50mg/（kg·d），分 2 ～ 3 次口服；退热后减量并维持 3 ～ 5mg/（kg·d），一次顿服，至外周血炎性标志降至正常水平，一般需 6 ～ 8 周。但对于存在冠状动脉病变者，小剂量阿司匹林需持续服用直至心脏彩超提示冠脉病变消失为止。

同时鉴于阿司匹林可能会在部分患流感、水痘儿童中引发瑞氏综合征，故建议此类患儿以小剂量氯吡格雷替代阿司匹林。

（二）静脉注射丙种球蛋白（IVIG）

有关 IVIG 临床应用计量共有 4 种方案：① 400mg/（kg·d）×5d；

② 1g/（kg·d）×2d；③ 2g/kg 单次应用；④ 1g/kg 单次应用。近期研究报道，丙种球蛋白 1g/（kg·d）×（1～2）d 与 2g/（kg·d）单次疗效相似，而 1g/（kg·d）×（1～2）d 与 2g/（kg·d）单次在退热时间方面均优于 400mg/（kg·d）×（4～5）d 组。但 IVIG 的作用机制尚不十分清楚，可能与其阻断细胞表面 Fc 受体，抑制细胞因子生成，中和炎症因子、相关抗原和毒素，诱导抑制性 T 细胞亚群产生等有关。除此之外，IVIG 也可通过抑制氧化应激而减轻全身血管炎症反应。关于初次 IVIG 的使用时机也一直存在争议。研究认为，发热 5 天以内应用 IVIG 易发生 IVIG 抵抗，并增加 2 次 IVIG 使用率，而过晚（病程 10 天以上）则无法预防冠状动脉病变的发生。现美国和日本专家达成共识，具备 KD 5 项典型临床表现中的 4 项者，发热 4 天以上是初次使用大剂量 IVIG 的必备条件。

对于那些 IVIG 初治无反应的 KD 患儿，目前仍无公认的有效应对策略，相对获得较多认可的是进行第 2 次 IVIG 治疗。

（三）糖皮质激素

近年来越来越多的研究表明，糖皮质激素能迅速改善 KD 炎症反应，而不增加冠状动脉瘤及血栓的形成。但由于糖皮质激素治疗可能出现的窦性心动过缓、高血糖、胃肠道不适、抽搐，甚至猝死，故其安全性一直受到关注。常用治疗方法为在 2～3 小时内静脉注射甲基泼尼松龙 20～30mg/（kg·d），1 次/天，连用 1～3 天；热退后改为分次口服泼尼松 2mg/（kg·d），直至血清 C 反应蛋白（CRP）正常后，减至 1mg/（kg·d），1 次/天，逐渐减量，共用 4～6 周停药。

（四）其他治疗

由于 KD 常规的治疗方案仍不能完全防止心血管并发症的产生，因此探索更新的治疗方法对改善 KD 的预后具有重要的临床意义。血浆置换（plasma exchange，PE）可以迅速移除大量炎症因子，从而预防冠状动脉病变的形成，是顽固型 KD 最有效的治疗方法。随着对 KD 病因及发病机制研究的不断深入，发现部分对阿司匹林及 IVIG 效果欠佳的患儿使用生物制剂治疗有效。目前应用于 KD 治疗的生物制剂主要归纳为以下几类：

①拮抗细胞因子活化的制剂，如英夫利昔单抗、依那西普、阿那白滞素等；②针对 B 细胞的制剂，如利妥昔单抗、依帕珠单抗等；③血小板糖蛋白 II b/ III a 受体抑制剂，如阿昔单抗等。其他免疫抑制治疗，如低剂量甲氨蝶呤、环孢素 A 和他克莫司等成功治疗顽固型 KD 均有报道。但目前对于这些免疫抑制治疗尚需大样本前瞻性随机对照研究的进一步证实。

1. 拮抗细胞因子活化的制剂

（1）英夫利昔单抗　国内研究报道，12 例 KD 患儿接受 IVIG 治疗 ≥ 2 次，同时口服阿司匹林、静脉滴注地塞米松等治疗，病情仍未得到控制，在采用英夫利昔单抗静脉输注后，12 小时内患儿体温明显降低；24 ～ 36 小时恢复正常；48 小时皮疹基本消退；3 天后末梢血白细胞、ESR 及 CRP 均开始下降；7 ～ 10 天后基本恢复至正常。故认为英夫利昔单抗治疗 IVIG 无反应型 KD 疗效显著，且具有较高的安全性。有研究证实，英夫利昔单抗对难治性 KD 有效，并且可以作为高度怀疑 KD 的首选治疗。在一项回顾性分析中也显示，在 IVIG 不敏感型 KD 的治疗中，与使用加大剂量 IVIG 相比，用英夫利昔单抗可以缩短发热时间和住院时间。但是在改善冠脉损害及其他并发症方面尚未见报道。

（2）依那西普　有研究报道，在对 17 例年龄 6 个月至 5 岁的 KD 患儿应用依那西普安全性的前瞻性研究中表明其安全有效。另有研究报道，依那西普联合 IVIG 可缩短难治性 KD 患儿的病程，减轻疾病后遗症，在起病 10 天内使用可增强其对 IVIG 的敏感性；但该研究局限于 6 个月至 5 岁的患儿，且其在儿童中的安全性仍需进一步研究。

（3）白介素 -1（IL-1）受体拮抗剂　阿那白滞素（anakinra）是人重组 IL-1 受体拮抗剂，它能与可溶性 IL-1 及细胞表面的 IL-1 受体结合，通过完全抑制 IL-1 与受体的结合来阻断其生物学活性，是一种有效的抗炎因子。研究表明，阿那白滞素对 IVIG 不敏感 KD 患儿有效，但是具体剂量尚需进一步临床试验确定。在对 KD 动物模型的研究中发现，IL-1β 在 KD 冠状动脉病变的发生、发展中起重要作用，IL-1 受体拮抗剂可能是 KD 冠脉损伤患儿更为针对性的治疗方法。

2. 针对 B 细胞的制剂

（1）抗 CD20（利妥昔单抗，rituximab） 利妥昔单抗是针对 B 淋巴细胞因子 CD20 的鼠 - 人嵌合单克隆抗体，可暂时、选择性地拮抗 CD20 B 淋巴细胞亚群。由于 B 淋巴细胞是一个重要的抗原递呈细胞，因此其拮抗 B 细胞后对 T 淋巴细胞的激活也有着关键性的作用。利妥昔单抗主要治疗 T 淋巴细胞相关的自身免疫性疾病，如复发性和难治性自身免疫性疾病。有研究报道 1 例 KD 患儿，经足量 IVIG 冲击治疗后病情仍未控制，冠状动脉仍进行性增宽，在联合使用利妥昔单抗 15mg/（kg·d）7 天后，临床症状基本消失，病情得到有效控制，冠脉大小恢复正常，说明利妥昔单抗对传统治疗效果欠佳的 KD 患儿仍有效。亦有认为，利妥昔单抗适用于 KD 冠脉血栓形成或者出现心肌梗死时。

（2）抗 CD22（依帕珠单抗，epratuzumab） 对于 KD 患儿，大部分循环系统中 IgM 阳性与 IgD 阳性的 B 细胞的细胞膜表达 CD22，但是在终末分化的细胞膜上则缺乏 CD22 的表达。通过免疫组化、流式细胞仪计数均发现，在 B 细胞中至少有 60% ～ 80% 的细胞可以表达 CD22。推测其机制可能为：CD22 是一个粘连分子，也是信号转导分子，能够与 KD 具有相关抗原的细胞进行相互作用，形成自然配体。CD45、IgM 以及结合珠蛋白等均能够与 CD22 进行结合，从而影响其细胞内信号转导区域的磷酸化，因此能有效地治疗 KD。

3. 血小板糖蛋白 Ⅱ b/ Ⅲ a 受体抑制剂

心肌梗死是 KD 冠脉损伤患儿的首要致死原因，因此对血栓栓塞导致急性心肌梗死的患儿必须进行溶栓治疗，其最佳治疗时机是起病 6 小时之内，此时溶栓效果最佳，若 6 小时后治疗效果不明显。阿西单抗是一种血小板糖蛋白 Ⅱ b/ Ⅲ a 受体抑制剂，但利妥昔单抗、阿西单抗等均可产生溶栓作用。阿西单抗能够明显减少瘤内血栓的形成或抑制其形成，并可促进血管重构。研究报道，接受阿西单抗联合标准治疗（阿司匹林、IVIG）的 KD 患儿，与仅接受标准治疗者相比，其冠状动脉瘤（coronary artery aneurysms，CAA）的最大直径回缩最大，对于急性期或亚急性期巨大

CAA 患者而言，仍可考虑给予阿西单抗进行治疗。

（五）抗凝药物治疗

1. 抗血小板药物：①水杨酸（阿司匹林），3 ～ 5mg/（kg·d），1 次服用，不超过 100mg；②氟比洛芬（氟布洛芬），3 ～ 5mg（kg.d），分 3 次服用；③双嘧达莫（潘生丁），2 ～ 5mg/（kg·d），分 3 次服用。

2. 华法林：0.05 ～ 0.12mg/（kg·d），1 次，3 ～ 7 天起效；剂量调整期间每周测国际标准化比率，稳定后每 1 ～ 2 个月测 1 次。

3. 溶栓药物：静脉溶栓建议重组组织型纤维蛋白溶酶原（tPA），0.5mg/（kg·h），静脉注射 6 小时。或肝素，起始剂量 10Umg/（kg·h），维持 APTT 为 50 ～ 70 秒。或尿激酶，1 小时内 20000U/kg 静脉输注，后给予 3000 ～ 4000U/（kg·h）输注维持。或链激酶 10000U/kg（最大量 25 万 U），1 小时内输注，半小时后可再用 1 次，或以 500 ～ 1000U/（kg·h）（最大 10 万 U/ 小时）维持注射 3 天。上述药物应用需监测凝血功能，如凝血时间较正常延长 1 倍，或纤维蛋白低于 100mg/dL，有发生出血的危险。

二、非药物治疗

部分川崎病冠状动脉病变患儿可发生缺血性心脏病。对药物治疗不能改善缺血表现者需采取非药物治疗，包括 PCI 及 CABG。

对于非心血管系统并发症，主要包括消化系统、神经系统、呼吸系统、泌尿系统、关节及四肢以及血液等改变，一般无须特殊治疗，随川崎病急性期 IVIG、阿司匹林治疗后，均可恢复。

【预后与转归】

川崎病属于自限性疾病，患儿经适当治疗预后良好，可逐渐恢复，但尚有 1% ～ 2% 的死亡率。死亡原因有心肌炎、动脉瘤破裂及心肌梗死等，内膜增生或血栓性闭塞导致的缺血性心脏病是川崎病冠状动脉病变远期死亡的主要原因，有些患儿的心血管症状可持续数月至数年。本病的治疗原则：预防和抑制血栓形成；增加冠状动脉血流；预防或解除冠状动脉痉挛；

降低心脏工作负担。

第十二节　风湿热

【历史沿革】

风湿热（rheumatic fever，RF）是常见的危害学龄期儿童生命和健康的主要疾病之一。1676 年，Sydenham 最先将急性风湿病的临床表现清楚地描述为"主要侵犯青少年的剧烈的游走性关节疼痛并伴有红肿"，其描述即为后人所称的风湿热。1904 年，Ashoff 发现了具有特征性的"风湿小体"（一种风湿热特有的活检病理表现）。1931 年发现了 A 组溶血性链球菌与风湿热的关系，第二年证实了抗链球菌溶血素"O"对本病的诊断意义。1944年 Jones 首先提出诊断标准，称为 JC 标准。

20 世纪前半叶发病高峰后，随着社会经济的发展、生活水平的提高和青霉素的广泛应用，风湿热发病有明显下降，一度使得人们对本病持乐观态度。然而自 1984 年后，在美国盐湖城等 7 个地区及意大利、澳大利亚等国家相继出现风湿热的新流行，这些新的流行特点被认为与链球菌的演变和出现毒力更强的链球菌有关，由此造成青霉素疗效下降的趋向。目前，青霉素仍是最主要的治疗药物。

【病因与病机】

风湿热（rheumatic fever，RF）是一种由咽喉部感染 A 组乙型溶血性链球菌后反复发作的急性或慢性全身结缔组织炎症，主要累及关节、心脏、皮肤和皮下组织，偶可累及中枢神经系统、血管、浆膜及肺、肾等内脏。临床表现以关节炎和心肌炎为主，可伴有发热、皮疹、皮下结节、舞蹈病等。本病发作呈自限性，急性发作时通常以关节炎较为明显，急性发作后常遗留轻重不等的心脏损害，尤其以瓣膜病变最为显著，形成慢性风湿性心脏病或风湿性瓣膜病。

本病多发于冬春阴雨季节，寒冷和潮湿是重要的诱因。发病可见于任何年龄，最常见为 5～15 岁的儿童和青少年，3 岁以内的婴幼儿极为少见。男女患病概率大致相等。流行病学研究显示，A 组乙型溶血性链球菌感染与风湿热密切相关，并且感染途径也至关重要，咽部链球菌感染是本病发病的必要条件。发病率的高低往往与生活水平有关，居住过于拥挤、营养低下和医药缺乏有利于链球菌繁殖和传播，多构成本病的流行。1950 年以来，世界各国风湿热发病率明显下降，尤其是发达国家，风湿热已近消失。但近 20 年风湿热发病率开始回升，且城市中产阶级、比较富裕家庭的儿童发病率高。Denny FW 等认为合理的解释是近几年来流行的多数 A 组链球菌细胞壁的 M 蛋白有特殊的致风湿性。说明急性风湿热的流行病学规律在发生改变。而且随着流行病学的变化，风湿热的临床表现也发生变异，暴发型少，隐匿型发病较多，轻度或不典型病例增多。据报道，在过去 20 年里，风湿热心脏炎、关节炎比率发生变化，心脏炎发生减少，关节炎发生增加。

一、中医病因病机

小儿阳气未充，或素体阳虚，腠理疏松，风寒湿邪乘虚入侵肌体，搏结于肌肉、关节，致气血经络闭阻而发生肌肉酸痛、关节肿痛。感受风湿热邪，或风寒湿从阳化热，流注脉络，以致气血运行不畅而出现发热、关节红肿热痛。湿热之邪久而不除，邪气深犯于脉，随气血入经络，流窜于心，久则心体受累，损其心膜、心络、心肌，致使心失所主，故见心悸气短、胸闷。湿热之邪滞留筋脉，湿阻热瘀，筋脉失养，致使筋脉拘急不能自控而出现挤眉弄眼、伸舌歪嘴、手舞足蹈。

二、西医病因病理

病因和发病机制目前尚未完全阐明。一般认为本病的发生与 3 个因素相互作用有关：

1. A 族 β 溶血性链球菌（GAS）感染

在发病前 1 ～ 3 周有溶血性链球菌感染如咽峡炎、扁桃体炎或猩红热的历史。大多数风湿热患者的咽培养有 A 族 β 溶血性链球菌生长或血清中抗链球菌抗体升高，如抗链球菌溶血素 O（ASO）等。应用青霉素治疗和预防溶血性链球菌感染，可防止风湿热的复发，甚至减少首次发病。只有一些 M 血清型的 GAS（如 M5、M14、M18、M24）被认为与 RF 的暴发流行有关，提示一些菌株较其他菌株更加有致病能力。GAS 是富含抗原的一种微生物。在链球菌众多致病抗原中，M 蛋白被认为是与其致病性及毒力关系最密切的物质，是公认的典型的超抗原。此外，链球菌致热性毒素，或称红斑毒素是链球菌另一种致病性超抗原。

2. 免疫发病机制

在免疫反应机制方面，根据新的研究结果推断风湿性心脏炎发病包括两个主要步骤：第一步，自身抗体的产生。链球菌感染人体后，人体发生 RF 的危险性与针对链球菌的过强的免疫反应有关。其主要学说是分子模拟机制学说：链球菌抗原与人体组织（如心肌肌浆球蛋白与链球菌 M 蛋白、心瓣膜与菌壁多糖）存在交叉抗原，感染细菌后，人体产生了大量的自身抗体及活化的自身反应 T 细胞。第二步，上述自身抗体炎症细胞因子与心瓣膜内皮细胞反应，内皮细胞被激活，表达血管细胞黏附分子 –1（vascular cell adhesion moleculel，VCAM–1）。随后，T 细胞（包括 $CD4^+T$ 和 CDsT 细胞）通过内皮细胞渗透进入无血管结构的心瓣膜，形成阿少夫小体（Aschoff bodies）或内皮下形成包含巨噬细胞和 T 细胞的肉芽肿病灶。最终由于新生血管的形成及病情的进展，心瓣膜变成斑痕样的慢性病变，形成 RHD。目前内皮细胞被认为是风湿性心脏炎发病机制的焦点。

舞蹈病是 RF 神经系统受损的表现，其发病机制仍不明了。Kirvan CA 研究发现，舞蹈病单克隆抗体显示对哺乳动物的溶解神经节苷脂（lysoganglioside）和 N– 乙酰葡萄糖胺（GlcNAc）及 GAS 糖类的抗原决定簇有特异性。舞蹈病抗体是针对人类神经元的表面，单克隆抗体 24.3.1 和活动性舞蹈病患者的血清可特异性诱导钙 / 钙调蛋白激酶 – Ⅱ 活性。恢复期血清及无舞蹈病的其他链球菌感染疾病患者的血清并不激活此酶。

3. 免疫遗传易感性

即使严重链球菌感染，也只有1%～3%的患者出现RF，这就强烈提示遗传易感性的存在。有关HLA与RF相关性的研究结果不尽相同，有相矛盾的地方。以往研究提示美国白人、黑人和印第安人RF遗传易感性分别与HLA-DR4、HLA-DR2和HLA-DR3有关。有关巴西人的一项研究则提示与HLA-DR7、HLA-DR53有关。Stanevicha V调查了70名18岁以下拉脱维亚RF患者HLA-Ⅱ类抗原DR和DQ位点，发现HLA-Ⅱ类抗原DRB1*07-DQBl*0401-2和DRB1*07-DQB1*0302可能是RF的危险等位基因，而HLA-Ⅱ类抗原DRB1*06和DQB1*0602-8可能是一种保护性基因。

因为识别个体和人群是否存在RF的危险是控制和消灭RF的重要步骤，所以有必要在不同种族的主要人群中检出与RF相关的B细胞标志或同种抗原。ARF的易感性是多基因决定的。D8/17抗原可能与其中一种基因，如MHC复合体编码的DR抗原一起决定易感性。

【诊断与鉴别诊断】

一、诊断要点

（一）临床表现

1. 前驱症状

在典型症状出现前1～6周，常有咽喉炎或扁桃体炎等上呼吸道链球菌感染表现，如发热、咽痛、颌下淋巴结肿大、咳嗽等症状。50%～70%的患者有不规则发热，轻度、中度发热较常见，亦可有高热。脉率加快，大量出汗，往往与体温不成比例。但发热无诊断特异性，并且临床超过半数患者因前驱症状轻微或短暂而未能主诉此现病史。

2. 典型表现

风湿热有5个主要表现：游走性多发性关节炎、心肌炎、环形红斑、皮下结节、舞蹈病。这些表现可以单独出现或合并出现，并可产生许多临床亚型。皮肤和皮下组织的表现不常见，通常只发生在已有关节炎、舞蹈病或心肌炎的患者中。

（1）关节炎　是最常见的临床表现，呈游走性、多发性关节炎。以膝、踝、肘、腕、肩等大关节受累为主，局部可有红、肿、灼热、疼痛和压痛，有时有渗出，但无化脓。关节疼痛很少持续 1 个月以上，通常在 2 周内消退。关节炎发作之后不遗留关节变形，但常反复发作，可因气候变冷或阴雨而出现或加重，水杨酸制剂对缓解关节症状疗效明显。轻症及不典型病例可呈单关节或少关节受累，或累及一些不常见的关节如髋关节、指关节、下颌关节、胸锁关节、胸肋间关节，后者常被误认为心肌炎症状。

（2）心脏炎　是风湿性心脏病最主要的并发症之一，其中 70% 心脏炎在病初两周内发病，少数患儿可延至 6 个月发病。心脏炎包括心肌炎、心内膜炎、心包炎。患儿常有运动后心悸、气短、心前区不适主诉。二尖瓣炎时有心尖区高调、收缩期吹风样杂音或短促低调舒张中期杂音。主动脉瓣炎时在心底部可听到舒张中期柔和吹风样杂音。窦性心动过速（入睡后心率仍 > 100 次 / 分）常是心肌炎的早期表现，心率与体温升高不成比例，水杨酸类药物可使体温下降，但心率未必恢复正常。风湿热的心包炎多为轻度，超声心动图可测出心包积液。心脏炎严重时可出现充血性心力衰竭。轻症患者可仅有无任何风湿热病理或生理原因可解释的进行性心悸、气促加重（心功能减退的表现），或仅有头晕、疲乏、软弱无力的亚临床型心肌炎表现。心脏炎可以单独出现，也可与风湿热症状同时出现。

（3）环形红斑　出现率 6% ～ 25%；皮疹为淡红色环状红斑，中央苍白，时隐时现；骤起，数小时或 1 ～ 2 天消退；分布在四肢近端和躯干。环形红斑常在链球菌感染之后较晚才出现。

（4）皮下结节　为稍硬、无痛性小结节，位于关节伸侧的皮下组织，尤其肘、膝、腕、枕或胸腰椎棘突处，与皮肤无粘连，表面皮肤无红肿炎症改变，常与心肌炎同时出现，是风湿活动的表现之一。发生率 2% ～ 16%。

（5）舞蹈病　常发生于 4～7 岁儿童，为一种无目的、不自主的躯干或肢体动作，面部可表现为挤眉眨眼、摇头转颈、努嘴伸舌，肢体表现为伸直和屈曲、内收和外展、旋前和旋后等无节律的交替动作，激动兴奋时加重，睡眠时消失，情绪常不稳定。国内报道发生率 3％ 左右，国外有报道高达 30％。

（6）其他症状　多汗几乎见于所有患者活动期。鼻出血、瘀斑、腹痛也不少见，后者有时误诊为阑尾炎或急腹症，此可能为肠系膜血管炎所致。有肾损害时，尿中可出现红细胞及蛋白。至于肺炎、胸膜炎、脑炎，近年已少见。

（二）实验室检查

实验室检查可检测出链球菌感染指标、急性期反应物增高以及多项免疫指标异常。

1. 链球菌感染指标

咽拭子培养的链球菌阳性率在 20％～25％；抗链球菌溶血素 "O"（ASO）阳性，在感染后 2 周左右出现。以往急性风湿热患者 ASO 阳性率在 75％ 以上，但由于近年来抗生素的广泛应用及临床表现不典型而造成取材延误，ASO 的阳性率已低至 50％。抗 DNA 酶 –B 阳性率与 ASO 阳性率无明显差异，但两者联合阳性率可提高到 90％。以上检查只能证实患者在近期内有 A 组乙型溶血性链球菌感染，不能提示体内是否存在 A 组乙型溶血性链球菌感染诱发的自身免疫反应。

2. 急性炎症反应指标与免疫学检查

急性期红细胞沉降率（ESR）和 C 反应蛋白（CRP）阳性率较高，可达 80％。但来诊较晚或迁延型风湿热，ESR 增快的阳性率仅 60％ 左右，CRP 阳性率可下降至 25％ 或更低。血清糖蛋白电泳 d1 及 d2 增高达 70％，较前二者敏感。非特异性免疫指标如免疫球蛋白（IgM、IgG）、循环免疫复合物（CIC）和补体 C3 增高占 50％～60％。抗心肌抗体（AHRA）用间接免疫荧光法和酶联免疫吸附测定（ELISA）法测定阳性率分别为 48.3％ 和 70％，抗 A 组链球菌菌壁多糖抗体（ASP）阳性率 70％～80％，外周血淋巴细胞促凝血活性试验（PCA）阳性率在 80％ 以上，后者有较高的敏感性和特异性。肿瘤坏死因子（TNF）-α、血清白细胞介素（sIL）-2 受体参与急性风湿热的发病过程，在急性风湿热活动期显著增高，治疗后明显下降，并且静止期其血清浓度较对照组增高，有望成为监测风湿活动和观察药物疗效的指标。

3. 心电图及影像学检查

心电图及影像学检查对风湿性心肌炎有较大意义。心电图检查有助于发现窦性心动过速、P-R 间期延长和各种心律失常。超声心动图可发现早期、轻症心肌炎及亚临床型心肌炎，对轻度心包积液较敏感。心肌核素检查（ECT）可检测出轻症及亚临床型心肌炎。

二、诊断标准

1. 典型的风湿热

风湿热临床表现多种多样，迄今尚无特异性的诊断方法，临床上沿用美国心脏病学会 1992 年修订的 Jones 诊断标准（表 2-6），主要表现包括心脏炎、多发性关节炎、舞蹈病、皮下结节及环形红斑。心脏炎的诊断应具有以下四点之一：①新出现有意义的杂音，如心尖部收缩全期杂音或舒张中期杂音；②心脏增大；③心包炎；④心力衰竭。次要表现包括发热、关节痛、心电图 P-R 间期延长、血沉增快、C 反应蛋白阳性或白细胞增多、既往有风湿热史或有风湿性心瓣膜病。需要说明的是，该标准只能指导诊断，并不意味着它是"金标准"。

2. 世界卫生组织（WHO）2002 ~ 2003 年修订标准

针对近年发现的问题，2002 ~ 2003 年 WHO 在 1965 年及 1984 年诊断标准基础上对其进行修订。新标准最大的特点是对风湿热进行分类地提出诊断标准，有关主要和次要临床表现，沿用过去标准的内容，但对链球菌感染的前驱期作了 45 天的明确规定，并增加了猩红热作为链球菌感染证据之一，见表 2-7。

表 2-6　修订的 Jones 诊断标准

主要表现	次要表现	链球菌感染证据
1. 心脏炎	1. 临床表现	1. 近期患过猩红热
（1）杂音	（1）既往风湿病史	2. 咽培养溶血性链球菌阳性
（2）心脏增大	（2）关节痛 [a]	3. ASO 或风湿热抗链球菌抗体增高
（3）心包炎	（3）发热	
（4）充血性心力衰竭		
2. 多发性关节炎	2. 实验室检查	
3. 舞蹈病	（1）ESR 增快，CRP 阳性，白细胞增多，贫血	
4. 环形红斑	（2）心电图 [b]：P-R 间期延长，Q-T 间期延长	
5. 皮下结节		

注：[a] 如关节炎已列为主要表现，则关节痛不能作为 1 项次要表现；[b] 如心脏炎已列为主要表现，则心电图不能作为 1 项次要表现。

如有前驱的链球菌感染证据，并有 2 项主要表现或 1 项主要表现加 2 项次要表现者，高度提示可能为急性风湿热。但对以下 3 种情况，又找不到风湿热病因者，可不必严格遵循上述诊断标准，即以舞蹈病为唯一临床表现者；隐匿发病或缓慢发生的心脏炎；有风湿热史或现患风湿性心脏病，当再感染 A 组链球菌时，有风湿热复发高度危险者。

表 2-7　2002 ～ 2003 年 WHO 对风湿热和风湿性心脏病诊断标准

初发风湿热 [a]	2 项主要表现或 1 项主要及 2 项次要表现加上前驱的 A 组链球菌感染证据
复发性风湿热不患有风湿性心脏病 [b]	2 项主要表现或 1 项主要及 2 项次要表现加上前驱的 A 组链球菌感染证据
复发性风湿热患有风湿性心脏病	2 项次要表现加上前驱的 A 组链球菌感染证据 [c]
风湿性舞蹈病、隐匿发病的风湿性心脏炎 [b]	风湿热主要表现或 A 组链球菌感染证据可不需要
慢性风湿性心瓣膜病［患者第一时间表现为单纯二尖瓣狭窄或复合型二尖瓣病和（或）主动脉瓣病］[d]	不需要风湿热任何标准即可诊断风湿性心脏病

续表

主要表现	心脏炎、多关节炎、舞蹈病、环形红斑、皮下结节
次要表现	临床表现：发热、多关节痛
	实验室：急性期反应物升高（ESR 或白细胞数）
	心电图：P-R 间期延长
近 45 天内有支持前驱链球菌感染的证据	ASO 或风湿热链球菌抗体升高，咽拭子培养阳性或 A 组链球菌抗原快速试验阳性或新近患猩红热

注：[a]患者可能有多关节炎（或仅有多关节痛或单关节炎）以及有数项（3 个或 3 个以上）次要表现，联合有近期 A 组链球菌感染证据。其中有些病例后来发展为风湿热，一旦风湿热诊断被排除，应慎重地把这些病例视作"可能风湿热"，建议进行继发预防。这些患者需予以密切追踪和定期检查其心脏情况。这尤其适用于高发地区和易患年龄患者。[b]感染性心内膜炎必须被排除。[c]有些复发性病例可能不满足这些标准。[d]先天性心脏病应予排除。

对比 1992 年修订的 Jones 标准，2002 ～ 2003 年 WHO 标准由于对风湿热做出了分类诊断，实现了如下的改变：①对伴有风湿性心脏病的复发性风湿热的诊断明显放宽，只需具有 2 项次要表现及前驱链球菌感染证据即可确立诊断；②对隐匿发病的风湿性心肌炎和舞蹈病也放宽，不需要有其他主要表现，即使前驱链球菌感染证据缺如也可做出诊断；③对多关节炎、多关节痛或单关节炎可能发展为风湿热给予重视，以避免误诊及漏诊。

3. 不典型或轻症风湿热

对于不典型或轻症风湿热，临床上往往达不到上述标准。近年来，余步云等针对不典型或轻症风湿热提出了"可能风湿热"的诊断方案，步骤如下：

（1）细心问诊及检查以确定有无主要或次要表现。如轻症的心脏炎常表现为无任何原因而出现逐渐加重的心悸、气短，低热需做定期体温测量才能发现，临床上可仅有头晕、疲乏主诉。

（2）有条件的医院可做特异性免疫指标检查。如 AHRA，只需荧光显微镜即可实施。

（3）彩色多普勒超声心动图、心电图和心肌核素检查可发现轻症及亚临床型心脏炎（有时对临床表现单纯关节炎的病例也可测出阳性结果）。

（4）排除风湿热可能的疾病，应与下列疾病鉴别：①类风湿关节炎：与本病的区别是关节炎呈持续性，伴晨僵，骨及关节损害明显。②反应性关节炎：有肠道或泌尿道感染史，以下肢关节炎为主。伴肌腱端炎、腰痛，人类白细胞抗原（HLA）–B27阳性。③结核感染过敏性关节炎（Poncet病）：有结核感染史，结核菌素皮试阳性，非甾体抗炎药疗效不佳，抗结核治疗有效。④亚急性感染性心内膜炎：有进行性贫血、瘀斑、脾肿大、栓塞、血培养阳性。⑤病毒性心肌炎：有鼻塞、流涕等病毒感染前驱症状，病毒中和试验、抗体效价明显增高。有明显及顽固的心律失常。上述疾病的早期与风湿性关节炎或心脏炎常易混淆，容易造成误诊，排除性诊断是确诊风湿热的一个不可缺少的诊断步骤。近年来，越来越多的风湿病学者提倡把超声心动图作为急性风湿热的一个次要诊断标准，它对早期、轻症心脏炎及亚临床型心脏炎有很好的诊断价值。

大约70%的急性风湿热患者可在2～3个月内恢复。急性期65%左右的患者心脏受累，如不及时合理治疗，70%可发生心脏瓣膜病。

三、鉴别诊断

（一）关节方面

1. 幼年特发性关节炎（全身型）

幼年特发性关节炎常于3岁以内起病，关节炎无游走性特点，伴不规则发热、脾及淋巴结肿大、全身斑丘疹等。部分病例反复发作后遗留关节畸形。X线骨关节片可见关节面骨质破坏，关节间隙变窄和邻近骨组织骨质疏松。

2. 急性化脓性关节炎

急性化脓性关节炎为全身性脓毒血症的局部表现。中毒症状重，血培养可发现致病菌，以金黄色葡萄球菌多见。好发部位为髋关节，其次为膝关节、肘关节等大关节。

3.链球菌感染后综合征

链球菌感染后综合征主要见于链球菌感染的同时或感染后 2 周内,出现关节红、肿、热、痛,血沉增快,持续 1 ~ 2 周可自愈。

4.其他感染反应性关节炎

其他感染反应性关节炎如风疹、肝炎病毒、耶尔森菌、沙门菌及痢疾杆菌感染亦可引起感染反应性关节炎表现。

5.白血病

白血病特点为发热、贫血、出血倾向、肝脾及淋巴结肿大、骨关节疼痛等。有时骨痛为早期突出表现,以胸骨痛最明显,常伴压痛,外周血涂片见到幼稚白细胞,骨髓检查发现大量幼稚细胞可资鉴别。

6.生长痛

生长痛为小儿时期常见症状,肢痛多见于膝关节以下,以夜间为甚,因疼痛可使小儿突然惊醒。

(二)心脏方面

1.生理性杂音

生理性杂音见于学龄儿童,杂音部位限于:①肺动脉瓣区;②胸骨左缘与心尖之间。为Ⅱ级左右、音调柔和的收缩期早中期吹风样杂音。杂音响度和性质随体位变动和呼吸运动而改变。

2.病毒性心肌炎

病毒性心肌炎常在一次呼吸道或肠道病毒感染后出现心肌炎的表现,可有低热和关节疼痛。近年单纯风湿性心肌炎的病例日渐增多,与病毒性心肌炎难以区别。一般而言,病毒性心肌炎的心脏杂音往往不明显,可合并心包炎但极少合并心内膜炎,较多出现过早搏动等心律失常;心电图 P–R 间期延长较少见,而 ST–T 改变更为突出。实验室检查有病毒感染证据。

3.感染性心内膜炎

感染性心内膜炎先天性心脏病或慢性风湿性心脏病患者出现不明原因的不规则发热,伴脾大、贫血、皮肤瘀斑或其他栓塞症状,易与风湿性心脏病伴风湿热活动相混淆。24 小时内反复数次做血培养,常可获得阳性结果。

【中医治疗】

一、辨证要点

风湿热与其他痹证比较，起病急，发病前期多有急性乳蛾病史，早期可有倦怠无力、纳呆、面色无泽、自汗，继而出现发热、关节疼痛红肿，多以膝、踝为主，疼痛多呈游走性，肌肤环斑累累，重则可有心悸、气短、胸闷等。辨证首先需区分外邪的偏盛、部位，如关节受累，多表现为风湿热痹，以关节游走性红肿热痛为主要表现；如冬季受寒引起，可表现为寒热错杂，关节肿痛伴畏风、恶寒。如痹证入心，则需要鉴别心气阴、气血、心阳何者受损，症见疲乏无力，低热盗汗，心悸心慌，舌红苔少，脉细数无力或结代，为气阴两虚；若头晕心悸，面色苍黄，肌肤麻木，关节酸痛，舌淡红苔薄白或少，脉细涩，证属气血两虚；若心悸怔忡，胸闷气短，四肢不温，浮肿少尿，舌体胖大，脉结代，则为心阳受损的表现。若热邪伤阴引动肝风，则可见手足颤动，肢体痉挛，筋惕肉跳之证。

二、诊疗思路

根据"热者寒之"的治疗原则，风湿热总的治疗方法以清法为主线，再根据其病程中不同阶段、不同病因病机分别论治。本病多以素体正气亏虚，卫气不固，营气失守，感受风寒湿热之邪气，外侵肌腠、关节，内致心肺受损。在临床辨证治疗中，应整体观察风湿热全病程各个阶段不同病情，结合中医理论分析，灵活掌握，勿执一端。治疗方面，在清热的基础上或兼以疏风，或兼以解毒，或兼以化湿，或兼以散寒，或兼以凉血，或兼以化痰行瘀，或兼以滋阴，或兼以养血，或多法合用，随证治之。

三、辨证论治

1. 湿热阻络证

证候：发热恶寒，汗出不解，口渴欲饮，关节肿痛，局部灼热，或呈游走性，可有鼻衄，皮肤红斑，小便黄赤，大便秘结；舌质红，苔黄腻，脉滑数。

治法：清热利湿，祛风通络。

方药：宣痹汤加减。

防己 10g，生薏苡仁 15～30g，苍术 10g，茯苓 10g，山栀子 3～6g，连翘 10g，黄柏 3～6g，忍冬藤 15g，桑枝 10g，秦艽 10g。

方解：防己、生薏苡仁、苍术、茯苓健脾渗湿；山栀子、连翘、黄柏、忍冬藤清热燥湿；桑枝、秦艽祛风通络。

加减：痛甚者，加豨莶草、威灵仙、牛膝祛风舒筋；热重者，加石膏、知母、黄芩；湿重者，加苍术、五加皮。

2.寒湿阻络证

证候：关节酸痛，局部不红，遇寒加剧，得温痛减，或有低热，气短乏力，心悸怔忡；舌质淡，苔薄白，脉沉细或细数。

治法：散寒除湿，养血祛风。

方药：蠲痹汤合独活寄生汤加减。

羌活 10g，独活 10g，防风 10g，秦艽 10g，当归 10g，鸡血藤 15g，桂枝 6～10g，细辛 3g，川芎 10g，桑枝 10g，牛膝 10g。

方解：羌活、独活、防风、秦艽散寒除湿；当归、鸡血藤养血祛风；桂枝、细辛温经止痛，祛风散寒；川芎、桑枝活血通络；牛膝引药下行。服药后当微微汗出，使风湿尽去，寒邪得散而愈。

加减：内热者，加黄芩；气虚者，用黄芪。

3.风湿淫心证

证候：发热不退，头重身困，心悸气短，疲乏无力，关节肿痛，纳呆泛恶；舌质淡，苔腻，脉濡滑。

治法：祛风除湿，通络宁心。

方药：大秦艽汤加减。

秦艽 10g，防己 10g，羌活 10g，独活 10g，威灵仙 10～15g，桂枝 6～10g，川芎 10g，赤芍 10g，五味子 6g，麦冬 10g。

方解：秦艽、防己、羌活、独活、威灵仙辛温之，以祛风除湿；川芎、赤芍活血通络；五味子、麦冬益气养阴；桂枝以振奋心阳，温阳利水。

加减：筋脉拘紧者，加白芍、当归以养血柔筋，使祛风而不伤阴血。

4. 心脾阳虚证

证候：心悸怔忡，动则气短，难以平卧，面色无华，浮肿尿少，手足不温；舌质淡胖，苔薄白，脉细数或结代。

治法：温阳利水，补益心气。

方药：五味子汤加减。

黄芪 15g，人参 10g，麦冬 10g，五味子 6～10g，白芍 10g，肉桂 3～6g，白术 10g，茯苓皮 10～15g，泽泻 10g。

方解：黄芪、人参大补元气；麦冬、五味子、白芍养阴益气；肉桂则温补肾阳，化气利水；白术、茯苓皮、泽泻以健脾渗湿。

加减：腹胀者，加猪苓、防己、大腹皮以行气利水；胁下痞块者，加郁金、鳖甲以软坚散结；纳呆便溏者，加谷芽、麦芽、焦山楂以运脾化湿。

5. 气虚血瘀证

证候：病程日久，神疲乏力，心悸气短，动则尤甚，面晦颧红，唇甲发绀，形体瘦弱；舌质紫暗，苔薄，脉细弱或结代。

治法：养血活血，益气通脉。

方药：补阳还五汤加减。

生黄芪 15～30g，当归尾 6～10g，川芎 10g，赤芍 10g，桃仁 10g，红花 3～6g，地龙 10g。

方解：生黄芪大补脾胃元气，以促血行；当归尾活血祛瘀养血；川芎、赤芍、桃仁、红花助当归尾活血祛瘀；地龙通经活络。

6. 虚风内动证

证候：舞蹈病表现。热邪久羁，劫灼真阴，水不涵木，肝风内动；舌红少津，脉细数。

治法：滋阴潜阳，柔肝息风。

方药：定振丸加减。

生地黄 10g，白芍 10g，麦冬 10g，天麻 10g，蝉蜕 3～6g，钩藤 10g，石菖蒲 10g，法半夏 6～9g。

方解：生地黄、白芍、麦冬滋阴潜阳；天麻、蝉蜕、钩藤平肝息风；石菖蒲、法半夏化痰开窍。

【临床与试验研究】

1. 王少华应用白虎汤类方，如白虎加苍术汤合四妙丸、苍术白虎汤合栀子豉汤、白虎加桂枝汤、人参白虎汤等治疗风湿热，取其退热镇痛之功，疗效显著。

2. 岳峰应用桂芍知母汤加味治疗慢性风湿热腰腿痛，选取 144 例慢性风湿热性腰腿痛患者，分为观察组与对照组，观察组予桂芍知母汤加味，以桂枝、芍药、甘草、麻黄、生姜、白术、知母、防风、附子为主方，疗程 8 周，观察组临床控制率 76.38%，明显优于对照组。

3. 焦力应用加味四草汤治疗风湿热，选取风湿热患者 74 例，随机分为两组。对照组患者给予甲氨蝶呤片与英太青胶囊；治疗组在对照组基础上加服加味四草汤治疗。主方：忍冬藤、老鹳草、鹿衔草、豨莶草、炒白术、威灵仙、黄柏、夏枯草、海桐皮等。治疗组总有效率 92.31%，明显高于对照组 74.29%，且有显著性差异（$P < 0.05$）。

4. 刘虹应用药罐结合放血疗法治疗风湿热，将 60 例患者随机分为 2 组，治疗组采用药罐联合放血疗法，对照组除不采用放血疗法外其余治疗方式与治疗组相同。结果：治疗组总有效率为 93.3%，对照组为 90.0%；治疗组愈显率为 70%，对照组为 50.0%。2 组总有效率和治疗前后疼痛缓解程度比较差异无统计学意义，但 2 组愈显率比较有统计学差异（$P < 0.05$）。

5. 刘红敏等应用中药痰热清注射液治疗急性风湿热。在一般治疗基础上加用痰热清注射液治疗（治疗组），并与青霉素治疗（对照组）对照。结果显示痰热清注射液治疗急性风湿热疗效确切。治疗组与对照组的有效率分别为 95.8%、81.4%；两组 1 年内复发率分别为 10.34%、27.58%，有显著性差异（$P < 0.05$）

6. 张清慧等应用中西医结合疗法治疗风湿热。对照组 56 例，采用西药治疗，静脉滴注大剂量青霉素 2 ～ 4 周，同时给予阿司匹林 60 ～ 80mg/kg，分次服用，有心肌炎者给予泼尼松，每日 2mg/kg（最大量 60mg/d），2 ～ 4 周后减量，总疗程 8 ～ 12 周，同时卧床休息，并给予对症处理。治疗组 72 例，在应用上述治疗措施的基础上给予中药方剂白虎加桂枝汤治疗。方药：知母、生石膏、炙甘草、糯米，随症加减，日 1 剂，水煎服；8 ～ 12 周为 1 个疗程。治疗组 72 例中显效 46 例（63.89%），好转 18 例（25.00%），无效 8 例（11.11%），总有效率 88.89%；对照组 56 例中显效 20 例（37.71%），有效 18 例（32.14%），无效 18 例（32.14%），总有效率 67.85%。两组疗效总有效率经统计学处理，治疗组疗效明显优于对照组（$P < 0.01$）。

【西医治疗】

治疗目标：清除链球菌感染，去除诱发风湿热病因；控制临床症状，使心肌炎、关节炎、舞蹈病及风湿热症状迅速缓解，解除风湿热带来的痛苦；处理各种并发症，提高患者身体素质和生活质量，延长寿命。

一、治疗

1. 一般治疗

注意保暖，避免潮湿和受寒。有心肌炎者应卧床休息，待体温正常、心动过速控制、心电图改善后，继续卧床休息 3 ～ 4 周后恢复活动。急性关节炎早期亦应卧床休息，至 ESR、体温正常后开始活动。

2. 消除链球菌感染灶

消除链球菌感染灶是去除风湿热病因的重要措施，否则本病将会反复发作或迁延不愈。目前公认苄星青霉素是首选药物。

3. 抗风湿治疗

对单纯关节受累首选非甾体抗炎药，常用乙酰水杨酸（阿司匹林），开始剂量成人每天 3 ～ 4g，小儿 80 ～ 100mg/（kg·d），分 3 ～ 4 次口服。

亦可用其他非甾体类抗炎药，如萘普生、吲哚美辛等。对已发生心肌炎者，一般采用糖皮质激素治疗，常用泼尼松，开始剂量成人 30 ～ 40mg/d，小儿 1 ～ 1.5mg/（kg·d），分 3 ～ 4 次口服，病情缓解后减量至 10 ～ 15mg/d，维持治疗。为防止停用激素后出现反跳现象，可于停用激素前 2 周或更早一些时间加用阿司匹林，待激素停用 2 ～ 3 周后再停用阿司匹林。对病情严重，如有心包炎、心肌炎并急性心力衰竭者，可静脉滴注地塞米松 5 ～ 10mg/d 或氢化可的松 200mg/d，至病情改善后，改口服激素治疗。抗风湿疗程，单纯关节炎为 6 ～ 8 周，心肌炎疗程最少 12 周，如病情迁延，应根据临床表现及实验室检查结果，延长疗程至病情完全恢复为止。

亚临床心肌炎的处理：既往无心肌炎病史，近期有过风湿热，只需定期追踪及坚持应用长效青霉素预防，无须特殊处理。对曾患心肌炎或现患风湿性心脏病者，可根据实验室检查（如 ESR、AHRA、ASP、PCA 等）、超声心动图、心电图及体征的变化而制定具体治疗措施。①如仅有轻微体征改变而上述各项检查正常者，无须抗风湿治疗，应继续追踪观察。②如实验室检查变化明显，但无其他原因解释，可试行 2 周的抗风湿治疗（一般用阿司匹林），如 2 周后实验室检查恢复正常，则不需进一步处理；如实验室检查仍不正常，可再继续抗风湿治疗 2 周后复查有关项目，若仍不阴转，又有可疑症状及体征或超声心动图或心电图改变者，需进行正规抗风湿治疗。③如实验室检查、心电图、超声心动图均有明显的改变，而无其他原因解释者，虽无明显症状，应做进一步观察及应用 1 个疗程抗风湿治疗。对有舞蹈病的患者应尽量避免强光、噪声刺激，在上述治疗基础上，首选丙戊酸，对于该药物无效或是严重舞蹈病如瘫痪的患者，应用利培酮治疗。多巴胺受体阻断药物如氟哌啶醇也可能有用。越来越多的证据表明免疫抑制治疗，如静脉注射甲泼尼龙，随后逐渐口服泼尼松是有效的。尤其适用于那些上述药物治疗无效或不能耐受的患者。血浆置换和静脉注射丙种球蛋白现被作为试验性治疗。

4. 并发症的治疗

在风湿热治疗过程中或风湿性心脏病反复活动的患者易患肺部感染，

重症可致心功能不全,有时并发心内膜炎、高脂血症、高血糖、高尿酸血症。这些情况可能与患者机体抵抗力下降或与糖皮质激素和阿司匹林长期治疗有关。故在治疗过程中,激素及非甾体抗炎药的剂量和疗程要适当,以免促使各种并发症的出现和加重。同时,在治疗中需警惕各种可能性的出现,及时加以处理,如心功能不全,应予小剂量洋地黄和利尿剂;如感染,应针对不同病情选择有效抗生素;代谢异常及冠心病的治疗亦应及时发现和处理。

二、预防

风湿热的初级预防和二级预防能够明显减少风湿热和风湿性心脏病的患病率,以及患病的严重程度。

1. 初级预防(一级预防)

初级预防是预防"危险因子",即加强儿童、青少年的保健和卫生宣教工作,建立迅速而有效的医疗保障系统,通过阻断 A 组乙型溶血性链球菌感染的传播,以阻止风湿热的发生。具体措施包括:①改善社会经济状况;②改善居住环境,避免人口稠密;③预防营养不良,开展体育锻炼,增强体质,提高抗病能力;④防寒、防潮,积极预防上呼吸道感染,彻底治疗链球菌感染的急慢性病灶;⑤卫生宣教是初级预防最重要的部分,特别是对儿童和青少年链球菌性咽喉炎与风湿热相关性的教育。预防链球菌感染是预防风湿热的重要环节,在定期进行高发和易感人群链球菌感染普查的同时,应用 1 种有效的抗链球菌疫苗接种是必需的。

2. 二级预防

二级预防是预防风湿热复发或继发性风湿性心脏病。对再发风湿热或风湿性心脏病的继发性预防用药。对青霉素过敏或耐药者,可改用红霉素 0.25g,每日 4 次,或罗红霉素 150mg,每天 2 次,疗程 10 天。或用林可霉素、头孢类亦可。近年提出阿奇霉素 5 天疗程法,16 岁以上患者第 1 天 500mg,分 2 次服,第 2 ～ 5 天 250mg 顿服,经上述足疗程治疗后,可继用红霉素 0.5g/d 或磺胺嘧啶(或磺胺噻唑)0.5g,每日 1 次(体质量 < 27kg

者），或 1g，每日 1 次（体质量＞27kg 者）作长期预防。但要注意多饮水，定期复查血常规，以防白细胞减少。继发预防期限：应根据患者年龄、链球菌易感程度、风湿热发作次数、有无瓣膜病遗留而定。年幼患者、有易感倾向、反复风湿热发作、有过心肌炎或遗留瓣膜病者，预防期限应尽量延长，最少 10 年或至 40 岁，甚至终生预防。对曾有心肌炎，但无瓣膜病遗留者，预防期限最少 10 年，儿童患者至成年为止。对单纯关节炎，预防期限可稍缩短，儿童患者最少至 21 岁或持续 8 年，成人患者最少 5 年。

三、西医治疗进展

1. 杨林等检索收集应用 β 受体阻滞剂美托洛尔治疗风湿性心脏病的随机对照试验，纳入 485 例患者，经 Meta 分析结果显示，与基础治疗相比，美托洛尔治疗风湿性心脏病可降低患者病死率和再次入院率，可提高心功能，有一定疗效。

2. 有研究发现大剂量丙种球蛋白可能对免疫性炎症性心脏病有益，可减少急性风湿性瓣膜病，但还有待进一步证实。

3. Nakul Sinha 等运用经皮球囊二尖瓣扩张术（PBMV）治疗重症风湿性心脏病二尖瓣狭窄，取得良好疗效，其近期和远期疗效与心脏直视手术相似，术后再狭窄率也相似，用 PBMV 减少了患儿麻醉和手术所承受的痛苦和危险。

4. 李作运等运用经皮球囊二尖瓣扩张术治疗风湿性心脏病二尖瓣狭窄 72 例，疗效满意，并指出，房间隔穿刺是 PBMV 成功的先决条件，扩张球囊直径的选择是避免二尖瓣撕裂的基础，值得借鉴。

【预后与转归】

大约 70% 的急性风湿热患者可在 2～3 个月内恢复。急性期 65% 左右的患者心脏受累，如不及时合理治疗，70% 可发生心脏瓣膜病。

第三章

医案医话

一、幼年特发性关节炎

1. 王寿亭医案(《临证实效录》)

李某,女,16岁,住宁陵县乔楼公社。1981年3月16日初诊。

主诉:双足趾疼痛二月余。

现病史:患者两脚十趾热痛,痛甚不可忍,已两个多月,夜卧必置于被外,遇凉痛减,皮色无明显变化,触之亦无热感。舌苔白腻,脉象濡数。

西医诊断:幼年类风湿关节炎。

中医辨证:湿热闭阻经络,下注于足。

治则:清热祛湿,活血开痹。

处方:金银花40g,当归30g,玄参40g,甘草15g,生薏苡仁30g,黄柏12g,防己12g,连翘12g,川牛膝12g。

上药服4剂热痛大减,夜卧已能盖被,继服上方6剂收功。

2. 王德润医案(《临证笔录秘验集》)

靳某,女,17岁,务农。

主诉:关节肿痛一年余。

现病史:脚踝、膝关节肿痛已有一年,经多方诊治罔效,近半年纳差消瘦,夜寐不宁,闭经半年。舌苔薄白,脉象弦滑。

西医诊断:幼年类风湿关节炎。

中医辨证:寒湿邪胜,肝肾两虚,气血痹阻。

治则:补益肝肾,散寒除湿,活血通络。

处方:独活10g,牛膝20g,生地黄、熟地黄各30g,白芍20g,川芎10g,赤芍10g,寄生20g,山药15g,扁豆10g,白术10g,内金10g,防风10g。水煎服。

服药十付后,月经行,关节疼痛减轻,继守原方加地龙10g,防己10g。服药十五付,关节肿痛俱消,可参加轻微劳动,仍纳差不甘,乏力,继宗前法加减。独活10g,寄生20g,牛膝20g,秦艽10g,山药15g,扁豆10g,白术10g,内金10g,地龙10g,丹参10g,白芍20g。连续服药半月，可参加农业劳动。

3. 赵清理医案（《临证心得选》）

陈某，男，17岁，学生。于1979年8月20日就诊。

主诉：双下肢疼痛三月余。

现病史：患者自诉曾于五月份因家中盖房，体力劳动过重，感受寒湿，又脱衣着凉，渐觉两下肢不适，随之发热疼痛。几经医治，均不显效，尔后休学治疗。两膝关节红肿疼痛，足心发热，屈伸不利，经常低烧不退，肢体酸沉，小腿肌肉萎缩，头晕短气，动则乏力。舌红、苔黄燥，脉数。

西医诊断：幼年类风湿关节炎。

中医辨证：风寒湿侵袭、痹阻经络、久郁化热所致的热痹证。

治则：清热利湿祛风，通痹止痛。

方药：桂枝芍药知母汤加减。桂枝9g，芍药9g，知母9g，防风9g，白术12g，麻黄4.5g，苍术12g，黄柏9g，生姜3片，甘草3g，木瓜12g。三剂，水煎服。

二诊：关节疼痛大减，屈伸自如，热退汗止。药已中病，效不更方，继进上方六剂。后访，药尽即舒，诸症如洗。

4. 朱良春医案（《国医大师朱良春幼年特发性关节炎辨治实录及经验撷菁》）

崔某，男，10岁。2010年1月18日初诊。

现病史：两膝关节疼痛半年，咳嗽两旬余。半年前感膝关节肿胀疼痛，无其他关节疼痛肿胀等症，B超检查示：右膝关节髌上囊积液，滑膜增厚。骶髂关节CT检查示：右侧髂骨囊变，双侧髋臼关节面下骨质密度不均，双侧髋关节炎可能，L5隐裂。HLA–B27阳性。曾就诊于上海仁济医院。西医诊断为幼年特发性关节炎（附着点相关性炎症型），经益赛普、来氟米特、强的松等治疗，病情趋于稳定。20天前不慎感冒，见咳嗽，痰黄，膝关节时感疼痛，稍肿胀，二便正常，舌淡红、苔薄白，脉细弦。血沉5mm/h。

西医诊断：幼年特发性关节炎（附着点相关性炎症型）。

中医辨证：肾督亏虚，调摄失宜，寒湿痹阻，又风热袭肺，肺失宣降。

治法：益肾壮督，蠲痹通络，佐以清肺化痰。

处方：穿山龙 30g，补骨脂 12g，鹿衔草 15g，生地黄、熟地黄各 12g，蜂房 6g，青风藤 12g，鸡血藤 15g，乌梢蛇 6g，金荞麦 20g，生甘草 3g。14 剂，1 日 1 剂，水煎服。另服益肾蠲痹丸 4g，1 日 3 次。

2 月 1 日二诊：查支原体抗体 IgM 阳性，药后膝关节疼痛减轻，唯偶尔鼻咽部不适，鼻衄，痰黄不多，舌红、苔薄白，脉细。络脉渐利，气血渐畅，肺热未清，热伤窍络。前法治之，兼顾利窍。上方加金沸草 12g，僵蚕 8g，21 剂。益肾蠲痹丸 4g，1 日 3 次，口服。

2 月 22 日三诊：稍感两膝关节疼痛，不咳，痰不多，二便正常，舌淡红、苔薄白，脉细。症情平稳，益肾蠲痹法治之。处方：穿山龙 30g，金荞麦 20g，蜂房 6g，僵蚕 8g，乌梢蛇 8g，鸡血藤 20g，豨莶草 15g，青风藤 15g，金沸草 12g，生甘草 4g。21 剂。

3 月 15 日四诊：强的松 10mg/d，药后症情稳定，无明显不适，舌淡红、苔薄白，脉细。前法加大益气补肾之力，上方加炙黄芪 20g、枸杞子 12g、仙灵脾 8g。30 剂。

4 月 12 日五诊：CRP、血沉正常，症情稳定，喉间多痰，稍咳，左膝酸痛，苔薄，脉细弦。前法续治。处方：穿山龙 30g，金荞麦 15g，金沸草 10g，蜂房 10g，僵蚕 6g，鸡血藤 15g，炙黄芪 15g，炙甘草 6g。20 剂。

5 月 17 日六诊：血沉 4mm/h，尿常规正常。X 线提示左膝窝肿形成可能，与前片比较，左膝关节腔积液基本消失。症情稳定，仍感左膝酸痛，稍咳，舌质红、苔薄白，脉细弦。从肾虚络痹论治，上方加生地黄、熟地黄各 10g，生薏苡仁 20g。14 剂。

6 月 14 日七诊：偶尔左膝发麻，余症尚可，舌偏红、苔薄，脉细。膝络不畅，守前法治之。处方：穿山龙 20g，生地黄、熟地黄各 15g，全当归 8g，仙灵脾 10g，蜂房 6g，僵蚕 6g，鸡血藤 15g，青风藤 15g，生黄芪 20g，炙甘草 4g。30 剂。

7 月 19 日至 9 月 6 日 3 次来诊，症情平稳，此前 6 月 26 日上海仁济医院查 CRP、血沉、ACTH 正常，Crtsl（皮质醇）224.4nmol/L，杀伤细胞 NK10.2%。关节症状已不明显，纳可，便调，苔薄，脉细。复查血沉 2mm/h。强的松 2.5mg/d。基本以前方加减调治。

2011 年 3 月 14 日十二诊：强的松已停用两月，症情稳定，目前无明显不适，舌淡红、苔薄，脉细。上方去浮小麦，加川石斛 10g。30 剂。

5. 杨仓良医案（《杨仓良教授从毒辨治全身型幼年特发性关节炎临床经验》）

患者，女，5 岁。2007 年 11 月 2 日初诊。

现病史：患儿于 2007 年 6 月下旬因感冒后出现发热，面部红疹，手指腕关节疼痛，颈淋巴结肿大半年，于银川、兰州等地 3 所大医院住院诊治。曾服用醋酸泼尼松每日 30mg，尚不能控制，间歇性 38 ～ 40.5℃的发热，遂来本院求治。门诊以幼年类风湿关节炎收住院。外院检查报告示白细胞 23×10^9/L，CRP 67.4mg/L，ESR 68mm/h，血清铁蛋白 ＞ 1500μg/L；肺炎支原体阳性；B 超示脾脏轻度肿大，腹腔肠管积液；心电图示窦性心动过速，胸导低电压；骨髓穿刺示感染象。刻下症见面色红赤，皮疹隐隐，双腕关节疼痛、红肿，活动受限，左颈下及两侧颈后有黄豆大小结节 4 块，有触痛，口干，咽痛，溲赤，便干，舌质红，苔薄黄，脉细数。

西医诊断：幼年类风湿关节炎（JIA）。

中医辨证：湿热毒痹证。

治法：清热解毒，利湿通络。

方药：清热利湿排毒汤加减。

处方：商陆 6g，蚤休 10g，鱼腥草 15g，苦参 6g，滑石 6g，络石藤 16g，忍冬藤 10g，蒲公英 15g，紫草 6g，青黛 6g，甘草 12g。

高热者，加水牛角 21g，大青叶 10g；咽喉肿痛者，加青黛 6g，败酱草 10g；皮疹较多者，加苦参 6g，蝉蜕 3g。水煎 400mL，每日分 2 次保留灌肠，配以清热解毒中成药及抗生素、抗病毒的西药。从第 6 天开始以每 5 天减 5mg 的用量逐渐撤减醋酸泼尼松，至第 36 天时全部撤完。患者病情逐渐减轻，且未出现药物毒副反应。至第 45 天，皮疹、肿块及关节肿痛均消失，化验肝功能、肾功能皆正常。复查 B 超及心电图均正常时，出院。并将上述中药汤剂加减改为冲剂，再服半年停药，再次复查肝功能、肾功能皆正常。

2014 年 7 月 26 日（至今 7 年）随访，患儿已上小学五年级，一切如常人。

6. 王静安医案（《幼年型类风湿关节炎的中医证治》）

张某，男，6 岁，2003 年 6 月 21 日初诊，家属代诉。

现病史：发病半年余，因突发高热，血常规检查白细胞总数升高，经西医治疗后体温反复不退，后渐现手足关节红肿热痛，遂做进一步有关检查，见血沉明显增快，类风湿因子（+），西医对症治疗月余，其症状时轻时重，食欲下降，遂转至中医诊治。刻诊：患儿面浮身肿，手足关节疼痛，灼热明显，小关节稍见肿胀，晨僵显著，活动受限，行走困难，两脉滑数，舌红，苔白腻。

西医诊断：幼年型类风湿关节炎急性发作。

中医辨证：浊邪流注经络，侵淫关节，瘀阻气血。

治法：清热疏风，除湿通络，活血消瘀，蠲痹止痛。

方药：九味蠲痹通络汤加味治疗。炒黄柏 30g，苍术 3g，薏苡仁 30g，防己 12g，当归 9g，牛膝 9g，乌梢蛇 15g，紫苏叶 9g，地龙 10g，白豆蔻 10g，忍冬藤 30g，蜈蚣 3 条。3 剂。嘱其服药时次频量少，慎感冒，节生冷，逐步递减西药用量。

2003 年 6 月 29 日二诊：面浮及关节肿胀、疼痛、烧灼均有所减轻，舌脉如前，法中病机，其邪已有消退之象，宜乘势而进，前方加郁金、姜黄各 15g，继服 6 剂。

2003 年 7 月 16 日三诊：关节疼痛大减，红肿已退，面浮肿消失，食欲增加，精神好转，活动后踝关节仍感疼痛，皮色略红，舌质红，舌苔白厚腻，两脉滑数。病邪既溃，当鼓气而追之，治法如前。处方：炒黄柏 25g，防己 12g，薏苡仁 30g，牛膝 9g，苍术 3g，紫苏叶 9g，当归 9g，乌梢蛇 12g，蜈蚣 2 条，郁金 15g，姜黄 15g，白豆蔻 10g，忍冬藤 30g。6 剂。

2003年8月14日四诊：患儿手足关节已无红肿疼痛现象，但活动稍久仍感下肢关节酸胀不适，舌红苔白腻，脉滑数，余无他症。效不易法，稍事化裁，续服6剂。处方：炒黄柏20g，防己10g，薏苡仁30g，牛膝9g，乌梢蛇12，蜈蚣2条，橘络15g，苍术3g，当归9g，川芎3g，川红花3g，紫苏叶9g，忍冬藤30g。

2003年9月4日五诊：近日因不慎受凉，复为阴雨所困，致下肢踝关节略感酸胀疼痛，舌质较红，苔白较润，脉浮滑，余无不适。前方酌加疏风之品，更以中药外洗以助驱邪之力。处方：炒黄柏20g，防己10g，薏苡仁30g，牛膝9g，乌梢蛇10g，蜈蚣1条，橘络15g，苍术3g，当归9g，紫苏叶10g，荆芥9g，忍冬藤30g。3剂。外洗中药5剂。处方：麻黄30g，桂枝30g，川芎30g，细辛30g，羌活30g，独活30g，紫苏叶30g，荆芥30g，陈艾叶30g，菖蒲30g，葱白5根。熏洗患处。

2003年9月22日六诊：患儿临床症状基本消失，各关节未见肿胀疼痛，活动自如，玩耍好动，但久之稍感酸痛，邪已去八九，病情稳定，基本痊愈，遂以前方增益气扶正之品，继进6剂。处方：焦黄柏20g，薏苡仁30g，苍术5g，防己10g，牛膝9g，当归9g，黄芪30g，乌梢蛇10g，桂枝3g，川芎6g，橘络15g，郁金10g，紫苏叶9g，忍冬藤30g。

2003年10月12日七诊：病情稳定无反复，仅因节日外出玩耍活动量大，踝关节略感微痛，舌质正常，苔白稍腻，脉滑，邪欲退尽，病将痊愈，方药稍作调整。处方：焦黄柏15g，黄芪30g，薏苡仁30g，苍术5g，防己10g，牛膝9g，当归10g，川芎6g，桂枝6g，川红花3g，橘络15g。6剂。

2003年10月30日八诊：患儿临床症状完全消失，病情未见反复，体态正常，舌质无异，苔薄白脉滑，经复查类风湿因子（－），血沉及抗"O"正常，属临床痊愈标准。以"九味蠲痹通络汤"去蜈蚣、紫苏叶，加黄芪、桂枝、川芎、川红花、橘络等治之以巩固其疗效，其病遂已矣。

7. 李少川医案（《世中联名老中医典型医案》）

何某，男，持续发热1月余伴双膝关节肿痛。

现病史：患儿于入院前2月余曾患"急性扁桃体炎"，于入院前1月突然出现发热伴右膝关节肿痛。就诊于外院，诊为"风湿热"，予青霉素静点，并口服阿司匹林治疗1周后左膝关节亦见肿胀，用药2周后上述诸症较前好转，体温波动于36.8～38.4℃之间，未见心脏病变，故好转出院。为进一步治疗就诊于我院，并收入院。入院时患儿双膝关节肿痛，低热，以午后为甚，周身散在多形性红斑，纳可便调。

家族史：无。舌质淡红，舌苔黄，脉象数、滑、弦。

辨证分析：患儿素体阳盛，复感风湿热邪，湿热蒸腾，蕴于经络，流注关节，气血运行不畅，则双膝关节肿痛。热在肌表，营卫不和则发热。血郁不畅通无阻，郁于肌表，则见多形性红斑。

西医诊断：①发热待查；②幼年类风湿关节炎？

中医诊断：痹证。

治法：清热利湿，宣痹通络。

处方：防己15g，薏苡仁25g，蚕砂5g，赤小豆25g，滑石10g，苍术10g，黄柏10g，金银花藤15g，连翘10g，知母10g，桑枝10g，牛膝10g，威灵仙10g，甘草6g。7剂，日1剂，分3次服，水煎服。

二诊：患儿药后体温正常，关节肿痛明显好转。纳可便调，舌淡红，苔薄黄，脉滑数。辨证同前，方剂组成同前，7剂，日1剂，分3次服，水煎服。

按语：小儿类风湿关节炎，中医学隶属于"痹证"范畴，有风寒湿痹和风湿热痹之别。风寒湿痹者多因居处潮湿、涉水冒雨、气候骤变等原因，致风寒湿邪乘虚侵袭人体，注于经络，留于关节，气血痹阻而发病。正如《内经》所云："风、寒、湿三气杂至，合而为痹也。""痹者，闭塞不通也。"风湿热痹多因感受风热之邪与湿邪相并为患，或因素体阳盛或阴虚有热，感受外邪易从热化，或因寒痹日久郁而化热所致。如《金匮翼·热痹》："热痹者，闭热于内也……"业师认为，小儿体属阳盛，且常贪食过饱，湿热内生者更为突出，故儿科痹证当中，热痹者多，而寒痹者少。正如《温病条辨》所云："痹之因寒者固多，痹之兼乎热者亦复不少。"治疗热痹，业师以清热利湿、宣痹通络法为主。常宗《温病条辨》之宣痹汤与玉女煎化裁。此案中防己急走经络之湿；连翘清气分之湿热；赤小豆清血分之湿热；滑石利窍而清热中之湿；薏苡仁淡渗而主疗痹；蚕砂化浊道中之清气；配银藤、黄柏清热解毒；桑枝、威灵仙活血通络而止痛；知母甘寒滋阴，以清阳明之火；因关节肿痛以下肢为主，故以牛膝引诸药下行。诸药合用，共奏清热利湿、活血通络止痛之效。

二、幼年强直性脊柱炎

1. 范永升医案

患者，男，18 岁，学生。2018 年 9 月 24 日初诊。

现病史：患者 1 周前突然腰背疼痛，活动受限，难以下床，面部严重痤疮，颈部不适，肩关节活动受限，四肢大小关节怕冷、疼痛，得温痛减。下肢无力，伴见口苦口干，疲劳乏力。舌质暗红，苔薄，脉细。

西医诊断：脊柱关节炎。

中医诊断：痹病。

辨证：肾虚督寒，寒热错杂。

治法：强督健肾，祛风通络。

处方：黄柏 9g，苍术 12g，川牛膝 12g，杜仲 30g，桑寄生 15g，独活 12g，桃仁 15g，秦艽 12g，粉葛根 20g，防风 9g，豨莶草 15g，北细辛 3g，白花蛇舌草 20g，威灵仙 30g，桂枝 10g，淫羊藿 20g，广地龙 12g，炮山甲片 12g（先煎），红枣 10g。14 剂，每日 1 剂，水煎服，分早、晚 2 次饭后服用。嘱患者避风寒，饮食清淡，少食油腻。

2018 年 10 月 9 日复诊：患者面部痤疮改善，有瘙痒感，四肢怕冷、疼痛症状明显减轻，肌肉仍有酸痛，已可下地活动。上方去炮山甲片、白花蛇舌草、红枣，加徐长卿 30g，地肤子 9g，皂角刺 10g。继服 14 剂。

患者后续服药期间腰背关节及皮疹症状日渐减轻。范永升教授根据患者病情变化，在精准辨证的基础上进行加减化裁，因患者较年轻，为防止骨破坏，并联合使用生物制剂，不断调整用药方案，目前病情平稳，可正常学习生活。

按语：本例患者年龄小，病情重，诊断为 SpA，素体较弱，寒热错杂，且为初发，治疗颇为棘手。患者肾虚督寒为本，中焦运转失常，郁热发于头面，故以独活寄生汤合三妙散，散郁热祛风湿，强骨健肾。急性期重用炮山甲片和广地龙血肉有情之品，白花蛇舌草清热消肿散结，淫羊藿温肾助阳，红枣养胃恢复正气，桂枝散内外之寒以止痛。全方共奏温肾散寒、祛风止痛之功。后随症加减，联合西医方案，随访至今，病情渐平稳。

2. 阎小萍医案

李某，男，16 岁，山东人，学生。2003 年 8 月 4 日初诊。

现病史：患者于 2000 年登山之后开始左髋部疼痛，后渐至双髋关节疼痛，脊背、腰骶及双膝关节僵痛。于 2001 年至北京某医院查 ESR 高，拍 X 光片，诊为强直性脊柱炎。服用中草药、扶他林等治疗，症状未见减轻，于 2003 年 8 月 4 日至我院就诊。就诊时症见：双髋、双膝关节及腰骶部疼痛，脊背僵硬，活动受限，畏寒喜暖，汗出较多，纳可，二便调。舌淡红，苔黄腻，脉沉细、尺弱。查体：枕墙距 6cm；指地距 15cm；胸部活动度 6cm；脊柱活动度 20°；Schober 试验：4cm；双 4 字试验：左（＋），右（＋）；骶髂关节疼痛试验：左（－），右（－）；ESR 56mm/h，CRP 3.21mg/L，ASO、RF 正常，HLA－B27（＋）。骶髂关节 CT：双骶髂关节面不平整，有侵蚀性改变，间隙变窄，有囊性变。双髋关节 CT：双髋臼有囊性变，关节腔有少量积液，符合 JAS 改变。

西医诊断：幼年强直性脊柱炎（JAS）。

中医诊断：大偻（邪痹肢节证）。

治法：益肾壮督，疏风散寒清热，通络利节。

方药：补肾壮督利节汤加减。

金狗脊 25g，骨碎补 18g，补骨脂 12g，熟地黄 15g，鹿角霜 10g，葛根 15g，炒杜仲 20g，川续断 20g，羌活 12g，独活 10g，千年健 15g，土鳖虫 10g，炙山甲 10g，炙延胡索 15g，秦艽 15g，威灵仙 12g，怀牛膝 10g，炒川楝子 10g，砂仁 10g，白僵蚕 10g。14 剂，水煎服，1 日 1 剂。

二诊：患者双髋部疼痛减轻，腰部疼痛已不明显，晨僵时间缩短。仍有畏寒，汗出多，大便干，小便黄，纳谷欠馨。舌红苔黄腻，脉细弱。上方去白僵蚕、鹿角霜、千年健、威灵仙、怀牛膝，加鹿角片 10g，桂枝 10g，防风 10g，赤芍、白芍各 12g，知母 12g，徐长卿 12g，青风藤、海风藤各 12g，改炙延胡索 18g，炙山甲 6g。14 剂，水煎服。

三诊：患者双髋部疼痛较前减轻，其他部位疼痛已基本缓解，但仍有脊背僵硬感，近期易感冒，纳可，大便干。二诊方剂上加片姜黄 12g，改炙山甲 10g，炙延胡索 20g，徐长卿 15g，青风藤、海风藤各 15g。14 剂，水煎服。

四诊：患者腰部、双髋、双膝疼痛均已缓解，脊背仍有僵硬感，纳可，二便调。复查 ESR：27mm/h，CRP：1.1mg/L。上方去炒川楝子，加白蒺藜 10g，改骨碎补 20g，金狗脊 30g，防风 12g。14 剂，水煎服。

按语： 本因肾督亏虚，故在诸证候的治疗中，首当补其不足，益肾壮督以治其本。在此强调，一则用补之法最忌呆补、滞补，所以用滋补之时应不忘疏通，补中有通，方可补而不滞，滋而不腻。二则大偻归属于"痹证"，"痹"乃邪气阻滞，经络不通之意，故治疗中更加注重一个"通"字。三则大凡滋补之品多滋腻碍胃，脾胃乃人体升降之中枢，气血生化之源，如中焦阻滞，则正气生化无源，气机升降失常，故补益的同时特别注重通调脾胃之气，如本病例方中君药狗脊乃苦能燥湿，甘能益血，温能养气，补益肝肾，除风湿，利关节，强腰膝。《本草经疏》言："是补而能走之药也。"骨碎补补肾，又可活血；补骨脂益肾固精，又可升脾胃之气；杜仲滋肾温阳，亦入肝经气分；续断补肝肾，行血脉，补而不滞，此均为动静相合之药也。熟地黄滋阴补血，静而不走，故多配以砂仁和胃醒脾，温中调气，动静结合，以滋而不腻，并苏脾胃之气，令气血生化有源。此外方中还用片姜黄、炙延胡索活血理气，能行血中之气滞，气中之血滞；土鳖虫入心、肝、脾经，善化瘀血；白僵蚕入肝、肺、胃经，善劫痰湿；川楝子行气止痛，除湿清热，引药入肝经；炙山甲性善走窜，无微不至，宣通脏腑，贯彻经络，透达关窍，引药达病所等。此皆为动药，配合他药以使补而不滞，并增通络利节、驱邪通痹之功。

三、幼年皮肌炎

1.陈亦人医案

廖某，女，10岁。

现病史：患儿3年前患感冒，发热、咳嗽，经治疗后热型不规则并有头痛，关节疼痛，继而眶周出现紫红色斑片，逐渐向前额、耳前及胸部扩展，手指甲根处有瘀点，周身肌肉疼痛，以下肢为著，即赴某医院就诊，经多项检查，诊为"皮肌炎"。先以大量激素配合免疫抑制剂治疗，疗效不佳，渐至蹲下后不能站立，须人扶行走，步态拙劣，手指甲全部脱落。诊时除上述症状外伴见满月脸，口干而苦，时时烘热，舌质红，苔薄而黄，脉弦细而数。

西医诊断：幼年皮肌炎。

中医诊断：肌痹（肝阴不足，营血蕴热）。

治法：养肝凉血，佐以化瘀通阳。

处方：赤芍、白芍各15g，炙甘草10g，枸杞子10g，生地黄15g，净连翘10g，忍冬藤15g，全当归10g，杭麦冬12g，蒲公英15g，仙灵脾10g。日1剂，水煎服。

1月后患者家属来函告曰：服上方30余剂后，现蹲下已能自己站起，手指甲也已长出，烘热之症大减，唯近10余日服药后腹泻。思之，此乃过服苦寒之剂，脾气受损之故。上方去蒲公英、赤芍、连翘，加葛根12g，炒白术10g，党参10g续服。患儿服上药数剂后，诸症消失，疾病向愈。

按语：本例患者病程较久，服用激素及免疫抑制剂乏效，徒增毒副作用。接诊后见腰腿疼痛，活动受限，系肝之阴血不足，不能养筋，筋脉拘急瘈疭不收所致。面有斑纹，指甲脱落，甲床色紫而硬，舌有瘀斑等，系肝热不清，营分郁热所为。而满月脸、口干而苦、时时烘热等，系激素毒副作用所致，相当于中医久服辛热之品，伤阴化热。故以芍药甘草汤柔肝缓急，舒筋和络。赤芍、枸杞子、生地黄、麦冬配以连翘、忍冬藤、蒲公英等养阴清热，凉血解毒，养肝柔筋；赤芍、当归、忍冬藤等活血化瘀，通经脉瘀滞；配入仙灵脾温经通阳，寓阴中求阳之意，又能防止诸药清滋太过，损伤阳气。服药 30 余剂后诸症大减，唯近日服药后腹泻，此乃久病之后，脾气受损，精血化源匮乏所致，故应去寒凉之蒲公英、赤芍、连翘，加入葛根，一可配芍药甘草汤舒筋通络，其次可升清阳，起阴气，止泄泻；加入党参、白术健脾益气，充实后天，以资化源，故守法服用，终获良效。

2.吴元重医案（《吴元重儿科临床治验》）

吕某，女，11 岁。入院日期：1973 年 2 月 14 日。出院日期：1973 年 7 月 13 日。

现病史：因不规则发热，全身水肿两个月，于 1973 年 2 月 14 日住院。本为健康状态，于入院前两个月始有不规则中等发热。发热数日后出现全身水肿，以下肢为著。同时感觉四肢酸痛、疲困。虽经当地医院治疗数周但疗效欠佳，面部及上肢水肿愈明显，同时肢体疼痛加重，又感异常乏力，四肢屈伸困难，终日卧床不起，不能翻身，遂来我院住院。体温 38.7℃，脉搏 120 次 / 分，呼吸频率 20 次 / 分。发育中等，营养状况欠佳。全身呈中毒硬肿，压之不凹陷，全身肌肉尤其肘关节周围有压痛。面部和上下肢皮肤呈现浅紫色红斑，而以两眼睑及脸颊部为著。无全身淋巴结肿大，扁桃体不红，心肺（－），肝脾（－）。上肢只能缓慢抬高，下肢屈伸困难。无吞咽困难及脑膜刺激征。WBC 3.57×10^9/L，N 70%，L 25%，ESR 77mm/h，尿检（－）。横纹肌活检：符合皮肌炎早期改变。

西医诊断：幼年皮肌炎。

中医诊断：肌痹。

治疗：采取中西医结合疗法，即环磷酰胺 200mg 加 50% 葡萄糖 40mL（静脉注射，2 次 / 周）。中药服温清饮：当归 9g，川芎 4.5g，熟地黄 9g，白芍 9g，黄连 3g，黄柏 6g，黄芩 6g，山栀子 6g。每日 1 剂，水煎服。

经上述治疗 3 个月后全身水肿及肌痛全消失，四肢活动力明显增加。能扶坐，能端碗并拿筷子吃饭。肤色基本恢复正常，体温及血沉均正常。故环磷酰胺改为每周静注 1 次（用量同前），继服温清饮（隔日 1 剂）。以上治疗再继续 2 个月之后，患儿已能站立片刻，故于同年 7 月 13 日出院。

患儿于 1974 年 4 月 4 日再次来院复查，此时营养状况良好，全身肌肉丰满。其父诉：该儿数月来体力明显增加，能参加各种劳动，一切正常，已停服中药 3 个月。

随访：1975 年 1 月再诊时一切正常。

四、系统性红斑狼疮

1. 金实医案

陈某，女，14 岁，学生。2011 年 12 月 11 日初诊。

现病史：患者以"皮疹伴发热 1 年余"为主诉。患者 1 年前出现发热，皮疹，脱发，曾在北京协和医院治疗。2006 年起尿蛋白、尿隐血明显。刻诊：易疲劳，时有发热，口腔溃疡，皮疹。苔薄白，舌红，脉细。检查：WBC $< 3\times10^9$/L，ANA：1∶1000，ds–DNA（+），C3 下降，A/G=31.7/19.6=1.61g/L，ESR：33mm/h，尿蛋白（+++），尿隐血（+++），TG：2.82mmol/L，24h 尿蛋白：2.524g/24h，B 超显示双肾体积大。

西医诊断：系统性红斑狼疮。

中医辨证：外感风寒湿气，日久化火成毒伤阴，热毒深入营血。

治法：清热化毒，凉血滋肾。

方药：生地黄、熟地黄各 10g，菟丝子 25g，山茱萸 8g，牡丹皮 10g，六月雪 15g，石韦 20g，白花蛇舌草 20g，半枝莲 15g，青蒿 15g，益母草 10g，莲须 10g，金樱子 20g，蛇莓 10g，大枣 5 枚。

前方加减用药半年后，患者无明显症状，检查尿蛋白弱阳性，尿隐血（++），血常规正常，肝功、肾功正常，ESR：14mm/h，ds–DNA：0.25，ANA：1∶1000。服药调治至今，病情尚稳定。

按语：系统性红斑狼疮是一种多因素参与的特异性自身免疫病，以肾虚阴亏为发病之本，瘀毒内蕴为致病之标，肾虚瘀毒为病机关键。临床表现多样，金教授根据系统性红斑狼疮肾虚阴亏，瘀毒内蕴的基本病机，制定了补肾化毒的治疗大法，由生地黄、熟地黄、山茱萸、菟丝子、牡丹皮、青蒿、白花蛇舌草、半枝莲等中药组成狼疮方。全方具有补肾滋阴、凉血解毒、化瘀通络之功，并能补虚泻实，标本兼顾。

2.张凤山医案

王某，女，16 岁。2010 年 5 月 27 日初诊。

现病史：以"既往双手雷诺现象病史 2 年"为主诉。发热，体温 39.0℃左右，面部红斑，关节肌肉疼痛，口腔溃疡，咽痛口干，睡眠障碍，大便干结，小便短赤，舌红苔黄，脉滑数。血常规：白细胞 $2.3×10^9$/L，红细胞 $3.0×10^9$/L，血红蛋白 91g/L，血小板 $120×10^9$/L；尿常规正常；X 线胸片未见异常；免疫学检查：抗核抗体（ANA）1∶1000，抗 ds–DNA 抗体 30%（放免法），补体 C_3 0.4g、C_4 0.06g，抗 SM 抗体（+），抗 RNP（+），SSA（+），血沉（ESR）41mm/h。

西医诊断：系统性红斑狼疮，血液系统损害。

中医诊断：蝴蝶丹。

中医辨证：热毒炽盛，燔灼营血。

治法：清热凉血，解毒化斑。

处方：水牛角 30g，生地黄 30g，牡丹皮 10g，玄参 20g，赤芍 25g，白鲜皮 20g，紫草 30g，漏芦 15g，青黛 10g，黄芩 10g。

西药：静点甲强龙 40mg/d。

二诊：1 周后，患者体温恢复正常，血常规白细胞及红细胞、血红蛋白均恢复正常水平，面部红斑略隐退，口腔溃疡好转，咽痛口干症状缓解，关节肌肉酸痛减轻，大便通畅，舌红苔薄黄，脉细数。激素改为美卓乐口服，32mg/d，加硫酸羟基氯喹 0.2g 每次，每日 2 次口服。中药处方：生地黄 30g，知母 15g，黄柏 10g，苍术 15g，天南星 15g，鸡血藤 20g，紫草 25g，漏芦 15g，土茯苓 25g，薏苡仁 25g，青黛 10g，苦参 15g，蝉蜕 10g。15 剂。

三诊：患者服药后面部红斑消退，留有散在色素沉着斑，神疲乏力，自汗出，气短，手足心热，腰酸膝软，脱发，月经量减少，舌淡苔少，脉细数。激素减量为美卓乐 24mg/d，硫酸羟基氯喹继续。处方：黄芪 50g，人参 20g，女贞子 20g，旱莲草 20g，升麻 15g，地肤子 20g，荆芥 20g，防风 15g，地骨皮 15g，土茯苓 30g，蝉蜕 15g，苦参 20g，秦艽 15g，白鲜皮 15g，刺蒺藜 15g。美卓乐按常规减量。

守方调理 3 个月，症状基本消失，无不良主诉。患者坚持服激素和硫酸羟基氯喹联合中药 2 年，病情稳定。

五、硬皮病

1. 路志正医案

杨某，女，13 岁。初诊日期：2011 年 8 月 4 日。

现病史：患者全身多发条状硬化皮损 2 年余。2009 年 6 月发现右上臂条状皮损，局部发暗，右大拇趾有两块青紫色斑块，右足背、外侧皮肤条状萎缩，北京协和医院诊断为硬皮病，使用环磷酰胺、醋酸泼尼松片治疗，现发展至全身皮损。现症：右上臂外侧硬化皮损，右手背外侧及左侧前臂条状硬化皮损，右侧腹部外侧块状皮损，局部发黄，发硬发亮，肩部、腕部、后背、臀部亦有小块皮损，局部皮肤发硬，有瘀斑，偶尔瘙痒无疼痛，双手活动受限，双下肢下蹲后站起发紧，纳眠可，偶有胸闷，二便调，偶有脐周痛。舌红苔薄白，脉沉细。

西医诊断：硬皮病。

中医诊断：皮痹。

中医辨证：气血亏虚，痰瘀阻络。

治法：益气养血，化痰通络。

方药：补阳还五汤合通络化痰之品。

生黄芪 15g，当归 12g，川芎 9g，赤芍 12g，桂枝 12g，炒桑枝 30g，地龙 12g，山甲珠 10g，皂角刺 8g，地肤子 12g，防风 10g，防己 12g，晚蚕砂 15g（包），炒苍术、炒白术各 12g，土茯苓 20g，炒白芥子 12g，鸡血藤 15g，生姜 1 片。

并嘱患者宜心情舒畅，戒急躁；忌食生冷、油腻、辛辣；避居潮湿之地，不可冒雨涉水。14 剂药后，皮肤腠理之硬结好转。

二诊、三诊原方加减。

四诊：服路老中药 7 个月病变未进展，硬皮病皮肤有所软化。患者月经来潮，月经周期正常，经期血块多；白带多，色白有气味；双手中指关节疼痛。舌瘦，舌尖红，有齿痕，质暗，苔薄黄微腻，脉沉弦滑。路老遂治以益气和胃、健脾止滞、疏风祛湿之法，用药在原有基础上，增加健脾止带、疏风祛湿的药味。处方：太子参 12g，生黄芪 15g，炒桑枝 20g，威灵仙 15g，秦艽 12g，山甲珠 10g，地龙 12g，炒苍术 15g，炒白术 12g，炒山药 15g，炒杏仁 9g，炒薏苡仁 30g，土茯苓 30g，椿根皮 12g，鸡冠花 12g，当归 12g，炒白芍 15g，醋香附 10g，生龙骨、生牡蛎各 30g。14 剂，水煎服，日 1 剂。

按语： 补阳还五汤用于气虚血瘀之中风，用于本病例，乃中医"异病同治"之理。一诊方中以生黄芪、当归为君药，益气养血通络。以地龙、白芥子为臣药，祛痰通络。君臣合力，锁定"气、血、痰、瘀"。以山甲珠、川芎、赤芍、鸡血藤搜剔走窜，活血通络；防风、防己、苍术、白术、土茯苓为佐，祛风除湿化痰。桑枝、桂枝善达四肢经络，通利关节；皂角刺、地肤子祛疮毒、除风湿，引药走表至皮肤，共为使。生姜健脾胃，和营卫为引。诸药合方，益气养血，化痰通络，使皮肤腠理之硬结好转，犹以右小臂改善明显。

二诊、三诊，病情稳定，效不更方。值得一提的是，山甲珠、地龙等血肉有情之品，在皮痹的治疗中不可缺少，可通络走窜，起到软化皮肤的作用。另外，白术一味，《神农本草经》有云："主风寒湿痹、死肌。"不仅可以祛风除湿化痰，对于"四肢坚如石、肌肉顽厚"，也是治疗的要药。四诊时患者局部硬皮有所软化，且天癸至，任脉通，太冲脉盛，月事以时下。经大半年的调治，患者血虚之势已见扭转，遂月事来潮，周期正常；唯气虚之证仍存在，而体力欠佳；经期血块多，表明有瘀血阻络；且双手中指关节疼痛；脾虚湿盛，湿浊下注，而白带量多，色白有气味。舌体瘦，尖红，质暗，有齿痕，苔薄黄微腻，脉沉弦滑，亦是脾虚湿盛、瘀血阻络之征。路老在原方基础上，增加健脾止带、疏风祛湿的药味。方中太子参、生黄芪、当归、白芍、醋香附，益气养阴和血；桑枝、威灵仙、秦艽、山甲珠、地龙活血通络；炒白术、炒山药、炒杏仁、炒薏苡仁、土茯苓、椿根皮、鸡冠花、生龙骨、生牡蛎，分别从健脾、祛风、通利、固涩的角度祛湿止带。诸药合用，共奏益气和血、健脾止带、疏风祛湿之功，目标明确，用药精当。

2. 赵心波医案

白某，女，12岁。1975年11月26日初诊。

现病史：患儿一个多月前，因外感发热、咽痛，愈后感觉两肩部皮肤瘙痒，发紧并发现硬结，继而上肢、面部、胸背、臀部皮肤变硬，不能以手撮起皮褶，诊断为弥漫性硬皮病，服用维生素D等多种西药效果不明显。舌洁无苔，两脉沉紧。

西医诊断：弥漫性硬皮病。

中医辨证：邪风入络，肺气不清导致皮肤之开阖失调，气血不能通达。

治法：疏风解表，活血化瘀。

处方：牛蒡子6g，羌活、独活各6g，蝉蜕6g，桂枝尖6g，杭菊12g，地肤子10g，地龙6g，桃仁5g，红花6g，生地黄12g。兼用下方熏洗：蕲艾15g，透骨草12g，蝉蜕10g，秦艽10g，红花6g，生侧柏10g，防风6g，羌活6g。

以上述治法为主，后随症在内服方中加有白芍、秦艽、芦根、防风、桑螵蛸等药物。共治疗20天，皮肤变柔软，皮色转红润，硬结基本消退，近期疗效显著。

按语：硬皮病是儿童时期少见的结缔组织病。赵老根据肺主皮毛，皮司开阖的理论，认为此病是邪气入络，肺气不清，皮之开阖失调，气血不能通达所致。重用疏风解表、活血化瘀法治疗，获得满意效果。

六、过敏性紫癜

1. 裴学义医案

隆某，男，7岁。1999年11月24日初诊。

现病史：因双下肢皮疹一月就诊，双下肢出现红色皮疹，时消时现，反复不愈，近一周皮疹较前有所减轻，但又出现腹痛，呕吐，呕吐物中夹有血块，大便色黑，纳差。血常规正常。现症：精神弱，双下肢可见少许红色皮疹，对称分布，压之不退色，腹软，压痛明显，未触及包块，舌淡红，苔白黄厚，脉滑数。

西医诊断：过敏性紫癜（混合型）。

中医辨证：湿热内蕴，郁蒸于肌肤，与气血相搏，脉络被血热所伤，以致血不循经，溢于脉外。

治法：清热祛湿，止血和中。

处方：鲜茅根 30g，滑石 10g，枳壳 4g，半夏 4g，化橘红 4g，金银花炭 10g，仙鹤草 15g，地榆炭 10g，乳香 4g，没药 4g，橘核 10g，乌药 10g，赤芍、白芍各 10g，生甘草 4g，谷芽、稻芽各 10g，神曲 10g。14 剂，水煎服。

二诊：1999 年 12 月 8 日。服药后，腹痛及黑便消失，尿常规正常，双下肢可见新的皮疹，舌质红，苔薄白，脉数。拟清热解毒、凉血止血之力，处方为：青黛 3g，紫草 10g，鲜茅根 30g，竹茹 6g，大蓟、小蓟各 10g，谷芽、稻芽各 10g，生山药 30g，金银花 10g，连翘 10g，仙鹤草 15g，牡丹皮 9g，赤小豆 30g。7 剂，水煎服。

三诊：1999 年 12 月 15 日。服药一周，双下肢皮疹明显消退，舌质淡红，苔薄白，根稍腻，前方加紫花地丁 9g，蒲公英 9g，三七粉 3g。患儿服药一周，皮疹消退。

按语：本病多由于机体感受四时毒邪，蕴结于内，与气血相搏，损伤脉络，血溢脉外，渗于肌肤所致。本病以阳证、热证、实证为多，若迁延不愈，反复发作则可致脏腑气血受损，脉络瘀阻，表现虚实夹杂、出血与瘀血并见之证。本例患儿皮疹反复不愈又出现消化道出血症状，故治疗上以鲜茅根、滑石清化湿热；以枳壳、半夏、化橘红、谷芽、稻芽、神曲健脾理气和中；以金银花炭、地榆炭、仙鹤草止血；乳香、没药、橘核、乌药温中化瘀通经；赤芍、白芍配甘草既可凉血止血又可缓急止痛。全方标本兼治，血行不妄，血止不凝。二诊、三诊针对皮疹反复出现、舌质红、脉数等，方中加入青黛、紫草、紫花地丁等意在加强清热祛湿、解毒止血之功。

2. 李国章医案

陈某，女，12岁。

现病史：1999年曾患过敏性紫癜，经用激素治疗，病情缓解，紫癜消退。2001年9月复发，来诊前已患病1月余，经相关治疗后效果不佳。症见：双下肢泛发紫斑，密集成片，不突出皮面，压之不褪色，不痒不痛不肿。伴有小腿疼痛，左侧腹痛，大便干。舌苔薄黄，脉细弦略数。尿常规检查正常。

处方：赤芍10g，生地黄15g，紫草30g，黄芪15g，蝉蜕12g，白鲜皮15g，断血流15g，牡丹皮15g，侧柏叶20g，槐花15g，大青叶12g，水牛角30g，白茅根20g，仙鹤草15g，生甘草20g，茜草15g。7剂，水煎服。

二诊：服药后紫癜明显减少，但仍有新起者。去槐花、大青叶、白茅根、仙鹤草，加旱莲草15g，乌梅10g，地榆15g。7剂，水煎服。

三诊：上方服后，双下肢偶见紫癜或劳累后（如跑步、上楼梯时）有少量紫癜，以前方为主方，随症加减，持续治疗两个半月后，诸症消失，未见复发。之后采用益气养阴佐以凉血止血方以巩固疗效，随访4年余未见复发。

按语：本方以生地黄、牡丹皮、赤芍凉血活血，佐以槐花、侧柏叶清热凉血以消斑；紫草、断血流、茜草凉血止血；仙鹤草收敛止血；旱莲草养阴止血；白鲜皮、蝉蜕清热解毒、祛风止痒以脱敏。全方合清热解毒、凉血活血、收敛止血、养阴止血于一体，使热毒清、瘀斑消、痒自除，病情好转。

七、白塞病

赵坤医案

王某，女，5岁。以"间断发热2年余"为代主诉于2010年5月31日入院。

现病史：患儿间断性发热，最高 40℃，多处就诊，抗感染疗效差，遂至本院治疗。刻诊：低热，面部、四肢皮肤散在小疱疹，浅表淋巴结无肿大，口腔双侧颊黏膜有大小不等溃疡面，咽红。心肺无异常，肝脏肋下2cm，质软边锐；脾脏肋下 1.5cm，质软边锐。眼科检查无异常。肠镜及病理诊断符合肠型白塞病。肝酶增高，T 细胞亚群提示免疫功能紊乱，抗核抗体谱阴性。

西医诊断：白塞综合征。

中医诊断：狐惑病（湿热蕴结证）。

治法：清热利湿，解毒活血，兼以健脾。

方药：藿朴夏苓汤加减。

藿香、川木瓜、厚朴、儿茶、白及、红花、白扁豆、木香各 10g，白花蛇舌草、地锦草、金银花、茯苓、滑石、炒白术、太子参各 15g，青黛、珍珠粉各 3g，黄连、清半夏、甘草各 6g；水煎服。针对患儿口腔溃疡，予黄芩 10g，黄连 6g，青黛、珍珠粉、五倍子各 3g，漱口用。同时予制大黄、黄连各 6g，地锦草 10g，败酱草、白花蛇舌草各 15g，珍珠粉 3g，中药保留灌肠。西医以糖皮质激素应用为主及对症治疗，强的松（10mg，每日 3次口服），双歧杆菌四联活菌片、护肝胶囊口服。

治疗 2 周后患儿体温恢复正常，口腔溃疡面较前减小，面部、四肢皮肤疱疹基本消失。强的松开始减量，3 天减 1 片，直至停药，余治疗同前。共住院治疗 3 月余，出院时口腔无溃病，皮肤疱疹痊愈，肝功能正常，复查胃镜、肠镜溃疡症状全部消失。

出院后继续口服中药：白及、白花蛇舌草、藿香、木瓜、黄芩、佩兰各 10g，地锦草、茯苓、当归、生龙骨、生牡蛎、红花、大腹皮、炒白术各 15g，珍珠粉、制大黄各 3g，生薏苡仁 30g，厚朴、白蔻仁、甘草各 6g。配合西药美沙拉嗪和双歧杆菌四联活菌片，口服 1 个月，患儿定期门诊复查，至今未见复发。

按语：本病主要致病因素可归纳为湿、热、毒、瘀，湿毒贯穿于本病的始末，湿热蕴积，阻滞气机，热毒伤络，脉道不通致瘀，引发疾病。患儿疾病初期湿毒症状明显，故用药上首先利湿，湿不去，毒难以解，选用藿香、木瓜、厚朴、木香、白扁豆、滑石化湿和胃；白花蛇舌草、金银花、黄连、地锦草清热解毒；湿性黏滞，阻滞气机，气血运行不畅，留而为瘀，稍用红花活血化瘀，但患儿消化道溃疡面积较大，不可大剂量活血，防止出血；脾胃居中焦，是升降的枢纽，为后天之本，脾胃运化正常，机体的各项功能才能正常运转，湿困脾胃，所以用四君子汤健运脾胃；珍珠粉、白及、青黛、儿茶敛疮生肌。外用清热解毒、敛疮生肌之黄芩、黄连、青黛、珍珠粉、五倍子等药物清洗疮面，结合直肠给药，促进肠道溃病愈合，内外合用，以建其效。

八、川崎病

1. 安效先医案

（1）王某，男，2.5岁。入院日期：1984年12月31日。

现病史：患儿因发热8天，结膜充血、口唇皲裂3天入院。患儿8天前开始发热，微有清涕，无咳喘，曾肌注青霉素，6天后热仍不退，持续39℃上下。近3天来双眼结膜充血，咽痛，烦躁倦怠，口服红霉素病情仍无好转，遂入院治疗。查体：体温37.6℃，呼吸28次/分，脉搏104次/分，舌质红绛，脉细数，急性热病容，精神倦怠，营养发育一般，全身皮肤可见钉帽大小红色皮疹，压之褪色，颌下、颈部淋巴结如枣核大小，压痛不明显，中等硬度，活动可，局部皮肤无红肿，双眼球结膜充血明显。无脓性溢液及角膜溃疡，巩膜无黄染。口唇极度潮红，干燥、皲裂，咽部充血，扁桃体Ⅱ°肿大，无分泌物，舌红无苔状似杨梅，双肺呼吸音清，心律齐，未闻及杂音，腹软，肝脾未触及。患儿入院后体温升至39.6℃，少汗，烦躁。

化验：白细胞 19×10^9/L，中性粒细胞72%，淋巴细胞28%，血红蛋白90g/L，血小板 250×10^9/L。血沉80mm/h。尿常规、便常规正常。抗链"O"阴性。胸片：两肺纹理增多，右肺内带沿支气管走行可见点状阴影。心电图：窦性心动过速。

西医诊断：川崎病（皮肤黏膜淋巴结综合征）。

中医辨证：温毒之邪犯及气管，致气营两燔，已成燎原之势。

治法：清气凉营，解毒救阴。

得方：金银花、连翘、板蓝根、玄参、知母、水牛角、牡丹皮、赤芍各15g，麦冬、蚤休、生地黄、夏枯草各10g。并配合静脉输液，补充维生素等支持疗法。

入院第5天，皮疹基本消退，精神好转，手指、足趾关节明显红肿疼痛，不能握拳，第6天体温降至37.8℃，精神、食欲明显好转，舌红无苔但已见津液，再拟养阴清热，佐以活血通络为治。处方：生地黄、玄参、麦冬、五味子、太子参、南沙参、红花、桃仁各12g，牡丹皮、赤芍、丹参、知母、鳖甲、生山楂各15g，地骨皮10g。服4剂后体温正常，手指、足趾关节肿胀渐消，从甲沟处开始膜样脱皮。继续调理5天，诸症悉平。复查白细胞$11×10^9$/L，中性粒细胞69%，淋巴细胞28%，嗜酸性粒细胞2%，单核细胞1%，血红蛋白115g/L，血小板$270×10^9$/L。血沉43mm/h。心电图正常。好转出院。

（2）靳某，男，1岁。入院日期：1985年1月20日。

现病史：患儿因发热6天，全身出疹3天入院。患儿6天前发热，体温38℃左右，流清涕，偶咳，即口服红霉素治疗。体温渐升，最高达40℃。发病第4天背部出现红色皮疹，逐渐波及全身，以胸背部为甚，双眼结膜充血，双手指关节红肿，食欲差，时有恶心，大便稀溏，无脓血及黏液，遂入院治疗。

查体：体温37.8℃，呼吸42次/分，脉搏140次/分，急性热病容，神志清楚，营养发育尚好，躯干及四肢皮肤可见发红斑疹，压之褪色，有融合趋势，右颈部、腹股沟均可触及花生米大小的淋巴结，压痛不明显，质地中等，活动可。双眼球结膜充血，口唇干红，咽部红肿，舌质干红无苔，两肺呼吸音粗，未闻及啰音，心律齐，心音有力，腹软，肝脾未及，双手指关节红肿。刻下症：入院当天患儿体温高达39.5℃，烦躁有汗，便溏，皮疹明显，舌红无苔少津。

化验：血常规：白细胞 $8.7×10^9$/L，中性粒细胞 75%，淋巴细胞 24%，单核细胞 1%，可见中毒颗粒，血红蛋白 10.1g/L，血小板 $275×10^9$/L。血沉 51mm/h。尿常规、便常规正常。抗链"O" 1∶600。胸片：两肺纹理增粗。心电图：窦性心动过速。

西医诊断：川崎病（皮肤黏膜淋巴结综合征）。

中医辨证：热毒壅盛，充斥气营。

治法：清气凉营，解毒救阴。

处方：金银花藤、生石膏各15g，连翘、黄芩、大青叶、牡丹皮、青蒿、地骨皮各10g，薄荷6g（后下），生甘草3g，紫雪散1支冲服。配合静脉补液支持。

入院第4天仍高热不退，舌绛无苔状如杨梅。复查血常规：白细胞 $16.6×10^9$/L，中性粒细胞 70%，淋巴细胞 30%，血红蛋白 10.8g/L，血小板 $450×10^9$/L。继服前方，第6天体温降至37.5℃，皮疹消退，双手背肿胀，手指关节红肿。患儿壮热减退，低热未清，乃邪热留恋，余热不净，阴液耗伤之证，拟养阴清热佐以活血通络为治。处方：青蒿、鳖甲、牡丹皮、知母、赤芍、桃仁、红花、金银花、连翘各10g，芦根15g，黛蛤散、川芎各6g。服5剂后体温正常，手背、手指关节肿消，双手指甲沟处出现膜样脱皮，复查白细胞 $5.8×10^9$/L，中性粒细胞 47%，淋巴细胞 50%，单核细胞 1%，血红蛋白 11.5g/L，血小板 $290×10^9$/L。血沉 11mm/h。

出院一月后随访，未见异常。

按语： 川崎病属中医学"温毒发疹"范畴，其病理变化具有两个特点：其一，病势传变迅速，发病急，卫分证候阶段极短，瞬间即见气营两燔之证；其二，伤阴明显，发病后很快出现舌绛少津，口唇干红皲裂。这是因为小儿"纯阳之体"，腠理不密，一旦感受邪毒极易化燥化火，迅速传变，使温热邪毒充斥气营，耗伤阴津，出现重险之局面。因此，清气凉营、解毒救阴是治疗本病的关键。

2.李少川医案（《世中联名老中医典型医案》）

解某，女，主诉：间断发热16天。

现病史：患儿于 16 天前无明显诱因出现发热，体温 38～40.2℃，恶寒，咳嗽，于我院儿科门诊服中药汤剂配合静点头孢噻肟钠 3 天，身热暂退 2 天，复起。于外院查血常规示：WBC 10×10⁹/L，考虑上呼吸道感染，予肌注阿莫西林两日未效。患儿仍发热，体温 38～40℃，咳嗽有痰。于 6 天前手足心开始起红斑，掌趾硬肿，两天前周身红色丘疹，渐增多，口唇发红，干裂，口腔黏膜弥漫性发红，颈部淋巴结肿胀，数枚，直径 1.5cm，稍压痛。近一周于外院查血常规示：WBC 7.9×10⁹/L，PLT 296×10⁹/L。诊为口角炎、过敏性皮疹，口服病毒合剂、罗力得、息斯敏及肌注氟美松，诸症未消，为进一步诊治，今就诊于我院。刻下症：患儿发热，体温 39℃，不恶寒，咳嗽，有痰，无口渴及关节肿痛，颈部淋巴结肿痛，纳呆，恶心，未吐，大便干燥，小便色黄。过敏史：无。家族史：无。舌质红，舌苔黄腻，脉象浮数。

化验：血常规示：WBC 7.9×10⁹/L，PLT 296×10⁹/L。心电图示：TavF 低平，心肌损伤。心功能示：心肌顺应性轻度下降。心脏彩超示室间隔运动幅度降低。

西医诊断：川崎病（皮肤黏膜淋巴结综合征）。

中医辨证分析：湿热之邪蕴于肺胃，发于肌肤，故见皮疹阻于中焦，脾运化失常，故纳呆、恶心；传于大肠，下注膀胱，故便干、尿黄。

治法：清热化湿，凉营解毒。

方药：甘露消毒丹加减。

白蔻仁 6g，藿香 9g，茵陈 15g，炒栀子 9g，石菖蒲 10g，熟大黄 6g，六一散（包）15g，厚朴 15g，连翘 12g，半夏 10g，木通 6g，龙胆草 15g，黄芩 10g，赤芍 10g，柴胡 9g。5 剂，日 1 剂，分 3 次服，水煎服。

二诊：服药 2 剂，患儿热退。服药 5 剂，患儿无热，咳嗽明显减轻，纳增，无恶心，大便调。周身皮疹基本消退，颈部及颌下淋巴结肿大较前明显减轻，口唇肿消，仍干裂，双球结膜充血消失，手足掌趾潮红，无明显脱皮。舌质红，舌苔薄黄，脉象数。复查心电图较前明显好转。辨证、方药同前，继服 2 剂，日 1 剂，分 3 次服，水煎服。

三诊：患儿偶咳，无胸闷憋气，纳可，便调。查体：淋巴结肿大明显减轻，口唇淡红稍干，咽充血，扁桃体Ⅰ度肿大，手足掌跖潮红，微见脱屑，周身皮疹已退，舌红无苔，起芒刺，状如杨梅。脉数。拟清热凉血、活血、益气养阴法，予银翘汤加减：金银花15g，连翘10g，赤芍10g，川芎10g，桃仁10g，红花10g，丹参15g，沙参10g，麦冬10g，黄芪15g，生地黄30g，牡丹皮15g，玄参10g，山楂10g，甘草6g。30剂，日1剂，分3次服，水煎服。

四诊：谨守前方，治疗1个月，患儿诸症消失，复查心电图、运动试验及心脏彩超等均无异常。故痊愈出院。

按语：业师认为，治疗本病应注意四点：一是初期疏风解表清热为主，但勿忘固护阴液，"留得一分津液，便得一分生机"。二是邪在气营阶段，以清气凉营为主，勿忘清透泄热，即遵叶天士"入营犹可透热转气"之法，使邪热由营分转出气分（如病案后期用银翘）。三是后期固护津液为主，勿忘活血通脉，因本病常累及心脏，导致心脉瘀阻，故养阴同时配以活血通脉之药，其效更佳（病案后期用丹参、桃仁、红花等）。四是根据病情，灵活变通，同病异治。

九、风湿热

1.赵心波医案

杜某，女，5岁，病历号：188375。

现病史：半月前突然发烧，伴有扁桃体发炎，曾用四环素和卡那霉素，治疗不效，继而发现踝关节疼痛兼肿，经某医院查抗"O"1：1000，血沉85mm/h。诊为风湿性关节炎，给予青霉素和阿司匹林，治疗4天后效不显著，故来我院就诊。舌苔白腻，脉象小滑。

西医诊断：风湿性关节炎。

中医辨证：素有湿浊内潜经络，复感表邪所致。

治法：疏风解表，除湿活络，活血舒筋。

处方：羌活3g，桂枝3g，威灵仙5g，桑枝10g，秦艽6g，桃仁5g，伸筋草 6g，川牛膝 10g，木瓜 10g，地龙 5g，生地黄 10g。

上方加减服 3 剂，症状大减，热退痛止，唯仍肿，大便如羊屎，口唇糜烂。舌苔薄黄，脉数有力，再拟清胃润肠利关节之剂。处方：黄芩 10g，桑枝 10g，秦艽 6g，地龙 6g，生地黄 10g，杭菊 6g，火麻仁 10g，知母 6g，神曲 10g，焦大黄 5g，金银花 10g。

服上方 16 剂后，症状明显好转，化验抗"O"1∶500，身热未发，关节疼未作，惟近来稍有咳，大便干，面色㿠白，舌无苔，脉沉细，再拟前法佐以清肺为治。处方：伸筋草 10g，秦艽 10g，桂枝 5g，杭菊 10g，神曲 10g，炒杏仁 6g，川贝母 3g，杏仁 5g，党参 10g，火麻仁 10g，知母 6g，瓜蒌仁 10g。

上方共服 12 剂，已无发热和关节疼痛之感，微咳，便渐软，舌无苔，脉沉缓，再拟补气活血，温经除湿，润肺止咳，佐以通便善后调理。处方：秦艽 6g，桂枝 6g，党参 10g，红花 5g，杏仁 6g，麦冬 6g，炙桑皮 10g，阿胶珠 10g，杭菊 10g，石斛 10g，焦大黄 5g。

按语： 风湿性关节炎症，为风湿内潜，邪热久羁，兼感表邪，正气为邪所阻，因而留滞不通，或肿或痛或关节不利。本案踝关节疼痛而肿兼有身热，治以疏风解表以散其邪，除湿活络而利宗筋。服药 3 剂，热退痛减。但大便如羊屎，口唇糜烂，很明显的胃热过盛之象，因之再拟清胃润肠利关节之剂，随症施治而效。

2. 刘弼臣医案

郝某，男，11 岁。

现病史：3 周前感冒发热，现仍低热不退。两膝关节及肘关节红肿，局部灼痛，步履困难。某医院诊断为风湿性关节炎。查：双膝关节红肿发热，呈对称性，咽红充血，舌淡，苔白腻，脉滑数。心肺（−），体温 37℃。化验室检查：抗"O"1∶800，血沉 100mm/h。血常规：白细胞总数 $17.5×10^9$/L，N 0.68，L 0.32。

西医诊断：风湿性关节炎。

中医辨证：湿毒入络，流注关节。

治法：清热除湿，宣肺通络。

处方：玄参 15g，板蓝根 10g，山豆根 5g，生甘草 5g，桔梗 5g，桑枝 10g，黄柏 10g，牛膝 10g，苍术 10g。服 30 余剂，病愈。随访 1 年未复发。

按语：本例为上焦风热之邪借湿邪而留居，其为患有蒙上流下的特点，故上见发热、咽痛，下见两膝关节红肿热痛。故方中用桔梗、玄参、板蓝根、山豆根清热利咽；苍术、黄柏清热化湿；桑枝通络止痛；甘草和中解毒；牛膝强壮筋骨。共奏宣痹通络、消肿止痛之功。桔梗为舟楫载药上行，牛膝则引药下行，一升一降，开肺气利关节，使邪无留居之所，故迅速取效。

3. 奚凤霖医案

谢某，男，9 岁。

现病史：1 年前患舞蹈病，经用中西药及针灸等法治疗后好转。现病情又见加重，症见颜面抽动不停，频繁眨眼，手指牵动，甚则成舞蹈状，并有颤动，不能自主，甚而昼夜不休，舌苔薄，脉细弦。

西医诊断：风湿热（舞蹈症）。

中医辨证：先天不足，肝肾阴血亏虚。

治法：养血祛风。

处方：生地黄 15g，当归 10g，芍药 15g，女贞子 15g，首乌 15g，白附子 5g，僵蚕 10g，全蝎 3g，地龙 10g，豨莶草 30g。

初服 1 周，略有减轻。再服 1 周，颜面抽动明显好转，手足、两肩颤动及眨眼均有减少。续治半月，一般动作近于常人。此后，服药与针灸继续治疗 3 月，除左拇指尚有牵动外，余症尽除。续以六味地黄丸、人参养营丸调治，症状基本缓解。

按语：本例属内风证，由先天不足，肝肾阴血并亏，血虚生风，风阳骚动；更因受惊发病，所谓"惊则气乱"，气血紊乱，痰气胶结，其病甚矣。治以地、芍、归、女贞、首乌养血柔肝滋肾；古有"治风先治血，血行风自灭"之意，合白附子、僵蚕、全蝎、地龙、豨莶草化痰祛风通络，标本兼治。再与针灸协同治疗，症状基本缓解。

第四章

儿童常见风湿病的护理与调摄

风湿性疾病是指一大类以关节为主，侵犯全身结缔组织的疾病，是涉及所有骨关节、肌肉以及结缔组织的疼痛性疾病。中医学认为风湿病是人体正气不足或脏腑功能失调，风寒湿热燥等外邪乘虚侵袭，造成经脉气血不通不荣，出现以发热、皮疹、麻木、重着、关节肿痛、关节变形、功能障碍、肌肉疼痛和感觉异常为特征的一类疾病。儿童风湿病主要包括幼年特发性关节炎、幼年强直性脊柱炎、系统性红斑狼疮、皮肌炎、硬皮病及白塞病等疾病。其中以幼年特发性关节炎、幼年强直性脊柱炎、系统性红斑狼疮、皮肌炎较常见，中医学统称为"痹证""痹病"。由于儿童风湿病在发病机理、临床表现及预后等方面存在某些不同点，因此在病因病机、辨证治疗上也与成人风湿病有所不同。中医治病强调人体是有机的整体和人与自然界的统一性，特别对于小儿，除了治疗，护理及生活起居的调护至关重要，辨证施护则是中医对疾病的一种特殊的研究和护理方法。

一、辨证施护

1.湿热内蕴

证候：关节肿胀疼痛，伴有重着感，触之皮温高，皮疹色红，时隐时现，关节活动受限，可伴有发热、口渴不欲饮、肌肉疼痛重着、舌质红苔黄腻、脉滑数。多见于幼年特发性关节炎、幼年强直性脊柱炎、系统性红斑狼疮、皮肌炎及白塞病等疾病的急性期或者恢复期。

治法：健脾益气，清利湿热。

护理：宜清淡易消化、富含维生素的食物，少食肉类鱼虾。观察患儿大小便情况，严格记录。发热时密切观察体温变化，及时补充水分。注意保暖，避免潮湿及风寒，给予局部按摩。协助患儿局部关节运动，保持关节正常功能。

2.痰瘀阻络

证候：关节刺痛，或夜间加重，皮疹暗红，乏力纳差，舌质暗红，尖边可见瘀点、瘀斑，苔薄白，脉细涩。此证多见于各病恢复期，病情迁延，导致气血不足，血行不畅，瘀血内停，经脉失养，痹阻不通。

治法：活血化瘀。

护理：多食水果、蔬菜，少食肥甘厚味及辛辣食品。避风寒，注意保暖，适宜加穿厚衣服，保持室温 20 ～ 22℃。配合温经散寒的中药熏蒸、按摩促进血液循环。

3. 肝肾阴虚

证候：关节疼痛肿胀、僵硬、变形，甚则筋肉挛缩，形体消瘦，自汗，气短乏力，口干，溲赤或低热如潮，五心烦热，两颧潮红，盗汗，舌红少苔或无苔，脉沉细无力或细数无力。病情迁延日久，外邪伤及稚弱之阴阳，气阴耗伤，损及肝肾，以致肝肾不足。

治法：滋阴益肾，补血养肝。

护理：适当休息，限制钠盐摄入，注意补充蛋白质、碳水化合物及脂肪类饮食。膳食中注意添加纤维素，增加胃肠蠕动。放松心情，减少压力，保持良好的生活习惯。协助患儿局部关节运动，指导康复锻炼。

4. 脾肾阳虚

证候：食少，腹胀，腹痛绵绵，喜温喜按，畏寒怕冷，四肢不温，脸色较苍白少华，口淡不渴，大便稀溏甚至完谷不化，或肢体浮肿，小便短少。舌质淡胖或边有齿痕，舌苔白滑，脉象沉迟无力。

治法：温补脾肾。

护理：应经常食用一些性质温热，具有补益肾阳、温暖脾阳作用的食物，如鸡肉、羊肉等，忌刺激性及寒凉的食物，中药宜温服。注意局部保温，可局部给予湿热敷。

二、一般护理

1. 疼痛护理

急性期以卧床休息为主，多注意保暖，协助取舒适体位，尽量保持关节的功能位。避免内外环境的不良刺激，如寒冷、潮湿等，以免诱发或加重关节疼痛。教给患儿用放松、分散注意力的方法控制疼痛，以缓解焦虑，达到减轻疼痛的目的。除口服药物治疗外，配合局部中药湿热敷、中药泡洗、中药熏蒸、按摩等方法以减轻和消除症状，缓解病理过程，保证关节功能，减少致残率。在疼痛症状缓解之后，应鼓励患儿及时下床活动，加强关节的功能锻炼，由被动向主动逐渐进行，以不感到疼痛疲劳为度，进行全关节活动锻炼及肌肉力量训练。

2. 发热护理

监测患儿体温变化，准确记录。及时给予头部冷敷、温水擦浴等物理降温措施。禁用酒精擦浴，防止皮疹或血管炎症状加重。观察体温升高时有无伴发皮疹等症状或体征；体温超过 38.5℃时，遵医嘱给予药物降温，避免发生热性惊厥。可以选用消炎痛栓剂通过直肠给药方式，栓剂药物在经过直肠吸收之后，75% 左右会直接进入机体的血液循环系统，因此对患者肝功能具有非常明显的保护作用。体温升高达 39.0℃以上，患儿如出现精神萎靡，烦躁不安，应注意让患儿卧床休息，以减少机体能量的消耗。发热时嘱患儿要多饮水，降温过程中要密切观察患儿，必要时遵医嘱给予静脉补液，适当补充电解质，避免高热汗出引起脱水、电解质紊乱。

3. 皮疹护理

观察皮疹的特点及部位，有无融合成片，是否会随着体温升降而出现或消退。密切观察皮疹的形态、颜色、数量以及分布情况，并做好详细记录。保持皮肤清洁，避免搔抓。可遵医嘱配合中药泡洗，以减轻血管炎性病变。如有破溃需及时处理，结痂处不可抠除、撕揭痂皮，防止出血或皮肤继发破溃感染。如局部出现感染可遵医嘱局部涂百多邦对症治疗，伴有痒感者可外涂炉甘石洗剂。每日可用清水清洁皮肤，忌用碱性肥皂、化妆品，避免接触刺激性的物品。注意保持皮肤及床单位清洁，避免和消除不必要的刺激。穿棉质宽松内衣，柔软，保持干燥。

4. 用药护理

糖皮质激素、非甾体类抗炎药、免疫抑制剂、生物制剂等，使用时应严格遵守按时、按途径、按剂量正确给药。应用糖皮质激素时坚持按时、按量服用，不可擅自更改剂量或骤然停药。服用糖皮质激素时应注意监测血压变化，注意观察患儿的心率、心律及心音，有无烦躁不安、面色苍白、多汗、气急等心力衰竭表现。长期服用应注意钙剂及维生素 D 的补充。应用非甾体抗炎药时，此类药物起效慢，需要数周或数月，对强直性脊柱炎的药效可以随服药时间的延长而增加，要告诉患者持续服药的重要性，提高其依从性。应用阿司匹林时可引起胃肠道反应、肝功能损害，为减少对胃的刺激可饭后服用或遵医嘱同服氢氧化铝。应用环孢素时注意监测血药浓度。应用环磷酰胺时注意药物对肝肾功能的损害以及引起的骨髓抑制情况；输注环磷酰胺时应嘱患儿多饮水，促进药物代谢产物的排泄，密切监测生命体征，观察有无恶心、呕吐等不适。应用生物制剂时相关的不良反应有输液反应、增加感染的风险等，特别是机会性或分枝杆菌感染的发生。患儿如出现心力衰竭应用洋地黄时应停用钙剂，以免发生中毒。观察患儿有无恶心呕吐、心律不齐、心动过缓等副作用，注意补钾。同时配合吸氧、利尿、血管扩张剂、维持水电解质平衡等综合治疗措施。用药期间应定期监测血尿常规、肝肾功能。在治疗中除严格掌握用药指征、剂量及安全性、毒性反应外，更重要的是应告知家长及患儿相关的药物知识，消除其恐惧感并给予适当的对症处理。长期使用药物会刺激消化系统，所以应指导饭后服用。服药期间要注意做好防护，避免交叉感染。

5. 饮食护理

儿童常见风湿病多易反复发作、迁延不愈、病程漫长，严重影响患儿生长发育，在饮食方面应注意保持足够热量摄入，给予高热量、高蛋白、高维生素、高钙、新鲜易消化食物，少食动物脂肪，饮食应多样化，补充足够的水分。注意保持营养均衡，忌食生、冷、硬、辛辣刺激性食物，以免影响消化能力。建议食用具有健脾养阴作用的沙参粥、百合粥、莲子粥、鲜藕萝卜汤、红枣银耳枸杞冰糖汤等；可以食乌梅、话梅、藏青果或饮酸梅汁、柠檬等生津润燥之品；也可食鲜梨、无花果等含维生素及微量元素丰富的水果。为防止进食过多致胃膨胀压迫心脏而增加心脏的负担，可采用少量多餐。进食时嘱患儿细嚼慢咽，以免发生吞咽困难或窒息。在口服非甾体类抗炎药期间，注意进食保护性饮食，如牛奶、稀饭等，避免进食韭菜、辣椒、地瓜等刺激胃酸分泌的食物。出现水肿、高血压的患儿应控制钠盐的摄入，每天 2 ～ 3g；严重肾功能损害、大量蛋白尿者，给予优质蛋白饮食，如鸡蛋、牛奶、瘦肉、鱼等。使用激素类药物治疗期间，应适当控制食量，少吃含糖、高脂的食物。针对过敏性紫癜的患儿，应向患儿及家长做好详细的解释工作，讲解饮食治疗的重要性。急性期应给予患儿免动物蛋白、无渣流质、易消化的饮食，以素食为主，如粥、面片汤、面条汤等。病情稳定后逐渐从流食过渡到半流食，再根据病情好转程度，慢慢添加动物蛋白类食物。白塞病在口腔溃疡期给予流质饮食，如牛奶、肉汤等，避免过硬、过热及刺激性食物，以免损伤或加重口腔溃疡而引起疼痛，应鼓励患儿少量慢食，增加营养，增强体质，促进恢复。

6. 心理护理

儿童常见风湿病大多为慢性病，需要长期治疗。随着病情加重，会出现生活自理能力减低、自我形象紊乱等情况，给患儿及家长带来了沉重的精神压力及经济负担。情绪活动对人体内脏器官的功能有很大影响，积极的情绪对人体活动有促进作用，而焦虑和抑郁等消极情绪可能导致机体神经活动机能失调，进而加重病情。优质的心理护理在治疗疾病方面有着积极的促进作用。多和患儿及家长交谈沟通，给予帮助和针对性疏导，向患儿和家长详细讲解疾病的发展和治疗知识，介绍成功的病例及针对性的治疗方案，教会患儿及家长能够采取恰当的家庭护理保健措施，帮助患儿及家长克服恐惧、焦虑、消极等心理，使患儿及家长树立战胜疾病的信心，以积极的心态配合治疗，可有效提高治疗效果。

三、特殊护理

1. 关节护理

评估患儿四肢关节炎情况，尤其注意髋、膝、踝关节及腰背部有无疼痛及活动受限，有无进展性脊柱强直。强直性脊柱炎患儿不宜长时间保持同一姿势，休息期间应使用直背硬靠椅，看书学习时保持视线与书本垂直；严格避免使用软的躺椅或斜面后仰椅，避免背部肌肉紧张的活动；行走、坐姿采取正确的姿势以减轻脊柱的活动度；睡眠中应使用低枕仰卧位硬板床，尽量避免头颈部屈曲，预防颈部前倾或后仰过久。

2. 皮肤护理

系统性红斑狼疮的患儿外出时应注意防晒，过度的日光照射可引起本病的复发，应做好保护措施。户外活动时建议穿长衣长裤，佩戴宽帽檐的遮阳帽，撑防晒伞，推荐户外活动时使用防晒霜。硬化病的患儿，应评估其皮肤、肌肉疼痛情况；有无雷诺现象及指端皮温。观察患儿皮肤损伤的范围，皮肤弹性的变化，选择舒适、柔软衣物。硬化皮损时，遵医嘱使用血管活性剂、结缔组织形成抑制剂。有皮肤干燥瘙痒时，洗浴后可涂抹温和润滑剂止痒。避免日晒，防止外伤，勤按摩局部皮肤。雷诺现象的护理，注意调整情绪，避免焦虑紧张。手足禁止使用热水烫洗，避免接触凉水，必要时以棉手套、厚袜子保暖。严密观察肢端皮肤温度、颜色，警惕指尖缺血性溃疡的发生。白塞病的患儿如出现脓疱疹、毛囊炎、疖肿、多形红斑、水疱、蜂窝组织炎样病变、糠疹样苔藓、结节性红斑、皮肤针刺反应等要做到勤洗澡，更换衣服，保持皮肤清洁。局部皮肤可湿热敷相应中药，以促进炎症消散吸收，切忌挤压。破溃时，可请外科会诊给予无菌伤口处理，换药时注意无菌操作，以防感染。川崎病患儿指（趾）末端脱屑时，应让其自然脱落，告知患儿及家属不要用手撕拉脱屑，以免出血或继发感染。

3. 黏膜护理

干燥综合征的患儿应做好黏膜护理，病因造成患儿唾液分泌减少，易发生口腔溃疡、感染、龋齿等疾病。嘱患儿多饮水，保持口腔黏膜湿润，饭后及时漱口，定期更换牙刷，预防口腔感染的发生。对患有干燥性角膜炎的患儿，可用人造泪液滴眼，缓解眼干症状，保护眼角膜和眼结膜不受损伤。保持室内适宜的温湿度，以免造成呼吸道黏膜干燥。白塞病的患儿应评估皮肤情况，尤其注意口腔、肛周及会阴部。注意患儿会阴部的清洁，便后及时清洁外阴及肛周。对于白塞病患儿，进行口腔评估是非常重要的一个环节，有助于及时发现口腔黏膜的动态变化，评估内容包括疼痛、黏膜色泽、溃疡的数量、溃疡的大小、清洁度、气味等方面。患儿口腔溃疡疼痛剧烈，张口、进食困难，除给予糖皮质激素、抗生素治疗外，还可进行口腔护理，每日2次。注意清淡饮食，减少口腔刺激，餐后漱口，保持口腔卫生。川崎病患儿均有口腔、咽部黏膜弥漫性充血及口唇皲裂，做好口腔护理尤为重要，口唇干裂者给予石蜡油涂擦保护。鼓励患儿多饮水、漱口，保持口腔清洁。不宜食用质硬食物，以防刺激初期愈合创面。白塞病、川崎病患儿出现视物模糊、眼结膜充血伴有疼痛者，可遵医嘱给予相应眼药对症处理，以防葡萄膜炎症后粘连。操作时注意保持双手清洁，药水不可触及睫毛，以防感染，同时注意防止损伤角膜。如有畏光、流泪、异物感等，及时在专业门诊就诊。注意日常用眼卫生，劳逸结合，应少看电视、手机、书籍，必要时戴太阳帽或墨镜。

4. 安全护理

硬皮病、幼年皮肌炎患儿，应评估有无食欲减退、咀嚼、吞咽能力、自主进食以及营养状况。吃固体食物时多饮水，服用片状药物时可将药物研碎，用温水充分浸泡溶解后服用。进食后半坐卧位或稍走动后躺下，以防食物反流。进食困难者可给予流质或半流质饮食，避免发生呛咳；无法进食进水者应给予鼻饲。幼年皮肌炎患儿应评估皮肤情况，保证生活护理到位。急性期、病情重活动受限时，应定时翻身，预防压力性损伤的发生。患儿肌力低下，要做好患儿及家长的安全教育，告知其发生跌倒坠床的危害，提高其防范意识，床旁悬挂警示提醒标识，并做好交接班。对于幼年特发性关节炎患儿，在使用辅助器具时，重点观察局部受压处的皮肤情况，间歇性解除对局部组织的压迫，以免发生压力性损伤。

5. 静脉治疗的护理

由于儿童的年龄特点，静脉穿刺时存在困难，为满足治疗需要，合理使用注射部位及血管最重要。硬皮病在使患儿皮肤硬化的同时，又伴有血管萎缩变硬、变细，就更增加了穿刺的难度，所以静脉输液或抽血化验时，应尽量做好统筹、计划，尽可能整合穿刺治疗频次。穿刺时应认真细致地做好血管的选择，进针位置准确，有计划地使用保护血管，很好地满足整体治疗需要。白塞病患儿在执行各种注射时，注意提高穿刺成功率，整合穿刺治疗频次，尽量避免同时多点穿刺，以降低针刺反应的发生。

四、健康宣教

1.改善居住条件，避免寒冷、潮湿。定时通风换气，以保持居室内空气清新，为患儿营造一个空气新鲜、安静、整洁、温湿度适宜的环境。保证患儿充足的睡眠和休息，有利于患儿的康复。

2.遵医嘱按时按量服药，定期复查，积极配合治疗。谨慎使用药物及保健食品，以免诱使疾病复发。患儿出现病情变化及不适时应及时就诊。

3.在药物治疗的同时必须鼓励患儿克服疼痛的恐惧心理，运动以主动运动为主，他人帮助或被动运动为辅，防止肌肉、骨骼的废用性萎缩。适度的机体功能锻炼，能最大限度地保持关节的活动能力。病情稳定后，可根据患儿爱好选择运动类型。注意运动量、时间、方式的合理性，必要时在医师的指导下进行。注意劳逸结合，尤其发作期、活动期的患儿，过度劳累常可加重病情。

4.使用通俗的语言讲解相关知识，鼓励参与必要的功能训练，及时表扬点滴进步，使其建立战胜疾病的勇气和信心，保持乐观的情绪。指导患儿及家长进行自我评估，学会识别疾病复发或加重的征象，以利于及时发现、及时就诊。

5.患儿及家长应根据自身情况仔细观察哪些食物会影响病情，并及时与医生进行沟通探讨，以确定既能满足自身营养需求，又能忌口不加重病情的食物种类。

6.过敏性紫癜的患儿若消化道症状明显，伴有腹痛、呕吐、血便时，应先暂禁食，及时到医院就诊。听取医生的意见及建议，给予相应的对症处理。随着腹部症状的缓解，逐渐给患儿增加饮食，如5%加糖米汤、米粥、面片等免动物蛋白的流质、半流质饮食。病情完全稳定时鼓励孩子多食新鲜蔬菜和水果，生活中要注意饮食卫生，杜绝肠道等感染性疾病的发生。

7.川崎病患儿出院后应每3～6个月做心电图及超声心动图检查，按时复诊以调整治疗用药。

8. 在花粉季节，过敏体质患儿宜减少外出，如需外出尽量佩戴口罩。注意气候变化，及时为患儿增减衣服，注意保暖，预防感冒。避免患儿去公共场所，以免造成交叉感染。

五、中药喂服护理

1. 服中药期间一定要注意饮食配合，这对于发挥药物的治疗作用极为重要。早在汉代，张仲景在说明桂枝汤的服法时，就要求病患吃米粥来帮助桂枝汤发汗。现代临床实践也证实，服用解表药后喝一些温热的米粥，确能有助发汗，起到辅助治疗的作用。尽管不同病种、不同的药物，对饮食要求有所不同，但总的来说，服中药期间，饮食宜清淡、易消化。

2. 俗话说："吃药不忌口，坏了大夫手。"忌口即指治病服药时的饮食禁忌。在中医古代文献中，对一些饮食禁忌有过详细的记载，如地黄、何首乌忌葱、蒜、萝卜，茯苓忌醋等，这些都仅供服药者参考。由于疾病的关系，在服中药期间，凡属生冷、黏腻、腥臭等不易消化及有特殊刺激性食物，都应根据需要予以避免。

3. 由于小儿胃容量小，多呈水平位或半垂位。若中药煎煮出的药液量过多，就容易造成服药困难，从而影响患儿的治疗及恢复。一般婴幼儿煎出的药液量为 25 ～ 80mL；年长儿煎出的药液量为 100 ～ 200mL。

4. 儿童喂服中药不能急于求成，尤其是婴幼儿，喂服中药应在两次喂奶之间进行，这样有利于药物充分吸收利用。可将中药液装在奶瓶中，让患儿吸吮；也可少量多次或将药与甜食交叉喂服，降低呕吐等不良反应的发生概率。

5. 若婴幼儿抗拒服药，需要灌服时应头部抬高，必须固定其头部和手足，用小勺或滴管将少量药液送到舌根部，密切观察使之自然咽下。切勿捏鼻强行喂服，以防呛入气管引起误吸。

六、中医外治法护理

1. 中药泡洗

根据辨证施治的原则选择相应的中药处方进行局部泡洗，可使药物直接透至皮下吸收，药力能更快更好地发挥作用，从而使局部炎症吸收，缩短治疗时间，促进康复。

方法：将中药进行煎煮后，建议保持药液温度在38℃左右。对患儿的局部进行泡洗，建议每次持续20分钟，每日泡洗两次。

注意事项：中药温度不能太高也不能太低，以免过冷过热刺激皮肤。

2. 中药熏蒸

中药熏蒸是借用热力及中药药物熏蒸患处的一种外治疗法。以中药蒸汽为载体，辅以温度、湿度的持续作用，能够促进局部血液及淋巴的循环，缓解肌纤维紧张及痉挛，达到疏通经络、消炎止痛的目的。

方法：采用电脑控制的中药汽疗机，直接对中药进行煎煮，使药液保持恒温恒湿，建议温度控制在38℃左右。汽疗机可将源源不断的热药蒸汽以对流和传导的方式作用于患处。建议每次熏蒸时间20分钟为宜，每日两次。

注意事项：每次熏蒸时间不宜过长，温度以患儿能耐受为宜。3岁以下患儿及不能配合者，慎用熏蒸治疗。

3. 中药湿热敷

中药湿热敷通过热敷与中草药的结合，发挥药物和热疗的双重作用，能促进血液循环和新陈代谢，扩张毛细血管和毛孔，达到温热肌肤、行气活血、疏经通络、消肿止痛等作用。

方法：用煎煮后温热（建议温度在38℃左右）的中药药液浸透小毛巾或纱布，热敷于患处局部。

注意事项：疼痛剧烈者，在排除外科征象后，才可在医嘱指导下进行湿热敷。在应用中应注意温度的掌握，建议不要超过38℃，以免烫伤。如皮肤破损、开放性损伤等不适宜采用湿热敷疗法。

4. 穴位按摩

穴位按摩疗法是以中医学阴阳五行、脏腑经络等学说为理论依据，运用特定手法刺激相应穴位或部位，可使经络通畅、气血流通，调整脏腑功能，达到治病保健的目的。临床应用时应根据辨证施治的原则，在穴位选择、操作时间、手法力度及次数上进行适当增减。

方法：小儿穴位按摩手法，如推法、揉法、运法、按法、捣法、掐法、捏法等。

注意事项：小儿穴位按摩手法在操作时主要强调"轻快柔和、平稳着实"。刺激性较强的手法一般放在操作最后，以免刺激过强使患儿哭闹，影响后续操作治疗。皮肤有破损处、某些感染性疾病（如骨结核、骨髓炎、蜂窝组织炎等）、各种恶性肿瘤、严重脏器疾患、骨折早期、脱位等情况不可进行穴位按摩。

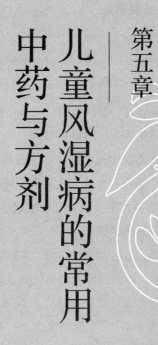

第五章

儿童风湿病的常用
中药与方剂

第一节 常用中药

一、清热解毒药

由于儿童生理病理特点，"阳常有余，阴常不足"，素体经络蓄热，风湿痹病表现"热痹"居多，故临床上清热解毒药应用广泛。

1. 生石膏

性味归经：甘、辛，大寒。归肺、胃经。

功效：清热泻火，除烦止渴。

应用：石膏是中医临床常用的清热泻火药。生石膏辛甘寒，却无黄连的苦寒伤胃、苦寒易化燥助火之弊，同时因其能清透里热，不似芩、连有妨碍解表透解的作用，故仲景表里双解之时多用生石膏清解里热。JIA 全身型表现弛张发热明显，可予生石膏治疗，清火退热，常与知母相配。

用法用量：煎服，15 ～ 30g，宜先煎。

使用注意：脾胃虚寒及阴虚内热者忌用。

古籍摘要：①明朝李时珍《本草纲目》第九卷记载，生石膏亦称细理石，又名"寒水石"，主治中风寒热，有解肌发汗，除口干舌焦、头痛牙疼等功能。乃祛瘟解热之良药。②《名医别录》："除时气头痛身热，三焦大热，皮肤热，肠胃中膈热，解肌发汗；止消渴，烦逆，腹胀，暴气喘息，咽热。"

现代研究：本品主要含含水硫酸钙，常夹有机物、硫化物等，并含少量铝、硅、镁、铁及微量锶、钡等元素。现代研究表明，生石膏能抑制发热时过度兴奋的体温调节中枢，具有明显的解热作用。生石膏是清热泻火的常用药。

2. 知母

性味归经：苦、甘，寒。归肺、胃、肾经。

功效：清热泻火，滋阴润燥。

应用：本品主治热病，口渴烦躁、肺热咳嗽。用于 JIA 有邪热亢盛、壮热、烦渴、脉洪大等肺胃实热证。知母有清热泻火除烦的作用，与石膏配伍有协同之效，如白虎汤。

用法用量：煎服，6～12g。

使用注意：本品性寒质润，有润肠作用，故脾虚便溏者不宜用。

古籍摘要：①《神农本草经》："主消渴热中，除邪气，肢体浮肿，下水，补不足，益气。"②《本草正义》："知母寒润，止治实火，泻肺以泄壅热，肺痈燥咳宜之，而虚热咳嗽大忌。清胃以救津液，消中瘅热宜之，而脾气不旺亦忌。通膀胱水道，疗淋浊初起之结热，伐相火之邪，主强阳不痿之标剂。热病之在阳明，烦渴大汗，脉洪里热，佐石膏以消炎症；疟证之在太阴，湿浊熏蒸，汗多热甚，佐草果以泄脾热。统详主治，不外实热有余四字之范围。"

现代研究：文献报道其具抗病原微生物、解热、抗炎的药理作用。

3. 黄芩

性味归经：苦，寒。归肺、胆、脾、大肠和小肠经。

功效：清热燥湿，泻火解毒。

应用：黄芩可治疗发热烦渴、肺热咳嗽、泻痢热淋、湿热黄疸、胎动不安和 痈肿疮毒等症。用于热病高热烦渴，或肺热咳嗽，或热盛迫血外溢以及热毒疮疡等。用于 JIA 高热伴咳嗽，可与知母、桑白皮等同用；治血热妄行之皮疹，可与生地黄、牡丹皮、侧柏叶等同用。因 JIA 多属于"热痹"范畴，故清热解毒应贯穿始终。黄芩为风湿病中常用的清热解毒药。

用法用量：煎服，5～15g。

使用注意：本品苦寒伤胃，脾胃虚寒者不宜使用。

古籍摘要：①《神农本草经》："主诸热黄疸，肠澼泄痢，逐水，下血闭，恶疮疽，蚀火疡。"②《本草正》："枯者清上焦之火，消痰利气，定喘咳，止失血，退往来寒热，风热湿热，头痛，解瘟疫，清咽，疗肺痿、乳痈发背，尤祛肌表之热，故治斑疹、鼠瘘、疮疡、赤眼；实者凉下焦之热，能除赤痢，热蓄膀胱，五淋涩痛，大肠闭结，便血，漏血。"

现代研究：现代研究表明，黄芩中含有黄芩素、黄芩苷、汉黄芩素、汉黄芩苷等黄酮类成分，具有抗炎、抗菌、抗氧化、抗过敏、镇痛、保肝等多种活性。

4. 金银花

性味归经：甘，寒。归肺、心、胃经。

功效：清热解毒，疏散风热。

应用：本品甘寒，清热解毒，散痈消肿，为治一切内痈外痈之要药。治疗发热恶热，口腔、外阴溃疡较深，眼痛充血，遇风流泪，面部、胸背痤疮鲜红，可与紫花地丁、蒲公英、野菊花同用，如五味消毒饮；用治肠白塞，可与当归、地榆、黄芩配伍。

用法用量：煎服，10～15g。

使用注意：脾胃虚寒及气虚溃疡脓清者忌用。

5. 忍冬藤

性味归经：甘，寒。归肺、胃经。

功效：清热解毒，疏风通络。

应用：用于温病发热，风湿热痹，关节红肿热痛。治疗 JIA 各型发热伴关节肿痛，特别在全身型弛张发热时与生石膏、黄芩等同用，清热解毒，疏风通络，消肿止痛。

用法用量：煎服，10～30g。

使用注意：脾胃虚寒及气虚者慎用。

古籍摘要：①《名医别录》："主寒热身肿。"②《履巉岩本草》："治筋骨疼痛。"③《滇南本草》："宽中下气，消痰，祛风热，清咽喉热痛。"④《本草纲目》："治一切风湿气及诸肿痛，痈疽疥癣，杨梅恶疮，散热解毒。"

现代研究：本品具有抗炎、抗过敏反应和免疫调节作用。

6. 败酱草

性味归经：辛、苦，微寒。归胃、大肠、肝经。

功效：清热解毒，消痈排脓，祛瘀止痛。

应用：本品辛散苦泄寒凉，既可清热解毒，又可消痈排脓，且能活血止痛，故为治疗肠痈腹痛的首选药物。若治痈肿疮毒，无论已溃、未溃皆可用之。本品辛散行滞，有破血行瘀、通经止痛之功。治疗儿童皮肌炎、系统性红斑狼疮、过敏性紫癜等的皮疹常常选用。

用法用量：煎服，6～15g。外用适量。

使用注意：脾胃虚弱、食少泄泻者忌服。

古籍摘要：①《名医别录》："除痈肿，浮肿，结热，风痹不足，产后疾痛。"②《本草纲目》："败酱，善排脓破血，故仲景治痈，及古方妇人科皆用之。"③《本草正义》："此草有陈腐气，故以败酱得名。能清热泄结，利水消肿，破瘀排脓。惟宜于实热之体。"

现代研究：黄花败酱草对金黄色葡萄球菌、痢疾杆菌、伤寒杆菌、绿脓杆菌、大肠杆菌有抑制作用。常用于多种急性感染性疾病，对急性阑尾炎、急慢性盆腔炎、慢性结肠炎等均有较好疗效。

7. 芦根

性味归经：甘，寒。归肺、胃经。

功效：清热泻火，生津止渴，除烦，止呕，利尿。

应用：热病烦渴。本品性味甘寒，既能清透肺胃气分实热，又能生津止渴、除烦，故可用治热病伤津，烦热口渴者。本品能清胃热而止呕逆。本品入肺经善清透肺热，用治肺热咳嗽。若治肺痈吐脓，则多配薏苡仁、冬瓜仁等用。多用于各种风湿病急性期发热或恢复期反复低热有内热表现者。

用法用量：煎服，干品15～30g，鲜品加倍，或捣汁用。

使用注意：脾胃虚寒者忌服。

古籍摘要：①《神农本草经》："主消渴客热。"②《玉楸药解》："消降肺胃，消荡郁烦，生津止渴，除烦下食。"

现代研究：本品有解热、镇静、镇痛、降血压、降血糖、抗氧化及雌激素样作用，对β-溶血链球菌有抑制作用，所含薏苡素对骨骼肌有抑制作用，首蓿素对肠管有松弛作用。

8. 竹叶

性味归经：甘、辛、淡，寒。归心、胃、小肠经。

功效：清热泻火，除烦，生津，利尿。

应用：本品甘寒入心经，长于清心泻火以除烦，并能清胃生津以止渴，可用治热病伤津，烦热口渴。配伍后可治热病后期，余热未清，气津两伤之证。本品轻清，兼能凉散上焦风热，配金银花、连翘、薄荷等，可用治外感风热，烦热口渴。常和生石膏、知母相配治疗 JIA 急性期高热、烦渴等症。

用法用量：煎服，6～15g；鲜品 15～30g。

使用注意：阴虚火旺、骨蒸潮热者忌用。

古籍摘要：①《名医别录》："主胸中痰热，咳逆上气。"②《药品化义》："竹叶，清香透心，微苦凉热，气味俱清。经曰：治温以清，专清心气，味淡利窍，使心经热血分解。主治暑热消渴，胸中热痰，伤寒虚烦，咳逆喘促，皆为良剂也。"

9. 鳖甲

性味归经：甘、咸，寒。归肝、肾经。

功效：滋阴潜阳，退热除蒸，软坚散结。

应用：本品亦能滋养肝肾之阴，适用于肝肾阴虚所致阴虚内热、阴虚风动、阴虚阳亢诸证。治疗温病后期，阴液耗伤，邪伏阴分，夜热早凉，热退无汗者，常与牡丹皮、生地黄、青蒿等品同用，如青蒿鳖甲汤（《温病条辨》）。治疗阴血亏虚，骨蒸潮热者，常与秦艽、地骨皮等品同用。

用法用量：煎服，9～24g。宜先煎。本品经砂炒醋淬后，有效成分更容易煎出。

古籍摘要：①《神农本草经》："主心腹癥瘕坚积，寒热，去痞息肉……"②《本草汇言》："除阴虚热疟，解劳热骨蒸之药也。厥阴血闭邪结，渐至寒热，为癥瘕，为痞胀，为疟疾，为淋沥，为骨蒸者，咸得主之。"

现代研究：鳖甲能降低实验性甲亢动物血浆 CAMP 含量；能提高淋巴

母细胞转化率，延长抗体存在时间，增强免疫功能；能保护肾上腺皮质功能；能促进造血功能，提高血红蛋白含量；能抑制结缔组织增生，故可消散肿块；有防止细胞突变作用。

二、清热凉血药

1. 生地黄

性味归经：甘、苦，寒。归心、肝、肾经。

功效：清热凉血，养阴生津。

应用：治疗热入营血，舌绛烦渴，斑疹吐衄。本品苦寒入营血分，为清热、凉血、止血之要药，又其性甘寒质润，能清热生津止渴，故常用治温热病热入营血，壮热烦渴，神昏舌绛者。本品甘寒质润，既能清热养阴，又能生津止渴，用治热病伤阴，烦渴多饮。

用法用量：煎服，10～15g；鲜品用量加倍，或以鲜品捣汁入药。

使用注意：脾虚湿滞、腹满便溏者不宜使用。

古籍摘要：①《神农本草经》："主折跌绝筋，伤中，逐血痹，填骨髓，长肌肉，作汤除寒热积聚，除痹。生者尤良。"②《珍珠囊》："凉血，生血，补肾水真阴。"③《本经逢原》："干地黄，内专凉血滋阴，外润皮肤荣泽，病人虚而有热者宜加用之。戴元礼曰，阴微阳盛，相火炽强，来乘阴位，日渐煎熬，阴虚火旺之症，宜生地黄以滋阴退阳。浙产者，专于凉血润燥，病人元气本亏，因热邪闭结，而舌干焦黑，大小便秘，不胜攻下者，用此于清热药中，通其秘结最佳，以其有润燥之功，而无滋腻之患也。"

现代研究：本品水提液有抗炎、抗过敏作用。地黄有对抗连续服用地塞米松后血浆皮质酮浓度的下降，并能防止肾上腺皮质萎缩的作用，具有促进机体淋巴母细胞转化、增加 T 淋巴细胞数量的作用，并能增强网状内皮细胞的吞噬功能，特别对免疫功能低下者作用更明显。传统上用本品治疗血热出血证。

2. 水牛角

性味归经：苦，寒。归心、肝经。

功效：清热凉血，解毒，定惊。

应用：本品苦寒，入心肝血分能清热凉血、泻火解毒定惊，治温热病热入血分。取本品清热凉血之功，可疗血热妄行斑疹。取本品清热解毒之功，可用于痈肿疮疡，咽喉肿痛。儿童过敏性紫癜皮肤型经常选用。

用法用量：镑片或粗粉煎服，15～30g，宜先煎3小时以上。水牛角浓缩粉冲服，每次1.5～3g，每日2次。

使用注意：脾胃虚寒者忌用。

古籍摘要：①《名医别录》："疗时气寒热头痛。"②《日华子本草》："治热毒风并壮热。"③《陆川本草》："凉血，解毒，止衄。治热病昏迷，麻痘斑疹，吐血衄血，血热尿赤。"

现代研究：本品有增加血小板计数、缩短凝血时间、降低毛细血管通透性、抗炎等作用；其煎剂有镇惊、解热作用。本品对被大肠杆菌、乙型溶血性链球菌攻击的小鼠有明显的保护作用，对垂体 - 肾上腺皮质系统有兴奋作用。

3. 连翘

性味归经：苦，微寒。归肺、心、小肠经。

功效：清热解毒，消肿散结，疏散风热。

应用：主入心经，既能清心火，解疮毒，又能消散痈肿结聚，故有"疮家圣药"之称，用治痈肿疮毒。本品又有透热转气之功，还可治疗热入营血之舌绛神昏，烦热斑疹。

用法用量：煎服，6～15g。

使用注意：脾胃虚寒及气虚脓清者不宜用。

古籍摘要：①《神农本草经》："主寒热，鼠瘘、瘰疬、痈肿、恶疮、瘿瘤、结热、蛊毒。"②《日华子本草》："治疮疖止痛。"

现代研究：连翘有广谱抗菌作用，有抗炎、解热作用。其所含维生素P可降低血管通透性及脆性，防止溶血。其煎剂有镇吐和抗肝损伤作用。

三、祛湿药

1. 黄柏

性味归经：苦，寒。归肾、膀胱、大肠经。

功效：清热燥湿，泻火除蒸，解毒疗疮。

应用：本品苦寒沉降，长于清泻下焦湿热。本品清热燥湿之中，善除大肠湿热以治泻痢，常配白头翁、黄连、秦皮等药用。取本品清泄下焦湿热之功，用治湿热下注所致脚气肿痛、痿证，常配苍术、牛膝用。若配知母、熟地黄、龟甲等药，可治阴虚火旺之痿证。本品既能清热燥湿，又能泻火解毒，用治疮疡肿毒，内服、外用均可。

用法用量：煎服，3～6g。

使用注意：脾胃虚寒者忌用。

古籍摘要：①《神农本草经》："主五脏肠胃中结热，黄疸，肠痔，止泄痢，女子漏下赤白，阴伤蚀疮。"②《珍珠囊》："黄柏之用有六：泻膀胱龙火，一也；利小便结，二也；除下焦湿肿，三也；痢疾先见血，四也；脐中痛，五也；补肾不足，.壮骨髓，六也。"③《长沙药解》："黄柏，泄己土之湿热，清乙木之郁蒸，调热利下重，理黄疸、腹满、伤寒。"

现代研究：本品具有抗病原微生物作用，对多种致病细菌均有抑制作用；对某些皮肤真菌、钩端螺旋体、乙肝表面抗原也有抑制作用。黄柏提取物有抗溃疡、镇静、肌松等作用。结合传统用本品治疗湿热泻痢的经验，现代临床常用以治疗慢性结肠炎等疾病。

2. 黄连

性味归经：苦，寒。归心、脾、胃、胆、大肠经。

功效：清热燥湿，泻火解毒。

应用：本品大苦大寒，清热燥湿力大于黄芩，尤长于清中焦湿热。本品善去脾胃大肠湿热。本品泻火解毒之中，尤善清泻心经实火，又能泻火解毒，尤善疗疔毒，用治痈肿疔毒。

用法用量：煎服，2～5g。外用适量。

311

使用注意：本品大苦大寒，过服、久服易伤脾胃，脾胃虚寒者忌用；苦燥易伤阴津，阴虚津伤者慎用。

古籍摘要：①《神农本草经》："主热气目痛，眦伤泣出。明目。肠澼腹痛下痢，妇人阴中肿痛。"②《珍珠囊》："其用有六：泻心火，一也；去中焦湿热，二也；诸疮必用，三也；去风湿，四也；治赤眼暴发，五也；止中部见血，六也。"③《本草正义》："黄连大苦大寒，苦燥湿，寒胜热，能泄降一切有余之湿火，而心、脾、肝、肾之热，胆、胃、大小肠之火，无不治之。上以清风火之目病，中以平肝胃之呕吐，下以通腹痛之滞下，皆燥湿清热之效也。又苦先入心，清涤血热，故血家诸病，如痈疡斑疹丹毒，并皆仰给于此。"

现代研究：本品有较强的抗菌作用，有抗急性炎症、抑制组织代谢等作用。黄连及其提取成分有抗溃疡作用。结合传统上用本品治疗湿热泻痢，现代临床常用以治疗细菌性痢疾、非特异性溃疡性结肠炎等疾病。

3. 薏苡仁

性味归经：甘、淡，凉。入脾、肺、肾经。

功效：清热解毒，疏风通络。

应用：健脾渗湿，除痹止泻。可用于治疗水肿、小便不利、湿痹拘挛、脾虚泄泻。本品是缓和的清热祛湿之品，常用于肌肉酸重、关节疼痛、肿胀伴脾虚腹泻等病症。

用法用量：煎服，10～15g。

使用注意：脾胃虚寒及气虚者慎用。

古籍摘要：①《神农本草经》："主筋急拘挛，不可屈伸，风湿痹，下气。"②《名医别录》："除筋骨邪气不仁，利肠胃，消水肿，令人能食。"③《药性论》："主肺痿肺气，吐脓血，咳嗽涕唾上气。"④《本草拾遗》："温气，主消渴。"⑤《本草纲目》："健脾益胃，补肺清热，去风胜湿。"

现代研究：本品具有抗炎、抗过敏反应和免疫调节作用。

4. 防己

性味归经：苦，寒。归膀胱、肺经。

功效：祛风止痛，利水消肿。

应用：本品用治水肿脚气，小便不利，湿疹疮毒，风湿痹痛。一般认为，汉防己利水消肿作用较强，木防己祛风止痛作用较好。

用法用量：煎服，5～10g。

使用注意：热在上焦勿用，防己为下焦药。气分风热小便不通，元气虚弱，阴虚内热，病后虚渴，皆禁用。

古籍摘要：①《金匮要略》：治疗皮水为病，四肢肿，水气在皮肤中，四肢聂聂动者：防己150g、黄芪150g、桂枝150g、茯苓300g、甘草100g，上五味，以水六升，煮取二升，分温三服。②《本草切要》：治疗脚气肿痛：汉防己、木瓜、牛膝各15g，桂枝2.5g，枳壳5g，水煎服。

现代研究：本品具有镇痛、消炎作用，对大鼠甲醛性关节炎有一定的消炎作用。

5. 苍术

性味归经：甘、苦，温。归脾、肾、肝经。

功效：燥湿健脾，祛风散寒，明目。

应用：本品主要用于脘腹胀满，泄泻，食欲不振，水肿，脚气痿痹，风寒感冒，雀目夜盲等症。苍术用于风湿痹痛、肢体关节疼痛，与羌活、独活等同用健脾除湿。

用法用量：煎服，5～10g。

使用注意：阴虚内热、气虚多汗者忌用。

古籍摘要：①《神农本草经》："主风寒湿痹，死肌痉疸。作煎饵久服，轻身延年不饥。"②《名医别录》："主头痛，消痰水，逐皮间风水结肿，除心下急满及霍乱吐下不止，暖胃消谷嗜食。"③《本草正》记载："苍术，其性温散，故能发汗宽中，调胃进食，去心腹胀疼，霍乱呕吐，解诸郁结，逐山岚寒疫，散风眩头疼，消痰癖气块，水肿胀满。其性燥湿，故治冷痢冷泄滑泻，肠风，寒湿诸疮。与黄柏同煎，最逐下焦湿热痿痹。然惟茅山者其质坚小，其味甘醇，补益功多，大胜他术。"

现代研究：苍术中化学成分类型主要为倍半萜类、烯炔类、三萜及甾体类、芳香苷类等；药理活性研究表明这些成分具有保肝、抗菌、抗病毒、抗肿瘤、中枢抑制及促进胃肠道蠕动、抗溃疡、抑制胃酸分泌等作用。本品具有抗腹泻和抗炎作用。

6. 秦艽

性味归经：苦、辛，平。入胃、大肠、肝、胆经。

功效：除风湿，退虚热。

应用：润而不燥，为风中之润剂，既能祛风除湿，又能通络舒筋，兼利二便，导湿热外出，可治湿热黄疸。祛风湿，通经络，止痹痛，常与木瓜、川羌活、独活、黄芪、当归等同用。清退虚热之功，常与滋阴药同用，如秦艽鳖甲散及秦艽散。秦艽三痹皆宜，且清阳明湿热，用于偏热者。

用法用量：煎服，5～10g。

使用注意：久痛虚羸，溲多、便滑者忌服。

古籍摘要：①《神农本草经》："味苦，平。主治寒热邪气，寒湿，风痹，肢节痛，下水，利小便。"②《名医别录》："味辛，微温，无毒。治风无问久新，通身挛急。"③《药性赋》："味苦辛平，性微温，无毒。可升可降，阴中之阳也。其用有二：除四肢风湿若懈，疗遍体黄疸如金。"④《本草纲目》："秦艽，手足阳明经药也，兼入肝胆，故手足不遂、黄疸烦渴之病须之，取其去阳明湿热也。阳明有湿，则耳体酸疼烦热；有热，则日晡潮热骨蒸。所以圣惠方治急劳烦热，身体酸疼，用秦艽、柴胡一两，甘草五钱，为末，白汤调服。治小儿骨蒸潮热，减食瘦弱，用秦艽、炙甘草各一两，每用一二钱，水煎服之。钱乙加薄荷叶五钱。"⑤《本草蒙筌》："味苦、辛，气平，微温。可升可降，阴中阳也。无毒。用菖蒲为使，入太阳手经。养血荣筋，除风痹肢节俱痛；通便利水，散黄疸遍体如金。除头风，解酒毒。"⑥《景岳全书》："味苦，性沉寒，沉中有浮，手足阳明清火药也。治风寒湿痹，利小水，疗通身风湿拘挛，手足不遂，清黄疸，解温疫热毒，除口噤牙疼口疮，肠风下血，及虚劳骨蒸发热，潮热烦渴，及妇人胎热，小儿疳热瘦弱等证。"

现代研究：秦艽碱甲对甲醛所致关节炎、蛋清所致急性足肿胀与毛细管通透性增加均有明显抑制作用。秦艽碱甲具有抗过敏作用。秦艽小剂量时有明显的镇静作用；大剂量时对中枢神经又有兴奋作用。本品还有镇痛作用。秦艽碱甲能使血压明显降低，具有升高血糖的作用。秦艽乙醇提取物对多种杆菌、球菌及霍乱弧菌均有抑制作用。秦艽中的龙胆苦苷对疟原虫有抑杀作用，并能促进胃液及盐酸的分泌。

7. 木瓜

性味归经：酸，温。归肝、脾经。

功效：舒筋活络，和胃化湿。

应用：本品味酸入肝，益筋和血，善舒筋活络，且能去湿除痹，尤为湿痹、筋脉拘挛要药。治脚膝疼重，不能远行久立者。本品温通，去湿舒筋，为脚气水肿常用药。味酸入肝，舒筋活络而缓挛急。

用法用量：煎服，6～9g。

使用注意：内有郁热、小便短赤者忌服。

古籍摘要：①《名医别录》："主湿痹邪气，霍乱大吐下，转筋不止。"②《本草经疏》："木瓜温能通肌肉之滞，酸能敛濡满之湿，则脚气湿痹自除也。酸温能和脾胃，固虚脱，兼入肝而养筋，所以能疗肝脾所生之病也。"

现代研究：木瓜混悬液有保肝作用；新鲜木瓜汁和木瓜煎剂对肠道菌和葡萄球菌有明显的抑菌作用；其提取物对小鼠艾氏腹水癌及腹腔巨噬细胞吞噬功能有抑制作用。

8. 广藿香

性味归经：辛，微温。归脾、胃、肺经。

功效：化湿，止呕，解暑。

应用：本品气味芳香，为芳香化湿浊要药。多用于脘腹痞闷，少食作呕，神疲体倦等症。湿温病初起，湿热并重者，可配伍使用。

用法用量：煎服，5～10g；鲜品加倍。

使用注意：阴虚血燥者不宜用。

古籍摘要：①《名医别录》："疗风水毒肿，去恶气，疗霍乱，心痛。"②《本草图经》："治脾胃吐逆，为最要之药。"③《本草正义》："藿香芳香而不嫌其猛烈，温煦而不偏于燥烈，能祛除阴霾湿邪，而助脾胃正气，为湿困脾阳，倦怠无力，饮食不甘，舌苔浊垢者最捷之药。"

现代研究：藿香中挥发油能促进胃液分泌，增强消化力，对胃肠有解痉作用。本品有防腐和抗菌作用，此外，尚有收敛止泻、扩张微血管而略有发汗等作用。

四、活血化瘀药

1. 当归

性味归经：甘、辛，温。归肝、心、脾经。

功效：补血活血，调经，止痛，润肠通便。

应用：瘀血既是湿、热之邪内侵后的产物，也是进一步的致病因素，瘀血产生以后必然会导致脏腑功能的失调，进而影响疾病的发展。瘀血的存在可能是强直性脊柱炎日久难愈、反复发作的重要原因。当归补血活血，即可用于强直性脊柱炎血虚血瘀、血瘀络阻之痛。

用法用量：一般生用，5～15g，煎服。为加强活血作用，常酒炒用。

使用注意：湿盛中满、大便溏泄者忌服。

古籍摘要：①《神农本草经》："主咳逆上气，温疟，寒热，洗在皮肤中。妇人漏下绝子，诸恶疮疡。"②《本草纲目》："治头痛，心腹诸痛，润肠胃、筋骨、皮肤，治痈疽，排脓止痛，和血补血。"③《医学启源》："当归，气温味甘，能和血补血，尾破血，身和血。"

现代研究：研究表明，当归有较强的抗凝血和抗血栓作用。王停等研究显示当归水煎液及其有效成分阿魏酸钠均能抑制由 ADP、胶原诱导的血小板聚集作用；静脉注射阿魏酸钠，对 ADP、胶原及凝血酶诱导的血小板聚集也有明显抑制作用。强直性脊柱炎患者凝血功能呈高凝状态，当归有一定延长凝血时间（PT）和（KPTT）的作用，从而改善患者的凝血异常表现。

2. 赤芍

性味归经：苦，微寒。归肝经。

功效：清热凉血，散瘀止痛。

应用：血瘀诸证。本品能祛瘀行滞并缓解疼痛，苦寒入肝经血分，有活血散瘀止痛之功，治肝郁血滞之胁痛，可配柴胡、牡丹皮等药用。儿童风湿病中各种病证出现皮肤瘀斑，关节刺痛，舌紫暗，脉细涩等血瘀诸证均可选用。

用法用量：煎服，10g。

使用注意：反藜芦。

古籍摘要：①《神农本草经》："主邪气腹痛，除血痹，破坚积，寒热疝瘕，止痛，利小便。"②《本草求真》："赤芍与白芍主治略同，但白则有敛阴益营之力，赤则止有散邪行血之意；白则能于土中泻木，赤则能于血中活滞。故凡腹痛坚积，血瘕疝痹，经闭目赤，因于积热而成者，用此则能凉血逐瘀，与白芍主补无泻，大相远耳。"

现代研究：研究表明，赤芍使血栓形成时间明显延长，长度缩短，重量减轻；凝血酶原时间和白陶土部分凝血活酶时间延长，优球蛋白溶解时间缩短，表明对血凝有显著抑制作用。赤芍提取物在体外对肾上腺素、二磷酸腺苷（ADP）、烙铁头蛇毒（TMVA）和花生四烯酸（AA）诱导的血小板聚集均有显著抑制作用，并使血小板黏附与血小板第三因子活性降低，血小板内 cAMP 含量升高。

3. 红花

性味归经：辛，温。归心、肝经。

功效：活血祛瘀，通经。

应用：本品用于治疗皮肤瘀斑、关节肿痛、舌质暗紫等血瘀诸症。

用法用量：煎服，6～10g。

使用注意：本品中毒反应主要表现为腹部不适，腹痛，腹泻，甚或胃肠出血，腹部绞痛，少女月经过多。

古籍摘要：①《本草蒙筌》："喉痹噎塞不通，捣汁咽。"②《本草纲目》："活血，润燥，止痛，散肿，通经。"③《本草正》："达痘疮血热难出，散斑疹血滞不消。"

现代研究：现代药理研究证明，红花黄色素有抗凝血、镇痛镇静、抗炎的作用。

4. 鸡血藤

性味归经：苦、微甘，温。归肝经。

功效：行血补血，舒筋活络。

应用：补血，活血，通络。用于月经不调，血虚萎黄，麻木瘫痪，风湿痹痛。

用法用量：煎服，9～15g。

古籍摘要：《本草纲目拾遗》："活血，暖腰膝，已风瘫。"

现代研究：现代药理研究证明，鸡血藤提取物有抗凝、促凝、抗纤溶和促纤溶作用。对异常免疫功能有低调高、高调低的双向调节作用。

5. 桃仁

性味归经：甘、苦，平。归心、肝、大肠经。

功效：活血祛瘀，润肠通便，止咳平喘。

应用：用于经闭痛经，癥瘕痞块，肺痈肠痈，跌仆损伤，肠燥便秘，咳嗽气喘。

用法用量：煎服，5～10g。

使用注意：少女经期慎用。

古籍摘要：①《景岳全书》："味苦辛微甘，气平，阴中有阳，入手足厥阴经。善治瘀血血闭，血结血燥，通血隔，破血癥，杀三虫，润大便，逐郁滞，止疼痛膨胀，疗跌扑损伤。若血枯经闭者，不可妄用。"②《本草备要》："厥阴血分药。苦以泄血滞，甘以缓肝气而生新血。成无己曰：肝者血之源，血聚则肝气燥。肝苦急，急食甘以缓之。通大肠血秘，治热入血室，血燥血痞，损伤积血，血痢经闭，咳逆上气，血和则气降。皮肤血热，燥痒蓄血，发热如狂。仲景治膀胱蓄血，有桃仁承气汤，即调胃承气汤加桃仁、桂枝。又抵当汤，用桃仁、大黄、虻虫、水蛭。水蛭，即马蟥蛀，食血之虫，能通肝经聚血，性最难死，虽炙为末，得水即活。若入腹中，生子为患，田泥和水饮下之。虻虫即蚊虫，因其食血，故用其治血。血不足者禁用。行血连皮尖生用，润燥去皮尖妙用。双仁者有毒，不可食。香附为使。"

现代研究：桃仁具有扩张血管、增加组织血流量的作用；能提高血小板中 cAMP 的含量，抑制血栓形成及血液凝固；同时还有一定溶血作用。桃仁有较强的抗炎作用及一定的抗过敏作用。桃仁所含苦杏仁苷在体内可使被 β‒葡萄糖苷酶水解而生成氢氰酸和苯甲醛，对癌细胞呈协同性杀伤作用。桃仁所含苦杏仁苷有镇咳作用。桃仁中所含脂肪油、扁桃油具有润肠缓泻、驱肠虫的作用。

6. 丹参

性味归经：苦，微寒。归心、心包、肝经。

功效：活血调经，祛瘀止痛，凉血消痈，除烦安神。

应用：丹参功善活血祛瘀，性微寒而缓，能祛瘀生新而不伤正。因其性偏寒凉，对血热瘀滞之证尤为相宜。本品善能通行血脉，祛瘀止痛，广泛应用于各种瘀血病证。治风湿痹证，可配伍防风、秦艽等祛风除湿药用。本品性寒，既能凉血活血，又能清热消痈，可用于热毒瘀阻引起的疮痈肿毒，常配伍清热解毒药用。

用法用量：煎服，5～10g。

使用注意：反藜芦。

古籍摘要：①《日华子本草》："养血定志，通理关节，治冷热劳，骨节烦痛，四肢不遂；排脓止痛，生肌长肉，破宿血，补新生血；恶疮疥癣，瘿赘肿毒，丹毒；头痛，赤眼；热病犯闷。"②《本草便读》："丹参，功同四物，能祛瘀以生新，善疗风而散结，性平和而走血……味甘苦以调经，不过专通营分。丹参虽有参名，但补血之力不足，活血之力有余，为调理血分之首药。其所以疗风痹去结积者，亦血行风自灭，血行则积自行耳。"

现代研究：本品能改善微循环，促进血液流速；能扩张血管，降低血压；能改善血液流变性，降低血液黏度，抑制血小板和凝血功能，激活纤溶，对抗血栓形成；能保护红细胞膜；能促进骨折和皮肤切口的愈合；能保护胃黏膜、抗胃溃疡；具有抗炎、抗过敏的作用；对金黄色葡萄球菌、多种杆菌、某些癣菌以及钩端螺旋体等有不同程度的抑制作用。

7. 地龙

性味归经：咸，寒。归肝、脾、膀胱经。

功效：清热定惊，通络，平喘，利尿。

应用：①用于热盛所致的肝风内动证。本品具有良好的清热、息风止痉之效，尤宜于热盛所致动风者，历代多以单用为主，亦常配伍应用。治温热病壮热惊厥，小儿急惊风、高热，抽搐，可与牛黄、羚羊角等清热解毒、息风止痉之品同用。若痫证发作而抽搐者，单用或配伍息风止痉、化痰开窍类药物。②用于中风偏瘫及痹证。本品又有通经络之效。治中风后经脉不利，半身不遂、口眼㖞斜、肢体麻木属气虚血滞者，常与益气活血之品配伍，如《医林改错》补阳还五汤，以之与黄芪、当归、川芎等同用。若治热痹关节红肿热痛，屈伸不利者，宜以本品与桑枝、金银花藤、络石藤等祛风湿、除湿热、通经络药物配伍；风寒湿痹，肢体麻木、疼痛，屈伸不利，宜与祛风湿、散寒止痛之品配伍。

用法用量：内服：煎汤，5～10g。

使用注意：脾胃虚寒者慎服。本品味腥，内服易致呕吐，煎剂宜配少量陈皮，或炒香研末装胶囊，可减少此反应。

古籍摘要：①《本草纲目》："蚯蚓，性寒而下行，性寒故能解诸热疾，下行故能利小便、治足疾而通经络也。""主伤寒疟疾大热狂烦，及大人小儿小便不通，急慢惊风，历节风痛，肾脏风注，头风，齿痛，风热赤眼，木舌，喉痹，鼻息，聤耳，秃疮，瘰疬，卵肿，脱肛，解蜘蛛毒，疗蚰蜒入耳。"②《滇南本草》："祛风，治小儿瘛疭惊风，口眼歪斜，强筋治痿。"③《本草新编》："蚯蚓乃至微之物，实至神之物也。大热发狂之症，与其用白虎汤以泻之，不若用蚯蚓浆水以疗之。盖石膏虽泻火，而能伤胃；蚯蚓既泻火，而又不损土。或问蚯蚓治发狂如神，此何故？曰：蚯蚓善泻阳明之火，而又能定心中之乱，故一物而两治之也。"④《本草经疏》："伤寒非阳明实热狂躁者不宜用，温病无壮热及脾胃素弱者不宜用，黄疸缘大劳，腹胀属脾肾虚，阴虚成劳瘵者，咸在所忌。"

现代研究：本品有溶栓、抗凝血作用；有抗心律失常作用，抑制心脏传导；具有部分扩张内脏血管、利钠、利尿、降低三酰甘油作用；具有解热、镇静、抗惊厥等作用；通过阻滞组胺受体达到平喘作用；可舒张子宫、肠管平滑肌，具有快速杀灭精子的作用；对人型结核杆菌有较强的抑制作用。

五、益气养血药

1. 生黄芪

性味归经：甘，微温。归脾、肺经。

功效：健脾祛湿，利水消肿，益气活血，托毒生肌。

应用：黄芪与甘草同用，一则协助炙甘草补中益气之功；二则协同生甘草清热解毒，发挥托毒解毒化毒之功，使毒邪外托透达；又可助他药清解之力，以防湿热毒邪炽盛、伤阴耗气之势。

用法用量：煎服，10～30g。

古籍摘要：①《本草汇言》："补肺健脾，实卫敛汗，祛风运毒之药也。"②《神农本草经》："其性温补，而能通调血脉，流行经络，可无碍于壅滞也。"

现代研究：现代药理研究证明，黄芪具有增强细胞、体液、非特异性免疫功能，对机体免疫功能存在着免疫调节作用。

2. 白芍

性味归经：苦、酸，微寒。归肝、脾经。

功效：养血调经，敛阴止汗，柔肝止痛，平抑肝阳。

应用：本品用于月经不调，经行腹痛，崩漏，以及自汗、盗汗等症；用于肝气不和所致的胁痛、腹痛，以及手足拘挛疼痛等症；用于肝阳亢盛所引起的头痛、眩晕。临床上常见儿童风湿病都可以辨证选用。

用法用量：煎服，5～10g。

使用注意：白芍性质寒凉，脾胃虚寒的人群不能服用，腹泻的人群也不能服用。另外还要注意小儿在出麻疹期间也要远离白芍，不然会对病情恢复不利。

古籍摘要：①《神农本草经》："味苦，平，主治邪气腹痛，除血痹，破坚积，寒热，疝瘕，止痛，利小便，益气。"②《名医别录》："味酸，微寒，有小毒。主通顺血脉，缓中，散恶血，逐贼血，去水气，利膀胱、大小肠，消痈肿，时行寒热，中恶，腹痛，腰痛。"③《日华子本草》："治风、补劳，主女人一切病，并产前后诸疾，通月水，退热，除烦，益气，天行热疾，瘟瘴，惊狂，妇人血运，及肠风，泻血，痔瘘。发背，疮疥，头痛，明目，目赤努肉。赤色者多补气，白者治血。"④《本草备要》："补血，泻肝。涩，敛阴。苦酸微寒。入肝脾血分，为手足太阴行经药。泻肝火，酸敛肝，肝以敛为泻，以散为补。安脾肺，固腠理，肺主皮毛，脾主肌肉，肝木不克土，则脾安；土旺能生金，则肺安。脾和肺安则腠理固矣。和血脉，收阴气，敛逆气，散恶血，利小便，敛阴生津，小便自利，非通行之谓也。缓中止痛，东垣曰：经曰损其肝者，缓其中，即调血也。益气除烦，敛汗安胎，补劳退热。治泻痢后重，能除胃中湿热。"

现代研究：白芍能调节机体免疫系统，有镇静、抗惊厥、镇痛、降温作用。白芍总苷能增强正常小鼠的学习和短时记忆。白芍对肝脏有保护作用，对胃液分泌有抑制作用；能显著增加小鼠心肌营养血流量，有升高血压和增强心音作用；可抑制血小板聚集和血栓的形成；有抗炎作用；有耐缺氧、耐高温、滋补、强壮作用；有较好的抗菌作用及直接抗病毒作用；有较好的解痉作用，还有抗早孕作用。

六、补肝肾强筋骨药

1. 桑寄生

性味归经：苦，平。归肝、肾经。

功效：祛风湿，补肝肾，强筋骨，安胎。

应用：治腰膝酸痛，筋骨痿弱，偏枯，风寒湿痹。

用法用量：煎服，10～20g。

古籍摘要：①《神农本草经》："主腰痛，小儿背强，痈肿，安胎，充肌肤，坚发、齿，长须眉。"②《日华子本草》："助筋骨，益血脉。"③《滇南本草》："生槐树者，主治大肠下血、肠风带血、痔漏。生桑树者，治筋骨疼痛，走筋络，风寒湿痹。生花椒树者，治脾胃寒冷，呕吐恶心翻胃；又用治梅疮毒，妇人下元虚寒或崩漏。"④《本草蒙筌》："散疮疡，追风湿，却背强腰痛。"

现代研究：现代药理研究证明，桑寄生有抗炎及镇痛作用。临床开展动物实验，桑寄生可缓解小鼠因二甲苯产生耳肿的程度，其作用效果与阿司匹林较为相近，同时使用桑寄生的小鼠对疼痛的抑制率超过50%，说明桑寄生同时具有抗炎及镇痛效果。由桑寄生、熟地黄以及川牛膝等药物构成的熟地黄寄生壮骨方，在抗膝骨关节炎中具有一定效果。独活寄生汤在关节软骨疾病中具有重要意义，具有保护及修复作用，同时对患者膝关节液中白介素–1具有一定改善效果，可避免基质金属蛋白酶–1被激活，同时发挥出降解硫酸氨基聚糖的目的，尤其是在髌骨软化症治疗中取得了较高的临床价值。

2. 狗脊

性味归经：苦、甘，温。归肝、肾经。

功效：补肝肾，强腰膝，祛风湿。

应用：用于腰痛脊强，不能俯仰，足膝软弱。本品能补肝肾、强腰膝、坚筋骨，又能温散风湿，对于肝肾亏虚，兼有风寒湿邪引起的上述病症最为适用。多配伍杜仲、续断、牛膝等补肝肾、强筋骨、祛风湿药，如狗脊饮。

用法用量：煎服，10～15g。

使用注意：阴虚有热、小便不利者慎服。

古籍摘要：①《神农本草经》："主腰背强，机关缓急，周痹寒湿，膝痛。颇利老人。"②《名医别录》："主治失溺不节，男子脚弱腰痛，风邪，淋露，少气，目暗，坚脊，利俯仰，女子伤中，关节重。"③《药性论》："治男子女人毒风软脚，邪气湿痹，肾气虚弱，补益男子，纹筋骨。"
④《本草纲目》："强肝肾，健骨，治风虚。"⑤《玉楸药解》："泄湿去寒，
起痿止痛，泄肾肝湿气，通关利窍，强筋壮骨，治腰痛膝疼，足肿腿弱，
遗精带浊。"⑥《本草纲目拾遗》："金狗脊止诸疮血出，治顽痹，黑色者
杀虫更效。"

现代研究：现代药理研究证明，狗脊可以提高骨强度，预防骨质疏松，
还有抗血小板聚集、止血、镇痛、抗炎、抗风湿的作用。

3. 杜仲

性味归经：甘，温。归肝、肾经。

功效：补肝肾，强筋骨。

应用：用于肝肾不足，腰膝酸痛，痿软无力之证。本品补益肝肾，为
治上述疾病之要药。多配伍补骨脂、胡桃肉等，如青娥丸。

用法用量：煎服，10～15g。

使用注意：阴虚火旺者慎服。

古籍摘要：①《神农本草经》："主腰脊痛，补中益精气，坚筋骨，强
志，除阴下痒湿，小便余沥。"②《名医别录》："主脚中酸痛，不欲践
地。"③《药性论》："治肾冷臀腰痛，腰病人虚而身强直，风也。腰不利
加而用之。"④《日华子本草》："治肾劳，腰脊挛。入药炙用。"⑤《神农
本草经》："主治腰膝痛，补中，益精气，坚筋骨，除阴下痒湿，小便余沥。
久服，轻身耐老。"

现代研究：现代药理研究证明，杜仲具有降血压、降血脂、降血糖、
抗肿瘤、抗菌抗病毒、抗炎、抗氧化、保肝护肾、抗骨质疏松等药理作用。

4. 川续断

性味归经：苦、辛，微温。归肝、肾经。

功效：补肝肾，行血脉，续筋骨。

应用：用于腰膝酸软，风湿痹痛，跌仆损伤。酒续断多用于风湿痹痛，
跌仆损伤；盐续断多用于腰膝酸软。

用法用量：煎服，10～20g。

古籍摘要：①《神农本草经》："主伤寒，补不足，金疮，痈疡，折跌，续筋骨，妇人乳难，久服益气力。"②《名医别录》："主崩中漏血，金疮血内漏，止痛，生肌肉，腕伤，恶血，腰痛，关节缓急。"③《药性论》："主绝伤，去诸温毒，能宣通经脉。"

现代研究：现代药理研究证明，续断对成骨细胞增殖、骨损伤、骨质疏松、抗炎抗过敏和免疫功能、离体和在体子宫增重具有影响。

5. 牛膝

性味归经：苦、酸，平。归肝、肾经。

功效：活血祛瘀，补肝肾，强筋骨，利尿通淋，引血下行。

应用：①治腰腿疼痛，无论腰腿痛原因属肾虚、风湿或跌打损伤，牛膝都是常用之药。对肾虚腰痛，牛膝有补益作用，但须加配杜仲、狗脊、续断、桑寄生等药，以加强补力，也可用虎潜丸；对风湿腰腿痛，牛膝能引药下行，加强祛风、祛湿、止痛作用，常配络石藤、海桐皮、萆薢、苍术等；对跌打损伤腰腿痛，牛膝能活血散瘀，但须加配其他活血药和补益肝肾药，方如跌打腰痛散。②治风湿痹痛，不仅能治风湿腰痛，且对四肢风湿痛也适用，常配海风藤、独活、鸡血藤等同服。③治高血压：属肝阳上亢者，有头痛、头晕、眼花，以本品与杜仲、磁石、钩藤、白蒺藜等配伍，方如平肝降压汤。此方也可用于脑血管痉挛引起的头痛。

用法用量：煎服，5～15g。

使用注意：①牛膝性滑，凡有遗精、脾虚泄泻、崩漏，或孕妇等，均不宜用；②牛膝生用破血行瘀较好，熟用补益力较强；③牛膝在商品上有怀牛膝（主产于河南怀庆）和川牛膝之分，习惯上认为怀牛膝长于补益肝肾，兼能舒筋健骨；川牛膝长于活血散瘀，兼能宣通关节，但实际上两者功用大同小异，用药不一定严格区分。

古籍摘要：①《本草纲目》："治久疟寒热，五淋尿血，茎中痛，下痢，喉痹口疮齿痛，痈肿恶疮伤折。"②《名医别录》："疗伤中少气，男子阴消，老人失溺，补中续绝，益精利阴气，填骨髓，止发白，除脑中痛及腰脊痛，妇人月水不通，血结。"③《神农本草经》："寒湿痿痹，四肢拘挛，膝痛不可屈伸，逐血气，伤热火烂，堕胎，久服轻身耐老。"

现代研究：现代药理研究证明，牛膝可抗炎镇痛，降低全血黏度、血浆黏度，改善血液循环，从而防止由于血液凝集而导致的疾病发生。

第二节　常用方剂

1. 清营汤

出处：《温病条辨》。

组成：犀角（水牛角代替）10～20g，生地黄15g，玄参9g，竹叶心3g，麦冬9g，丹参6g，黄连5g，金银花9g，连翘6g。

煎服法：水煎服，每日2次。

功效主治：清热解毒，祛风除湿。本方可用于全身型JIA，表现为弛张高热，口渴喜饮，斑疹鲜红，口鼻咽干痛，肌肉关节疼痛，甚至关节红肿，便干溲黄；舌质红，苔黄，脉数。

加减：湿重者加生薏苡仁、滑石；大便干加瓜蒌、火麻仁、郁李仁；有皮疹者加白鲜皮、地肤子；关节痛重加桑枝、羌活、独活。

方解：本证多由邪热内传营分，耗伤营阴所致。治疗以清营解毒、透热养阴为主。邪热传营，伏于阴分，入夜阳气内归营阴，与热相结，故身热夜甚；营气通于心，热扰心神，故神烦少寐，时有谵语；邪热深入营分，则蒸腾营阴，使血中津液上潮于口，故本应口渴但不渴。方中犀角清解营分之热毒，故为君药。生地黄凉血滋阴，麦冬清热养阴生津，玄参滋阴降火解毒，三药共用，既清热养阴，又助清营凉血解毒，共为臣药。温邪初入营分，故用金银花、连翘、竹叶清热解毒，营分之邪外达，此即"透热转气"的应用；黄连清心解毒；丹参清热凉血、活血散瘀，可用于热与血结，以上五味药为佐药。

使用本方应注意舌诊，正如《温病条辨》所说"舌白滑者，不可与也"，舌质绛而苔白滑，是夹有湿邪之象，若误投本方，方中生地黄、玄参、麦冬等阴柔滋阴之品，势必动湿留邪，延长病程，致生他病。

现代研究：本方主要有抗炎、抗感染作用：采用动物静脉注射内毒素造成营血症，研究清营汤的治疗作用，结果表明可明显抑制内毒素引起的家兔炎性介质 PGE2 的 5-HT 的释放，提高体内 IgG 含量，降低全血黏度。清营汤配伍清热解毒药（蒲公英、败酱草、紫花地丁、鱼腥草）则效果更为明显，且可促进体内内毒素的排泄，抑制毛细血管通透性增加及明显抑制大鼠的非特异性炎症反应。清营汤对大肠杆菌内毒素性家兔温病营分证模型有明显的降低体温作用。

2. 银翘散

出处：《温病条辨》。

组成：连翘一两（30g），金银花一两（30g），苦桔梗六钱（18g），薄荷六钱（18g），竹叶四钱（12g），生甘草五钱（15g），荆芥穗四钱（12g），淡豆豉五钱（15g），牛蒡子六钱（18g）。

功效主治：辛凉透表，清热解毒。主治温病初起、JIA 初期发热，微恶风寒，无汗或有汗不畅，头痛口渴，咳嗽咽痛；舌尖红，苔薄白或薄黄，脉浮数。

方解：方中金银花、连翘气味芳香，既能疏散风热，清热解毒，又可辟秽化浊，在透散卫分表邪的同时，兼顾了温热病邪易蕴结成毒及多夹秽浊之气的特点，故重用为君药。薄荷、牛蒡子辛凉，疏散风热，清利头目，且可解毒利咽；荆芥穗、淡豆豉辛而微温，解表散邪，此二者虽属辛温，但辛而不烈，温而不燥，配入辛凉解表方中，增强辛散透表之力，是为去性取用之法，以上四药俱为臣药。竹叶清热生津；桔梗开宣肺气而止咳利咽，同为佐药。甘草既可调和药性，护胃安中，又合桔梗利咽止咳，是属佐使之用。

现代研究：银翘散的药效及毒理研究表明其具有解热、抗菌、抗病毒、抗炎、抗过敏、镇痛、增强免疫等作用，且无明显的毒副作用。

3. 桂枝芍药知母汤

出处：《金贵要略》。

组成：桂枝 12g，芍药 9g，甘草 6g，麻黄 12g，生姜 15g，白术 15g，

知母 12g，防风 12g，附子 6g（炮）。

功效主治：祛风除湿，通阳散寒，佐以清热。适用于诸肢节疼痛，身体尪羸，脚肿如脱，头眩短气。

方解：本证为久痹历节之证，乃病久正虚，风寒湿侵入筋骨关节，营卫不利，气血凝涩所致，以身体瘦弱，关节肿大、变形、剧烈疼痛，头晕气短为特征。因风寒湿侵入日久，有渐次化热之象，故用桂枝芍药知母汤祛风除湿，温经散寒，滋阴清热。本方为麻黄汤、桂枝汤、甘草附子汤诸方化裁而成，方用麻黄、桂枝、防风温散寒湿于表；芍药、知母和阴行痹于里；附子、白术助阳除湿于内；甘草、生姜调和脾胃于中。合而用之，表里兼顾，阴阳并调，气血同治，实为治风湿历节反复发作之良方。

现代研究：现代药理研究表明，桂枝芍药知母汤可减少致痛因子产生，抑制炎症细胞因子，诱导细胞凋亡，调节 T 细胞功能，抑制破骨细胞活化，从而对痹证具有多方面的调节作用。桂枝中的主要成分是桂皮醛，具有镇痛、镇静、抗惊厥的作用；桂枝煎剂有降温解热作用，对金黄色葡萄球菌、白色葡萄球菌、伤寒杆菌、常见致病的皮肤真菌、流感病毒均有抑制作用。芍药中所含的芍药苷有镇静镇痛作用，白芍总苷对小鼠免疫应答具有调节作用。麻黄中的挥发油有发汗作用；麻黄碱能使处于高温环境中的人汗腺分泌增多增快；麻黄碱和伪麻黄碱有缓解支气管平滑肌痉挛的作用；伪麻黄碱还有明显的利尿作用；同时麻黄挥发油对流感病毒有抑制作用。生姜有镇静、镇痛、抗炎、消肿的作用，对伤寒杆菌、霍乱弧菌、红色毛癣菌、阴道滴虫均有不同程度的杀抑作用。白术含挥发油，主要成分是苍术酮、白术内酯 A、白术内酯 B 及糖类主要是甘露糖、果糖等，有强心、利尿、降血糖、抗凝血作用，并且能保护肝脏。附子有较强的强心作用，对甲醛性和蛋清性关节肿有明显的消炎作用，所含次乌头碱与乌头原碱有镇痛和镇静作用。甘草有抗炎抗过敏的作用，有类似肾上腺皮质激素样作用，对组织胺引起的胃酸分泌过多有抑制作用，并有抗酸和缓解胃肠平滑肌痉挛的作用。由此可见，桂枝芍药知母汤的药理作用是抗炎镇痛、抑制各种细菌、增强人体免疫力及抗过敏的作用，所以该方适合用于治疗各类炎症性关节炎。

4. 宣痹汤

出处:《温病条辨》。

组成:防己、杏仁、滑石、连翘、山栀子、薏苡仁、半夏、晚蚕砂各 9g,赤小豆 30g。

功效主治:清化湿热,宣痹通络。用于湿热痹证,关节肌肉肿胀疼痛明显,有沉重感,关节触之发热,得冷则舒,活动受限,多与气候无关,伴有发热,口渴不欲饮。舌质红,苔白腻或黄腻,脉滑数或濡数。

加减:上肢痛加羌活、独活各 9g;颈部疼痛加葛根 10g。

方解:宣痹汤中以防己为主,入经络而祛经络之湿,通痹止痛;配伍杏仁开宣肺气,通调水道,助水湿下行;滑石利湿清热,赤小豆、薏苡仁淡渗利湿,引湿热从小便而解,使湿行热去;半夏、蚕砂和胃化浊,制湿于中,蚕砂尚能祛风除湿,行痹止痛;薏苡仁还有行痹止痛之功;更用山栀子、连翘泻火,清热解毒,助解骨节热炽烦痛。全方用药,通络、祛湿、清热俱备,分消走泄,配伍周密妥当。

现代研究:现代研究表明,本方具有很好的抗炎、解热作用;能麻痹骨骼肌,有镇痛作用;能降低血尿酸;可调整免疫功能;对改善微循环,分解关节粘连,促进组织液回流、吸收也具有显著的作用。西医学认为,风湿中有一大类源于感染,采用抗生素治疗颇为有效。宣痹汤所治疗的"发热恶寒,关节红肿疼痛",症状与感染密切相关,而方中的连翘、栀子等明确的抗菌作用,对纠正感染具有重要意义。

5. 乌头汤

出处:《金匮要略》。

组成:麻黄、芍药、黄芪、炙甘草各 9g,炙川乌 6g。

功效主治:散寒除湿,活血通络。用于寒湿痹证,关节冷痛沉重,痛有定处,屈伸不利,关节触之发凉,得热痛减,恶风畏寒,四肢发凉,对气候变化敏感;舌淡或暗,苔白腻,脉弦滑或沉缓。

加减:用于寒盛者加附子 6~9g;关节痛甚者加全蝎 3g、蜈蚣 2 条;

舌暗加川芎 9g。

方解：本条论述寒湿历节的证治。寒湿留于关节，经脉痹阻不能，气血运行不畅，故关节剧烈疼痛，不能屈伸。治以乌头汤温经祛寒，除湿解痛。方中麻黄发汗宣痹；乌头祛寒解痛；芍药、甘草缓急舒筋；同时黄芪益气固卫，助麻黄、乌头以温经止痛，又可防麻黄过于发散；白蜜甘缓，能解乌头毒。诸药配伍，能使寒湿之邪微汗而解，病邪去而下气不伤。

现代研究：本方有镇痛、抗炎、抑制免疫等药理作用。

6. 独活寄生汤

出处：《备急千金要方》。

组成：独活 10g，桑寄生 15g，杜仲 10g，牛膝 10g，细辛 3g，秦艽 10g，茯苓 10g，肉桂 3g，防风 10g，川芎 10g，人参 10g，甘草 6g，当归 10g，芍药 10g，生地黄 10g。

功效主治：祛风湿，止痹痛，益肝肾，补气血。用于痹证日久，肝肾两虚，气血不足证。关节疼痛肿胀、僵硬、变形，甚则筋肉挛缩，腰膝疼痛，形体消瘦，自汗，气短乏力，口干，溲赤或低热如潮，五心烦热，两颧潮红，盗汗，舌红少苔或无苔，脉沉细无力或细数无力。

加减：关节肿痛不利加桑枝、生薏苡仁；阴虚火旺加知母、地骨皮；苔白腻者去熟地黄，加砂仁。

方解：本方为治疗久痹而肝肾两虚、气血不足之常用方。其症乃因感受风寒湿邪而患痹证，日久不愈，累及肝肾，耗伤气血所致。方中重用独活为君，辛苦微温，善治伏风，除久痹，且性善下行，以祛下焦与筋骨间的风寒湿邪。臣以细辛、防风、秦艽、桂心，细辛入少阴肾经，长于搜剔阴经之风寒湿邪，又除经络留湿；秦艽祛风湿，舒筋络而利关节；桂心温经散寒，通利血脉；防风祛一身之风而胜湿，君臣相伍，共祛风寒湿邪。本证因痹证日久而见肝肾两虚，气血不足，遂佐入桑寄生、杜仲、牛膝以补益肝肾而强壮筋骨，且桑寄生兼可祛风湿，牛膝尚能活血以通利肢节筋脉；当归、川芎、地黄、白芍养血和血；人参、茯苓、甘草健脾益气。以上诸药合用，具有补肝肾、益气血之功。且白芍与甘草相合，尚能柔肝缓急，以助舒筋。当归、川芎、牛膝、桂心活血，寓"治风先治血，血行风自灭"之意。甘草调和诸药，兼使药之用。

现代研究：本方主要有抗炎、镇痛、提高非特异性免疫功能、调节免疫平衡、扩张血管、改善循环等作用。该方药中地黄、甘草、秦艽、杜仲均可增强肾上腺皮质功能，产生皮质激素样作用，有助于治疗自身免疫性疾病。

7. 四妙丸

出处：《中华人民共和国药典》（2010 年版）一部。

组成：苍术 6g，牛膝 10g，黄柏 6g（盐炒），薏苡仁 10g。

功效主治：清热利湿，通筋利痹。主治湿热下注，两足麻木，筋骨酸痛等。用于湿热下注，足膝红肿，筋骨疼痛。

方解：方中以黄柏为君药，取其寒以胜热，苦以燥湿，且善除下焦之湿热。苍术苦温，健脾燥湿除痹；薏苡仁淡渗甘补微寒，善利湿除痹，为臣药。牛膝活血通经络，补肝肾，强筋骨，且引药直达下焦，为佐药。诸药合用，共奏清热利湿之功。

现代研究：四妙丸具有多层次、多途径、多靶点的抗炎及免疫调节作用。四妙丸的抗炎、免疫调节作用与其抑制炎性细胞因子、提高红细胞免疫黏附功能有关。四妙丸对血管内皮生长因子表达的调节作用可能是其控制滑膜炎症、增生，防止血管翳形成及软骨和骨质破坏的病理基础。

8. 清燥救肺汤

出处：《医门法律》。

组成：桑叶三钱（9g），石膏（煅）二钱五分（8g），甘草一钱（3g），人参七分（2g），胡麻仁（炒，研）一钱（3g），真阿胶八分（3g），麦冬（去心）一钱二分（4g），杏仁（泡，去皮尖，炒黄）七分（2g），蜜炙枇杷叶（3g）。

功效主治：清燥润肺，养阴益气。主治温燥伤肺，气阴两伤证。症见身热头痛，干咳无痰，气逆而喘，咽喉干燥，鼻燥，心烦口渴，胸满胁痛，舌干少苔，脉虚大而数。可用于皮肌炎有口干、眼干等阴虚肺燥诸症者。

方解：方中重用桑叶质轻性寒，轻宣肺燥，透邪外出，为君药。温燥犯肺，温者属热宜清，燥胜则干宜润，故臣以石膏辛甘而寒，清泄肺热；麦冬甘寒，养阴润肺。石膏虽沉寒，但用量轻于桑叶，则不碍君药之轻宣；麦冬虽滋润，但用量不及桑叶之半，自不妨君药之外散。君臣相伍，宣中有清，清中有润，是为清宣润肺的常用组合。土为金之母，故用人参益气生津，合甘草以培土生金；胡麻仁、阿胶助麦冬养阴润肺，肺得滋润，用少量杏仁、枇杷叶苦降肺气，以上均为佐药。甘草兼能调和诸药，是为使药。

9. 犀角地黄汤

出处：《外台秘要》。

组成：犀角（水牛角代）一两（30g），生地黄半斤（24g），芍药三分（12g），牡丹皮一两（9g）。

功效主治：清热解毒，凉血散瘀。主治热入血分证。热扰心神，身热谵语，舌绛起刺，脉细数。热伤血络，斑色紫黑，吐血，衄血，便血，尿血等，舌红绛，脉数。蓄血瘀热，喜忘如狂，漱水不欲咽，大便色黑易解等。

方解：方用苦咸寒之犀角为君，凉血清心而解热毒，使火平热降，毒解血宁。臣以甘苦寒之生地黄，凉血滋阴生津，一以助犀角清热凉血，又能止血；一以复已失之阴血。用苦微寒之赤芍与辛苦微寒之丹皮共为佐药，清热凉血，活血散瘀，可收化斑之功。四药相配，共成清热解毒、凉血散瘀之剂。本方配伍特点是凉血与活血散瘀并用，使热清血宁而无耗血动血之虑，凉血止血又无冰伏留瘀之弊。

10. 知柏地黄丸

出处：《医方考》。

组成：熟地黄八钱（24g），山茱萸、干山药各四钱（各20g），泽泻、牡丹皮、茯苓（去皮）各三钱（9g），知母一钱（6g），黄柏一钱（6g）。

功效主治：滋阴降火。主治肝肾阴虚，虚火上炎证。用于头目昏眩，耳鸣耳聋，虚火牙痛，五心烦热，腰膝酸痛，血淋尿痛，遗精梦泄，骨蒸潮热，盗汗颧红，咽干口燥；舌质红，脉细数。

方解：方中重用熟地黄滋阴补肾，填精益髓，为君药。山茱萸补养肝肾，并能涩精，取"肝肾同源"之意；山药补益脾阴，亦能固肾，共为臣药。三药配合，肾肝脾三阴并补，是为"三补"，但熟地黄用量是山茱萸与山药之和，故仍以补肾为主。泽泻利湿而泄肾浊，并能减熟地黄之滋腻；茯苓淡渗脾湿，并助山药之健运，与泽泻共泻肾浊，助真阴得复其位；牡丹皮清泄虚热，并制山茱萸之温涩。三药称为"三泻"，均为佐药。六味合用，三补三泻，其中补药用量重于"泻药"，是以补为主；肝、脾、肾三阴并补，以补肾阴为主。加知母、黄柏以加强清热降火之功。

11. 青蒿鳖甲汤

出处：《温病条辨》。

组成：青蒿二钱（6g），鳖甲五钱（15g），细生地黄四钱（12g），知母二钱（6g），牡丹皮三钱（9g）。

功效主治：养阴透热。主治温病后期，邪伏阴分证。症见夜热早凉，热退无汗，舌红苔少，脉细数。

方解：方中鳖甲咸寒，直入阴分，滋阴退热，入络搜邪；青蒿苦辛而寒，其气芳香，清中有透散之力，清热透络，引邪外出。两药相配，滋阴清热，内清外透，使阴分伏热有外达之机，共为君药，即如吴瑭自释："此方有先入后出之妙，青蒿不能直入阴分，有鳖甲领之入也；鳖甲不能独出阳分，有青蒿领之出也。"生地黄甘寒，滋阴凉血；知母苦寒质润，滋阴降火，共助鳖甲以养阴退虚热，为臣药。牡丹皮辛苦性凉，泄血中伏火，以助青蒿清透阴分伏热，为佐药。诸药合用，共奏养阴透热之功。

12. 金匮肾气丸

出处：《金匮要略》。

组成：干地黄八两，山药四两，山茱萸四两，牡丹皮三两，泽泻三两，茯苓三两，桂枝一两，附子（炮）一两。

功效主治：主治肾阳不足。腰痛脚软，下半身常有冷感，少腹拘急，小便不利，或大便反多，尺脉沉细，舌质淡而胖，苔薄白不燥，以及脚气、痰饮、消渴等证。

方解：本方证治为肾阳虚，命门之火不足。腰痛脚软，下半身欠温，少腹拘急，俱为肾阳不足，不能温养下焦；小便不利，是为肾阳虚不能化气行水；痰饮、脚气均是由于肾阳虚不能蒸津化液，上泛则为痰饮，水湿下积则为脚气，上入为少腹不仁；小便反多，是因肾中阴阳俱虚而成下消之证。故本证治法，是以温补肾阳为主。方中干地黄滋补肾阴，山茱萸、山药滋补肝脾，辅助滋补肾中之阴；并以少量桂枝、附子温补肾中之阳，意在微微生长少火以生肾气。《医宗金鉴》有谓："此肾气丸纳桂附于滋阴剂中十倍之一，意不在补火，而在微微生火，即生肾气也。"其目的在于"益火之源，以消阴翳"。方中泽泻、茯苓利水渗湿，牡丹皮清泻肝火，与温补肾阳药相配，意在补中寓泻，以使补而不腻。本方配伍方法属于"阴中求阳"之类，正如张景岳所说："善补阳者，必于阴中求阳，则阳得阴助而生化无穷。"

现代研究：现代药理研究表明，金匮肾气丸能提高腹腔巨噬细胞的吞噬功能，提高胸腺重量，提高溶血素含量，促进淋巴细转化功能，提高红细胞数，具有增强免疫功能的作用。

主要参考文献

1. 江载芳，申昆玲，沈颖 . 实用儿科学 [M].8 版 . 北京：人民卫生出版社，2015.

2. 叶天士 . 临证指南医案 [M]. 上海：上海科学技术出版社，1958.

3. 吴塘 . 吴鞠通医案 [M]. 北京：人民卫生出版社，1960.

4. 王孟英 . 王孟英医案 [M]. 上海：上海浦江教育出版社有限公司，2013.

5. 薛生白 . 扫叶庄医案 [M]. 上海：上海科学技术出版社，2010.

6. 薛雪 . 陈莲舫 . 莲舫秘旨·碎玉篇 [M]. 上海：上海科学技术出版社，1989.

7. 王寿亭 . 临证实效录 [M]. 郑州：河南科学出版社，1982.

8. 王德润 . 临证笔录秘验集 [M]. 北京：中国中医药出版社，1992.

9. 赵清理，赵安业 . 临证心得选 [M]. 郑州：河南科学技术出版社，1984.

10. 王玉明 . 名医会诊风湿病 [M]. 北京：中国中医药出版社，2009.

11. 吴坚，蒋熙，姜丹，等 . 国医大师朱良春幼年特发性关节炎辨治实录及经验撷菁 [J]. 江苏中医药，2014，46（9）：1-3.

12. 张智斌，杨洁，于娟 . 杨仓良教授从毒辨治全身型幼年特发性关节炎临床经验 [J]. 风湿病与关节炎，2014（11）：50-51

13. 胡荫奇，韩永刚 . 名老中医治疗风湿病经验 [M]. 北京：军事医学科学出版社，2006.

14. 中华医学会风湿病学分会 . 反应性关节炎诊断及治疗指南 [J]. 中华风湿病学杂志，2010，14（10）：702-703.

15. 张意侗，梁晖 . 滑膜炎颗粒治疗膝反应性关节炎湿热阻络证的临床研究 [J]. 中医药导报，2019，25（2）：92-94.

16. 赵克明，李连会，王宇宏. 莫成荣治疗反应性关节炎的经验 [J]. 辽宁中医杂志，2003，30（5）：335.

17. 陆乐，蔡辉. 从毒邪论治反应性关节炎 [J]. 中医学报，2017，32（3）：402-404.

18. 杨敏. 三藤清痹汤治疗反应性关节炎 80 例临床观察 [J]. 内蒙古中医药，2013，32（8）：12-13.

19. 连建伟. 中华当代名中医八十家经验方集萃 [M]. 北京：知识产权出版社，2019.

20. 范永升. 新世纪全国高等中医药院校规划教材·金匮要略 [M]. 北京：中国中医药出版社，2003.

21. 中华中医药学会. 肌痹 [J]. 风湿病与关节炎，2012，1（4）：77-79.

22. 彭胜权. 普通高等教育中医药类规划教材·温病学 [M]. 上海：上海科学技术出版社，1996.

23. 王承德，胡荫奇，沈丕安. 实用中医风湿病学 [M]. 北京：人民卫生出版社，2009.

24. 陈德济. 中医风湿病学 [M]. 北京：中国医药科技出版社，2003.

25. 李高峰. 丁樱教授治疗儿童皮肌炎临床经验 [J]. 中医研究，2012，25（1）：46-48.

26. Papadimitraki ED, Isenberg DA.Childhood-and adult-onset lupus:an update of similarities and differences[J].Expert Rev Clin Immunol，2005（4）：391-403.

27. 中华医学会儿科学分会免疫学组. 儿童系统性红斑狼疮诊疗建议 [J]. 中华儿科杂志，2011（7）：506-514.

28. 宋红梅. "儿童系统性红斑狼疮诊疗建议"解读（续）[J]. 中华儿科杂志，2013（3）：189-192.

29. 徐俊良. 系统性红斑狼疮中医辨治旨要 [J]. 江苏中医药，2007（6）：56-57.

30. 刘维，吴晶金. 从《金匮要略》阴阳毒辨治系统性红斑狼疮 [J]. 中华中医药杂志，2013（1）：185-187.

31. 王冠华 . 汪履秋治疗系统性红斑狼疮经验 [J]. 中医杂志，2011（3）：378-379.

32. 洪忠新，王佳 . 系统性红斑狼疮的营养治疗研究进展 [J]. 中国全科医学，2013（6）：2056-2059.

33. 戚淑娟，钟嘉熙 . 络病理论与系统性红斑狼疮 [J]. 新中医,2006（1）：8-10.

34. 于建宁，陶筱娟 . 系统性红斑狼疮辨治浅谈 [J]. 新中医，2006（8）：1-2.

35. Marks SD, Tullus k.Modern therapeutic strategies for paediatric systemic lupus erythematosus and lupus nephritis[J].Acta Paediatrica,2010,99:967-974.

36. Moroni G, Doria A, Mosca M, et al.A randomized pilot trail comparing cyclosporine and azathioprine for maintenance therapy in diffuse lupus nephritis over four years[J].Clin J Am Soc Nephrol，2006，1:925-932.

37. Wang HY, Cui TG, Hou FF, et al.China Leflunomide Lupus Nephritis Study Group.Induction treatment of proliferative lupus nephtitis with leflunomide combined with prednisone:a prospective multi-centre observational study[J].Lupus, 2008, 17:638-644.

38. Anolik J, Sanz I, Looney RJ.B cell deplation therapy in systemic lupus erythematosus[J].Curr Rheumatol Rep, 2003, 5:350-356.

39. Yildirim-Toruner C, Diamond B.Current and Novel Therapeutics in Treatment of SLE[J].J Allergy Clin Immunol, 2011, 127:303-314.

40. Papadimitraki ED, Isenberg D.Childhood and adult-onset lupus:an update of similarities and differences[J].Expert Rev Clin Immunol, 2009, 5:391-403.

41. Benseler SM, Silverman ED.Neuropsychiatric involvement in pediatric systemic lupus erythematosus[J].Lupus,2007,16:564-571.

42. Sanna C, Bertolaccini ML, Khamashta MA.Neuropsychiatric

involvement in systemic lupus erythematosus:current therapeutie approach[J]. Curr Pharm Des,2008,14:1261-1269.

43. Muscal E,Brey RL.Neurological manifestations of systemic lupus erythematosus in children and adults[J].Neurol Clin,2010,28:61-73.

44. 黄建萍，都娟.儿童系统性红斑狼疮复发与持续不缓解 [J]. 中国实用儿科杂志，2012（9）：657-659.

45. 叶志中，李博.儿童风湿病学 [M].北京：人民卫生出版社，2009.

46. 张乃峥.临床风湿病学 [M].上海：上海科学技术出版社，1999.

47. 何菁，丁艳，李玉慧.原发性干燥综合征患者初诊的临床特征分析 [J].北京大学学报，2012（44）：225-228.

48. 莫鑫，胡艳，陈黎.儿童干燥综合征 17 例临床特点 [J].实用儿科临床杂志，2009（24）：1663-1671.

49. 郑绍勇，丁成华.干燥综合征的中医证型及证素分布规律研究 [J].中医临床研究，2018，10（14）：19-21.

50. 关绍勇，程绍民.干燥综合征肝肾阴虚证方药运用规律研究 [J].江西中医药大学学报，2019，31（2）：36-38.

51. 郑绍勇，孙悦.干燥综合征血瘀证方药运用规律研究 [J].江西中医药，2018，49（432）：12-14.

52. 王庆，李天一.基于证素探析干燥综合征的中医证候分布规律 [J].西部中医药，2018，31（9）：81-86.

53. 何清华.加味逍遥散联合硫酸氢氯喹治疗肝郁脾虚型原发性干燥综合征的临床观察 [J].广州中医药大学学报，2019，36（2）：160-164.

54. 北京儿童医院.王鹏飞儿科临床经验选 [M].北京：北京出版社，1981.

55. 匡钱华，董林.赵健雄教授治疗过敏性紫癜的经验 [J].甘肃中医学院学报，2005，22（4）：1-2.

56. 王字智，农康康，许亮.旷惠桃教授治疗过敏性紫癜性肾炎的经验总结 [J].中医药导报，2005，11（4）：8.

57. 白丽君，梁恬 . 裴正学主任医师治疗过敏性紫癜的经验 [J]. 河北中医，2006，28（4）：245.

58. 尤敏玲 . 马宽玉主任医师治疗过敏性紫癜的经验 [J]. 现代中医药，2004，5：8.

59. 王体华 . 钟坚 . 治疗过敏性紫癜的临床经验 [J]. 山西中医，2005，21（6）：5.

60. 中华医学会儿科学分会肾脏病学组 . 小儿肾小球疾病的临床分类、诊断及治疗 [J]. 中华儿科杂志，2001，39（12）：748.

61. 庞晓英，高继宁 . 孙郁芝教授治疗过敏性紫癜性肾炎的临证经验 [J]. 中国中西医结合肾病杂志，2005，6（8）：491-493.

62. 刘玉宁，赵宗江，郭江中 . 叶传蕙教授对过敏性紫癜性肾炎的中医治疗 [J]. 中国中西医结合肾病杂志，2003，4（3）：128-130.

63. 肖达民 . 中医药治疗过敏性紫癜的思路与方法 [J]. 新中医，2001，33（12）：6.

64. 何伟强，蔡川川 . 中西医治疗过敏性紫癜 65 例 [J]. 实用中西医结合杂志，2006，6（1）：37.

65. 时振声 . 时门医术 [M]. 北京：中国医药科技出版社，1994.

66. 李宜放，高继宁，米彩云 . 辨证治疗过敏性紫癜性肾炎 82 例临床观察 [J]. 中医药研究，2001，17（5）：21-22.

67. 王静 . 邢向辉治疗小儿过敏性紫癜经验 [J]. 中医儿科杂志，2005，1（1）：35-36.

68. 中华医学会儿科学分会免疫学组 . 儿童过敏性紫癜循证诊治建议 [J]. 中华儿科杂志，2013，51（7）：502.

69. Li YY, Li CR, Wang GB, et al. Investigation of the change in CD4+Tcell subset in children with Henoch –Schonlein purpura[J]. RheumatolInt, 2011, 21: 13-15.

70. 杨华彬，易著文 . 过敏性紫癜肾炎病因及发病机制 [J]. 中国实用儿科杂志，2009，24（2）：102-105.

71. 中华医学会儿科学分会肾脏学组.紫癜性肾炎诊治循证指南（2016）[J].中华儿科杂志，2017，55（9）：647-651.

72. 吴立群，关霖静.丁樱教授治疗小儿紫癜性肾炎经验撷菁[J].中医药学刊，2004，22（8）390.

73. 王烈.婴童厄话[M].北京：中国中医药出版社，2016.

74. Chen O，Zhu XB，Ren P，et al.Henoch Schonlein purpura in children：clinical analysis of 120 cases[J].Afr Health Sci，2013，13（1）：94-99.

75. Jaana Ronkainen，Matti Nuutinen，Olli Koskimies.The adult kidney 24 years after childhood Henoch-Schonlein purpura：a retrospective cohort study[J].Articles，2002，360（31）：666-671.

76. 中华医学会风湿病学分会.白塞病诊断和治疗指南[J].中华风湿病学杂志，2011，15（5）：345-347.

77. 薛婷君.白塞病的遗传学研究进展[J].上海交通大学学报（医学版），2010，30（9）：1160-1162.

78. 孙凌云.欧洲风湿病年会（EULAR 2007）进展[J].实用临床医药杂志，2007，11（7）：1.

79. 中华医学会风湿病学分会.风湿热诊断和治疗指南[J].中华风湿病学杂志，2011，15（7）：483-486.

80. 谢旭晶，徐莉，陈璘，等.近十年风湿热的演变[J].中华风湿病学杂志，2009，13（7）：467-469.

81. 黄建林，古洁若，余步云.风湿热发病机制的研究进展[J].临床内科杂志，2006，22（10）：649-652.

82. 胡绍先，何培根.风湿热的预防和治疗进展[J].临床内科杂志，2006，22（10）：655-657.

83. 肖达民，名医临证经验丛书.儿科病[M].北京：人民卫生出版社，2002.

84. 杨林，于爱红，田金徽，等.美托洛尔治疗风湿性心脏病的系统评

价 [J]. 中国药理学通报，2010，26（12）：1603-1607.

85. 韩燕燕，孙景辉. 风湿热诊治进展 [J]. 临床儿科杂志，2012，30（7）：697-700.

86. Sinha N，Kapoor A，Kumar S，et al. Sequential single-stage percutaneous balloon dilatation of an inferior vena cava obstruction with rheumatic mitral stenosis[J].Journal of Heart Valve Disease，2011，20（2）：237.

87. 李作运，施显京. 经皮球囊二尖瓣成形术治疗风心病二尖瓣狭窄72例疗效分析 [J]. 广西医科大学学报，2009（3）：462.

88. 王少华. 白虎汤类方治疗风湿热 [J]. 辽宁中医杂志，2002，29（5）：256-257.

89. 岳峰. 桂枝芍药知母汤加味治疗慢性风湿热性腰腿痛的临床体会 [J]. 时珍国医国药，2012，23（9）：2368-2369.

90. 焦力. 加味四草汤配合西药对风湿热郁型类风湿关节炎及关节指数的研究 [J]. 陕西中医，2014（4）：444-446.

91. 刘虹. 药罐结合放血疗法治疗风湿热疗效观察 [J]. 西部中医药，2013，26（4）：95-97.

92. 刘红敏，乔秋杰，曹亚飞. 中药痰热清注射液治疗急性风湿热疗效观察 [J]. 中医正骨，2005，17（6）：16-17.

93. 张清慧，陈玉才. 中西医结合治疗儿童急性风湿热72例临床分析 [J]. 中国社区医师：医学专业，2011（1）：114.

94. 陈叶辉. 强直性脊柱炎的综合护理干预 [J]. 现代中西医结合杂志，2011，20（15）：1925-1926.

95. 李彩，牟莹，郑玉秀. 中西医结合治疗强直性脊柱炎的护理 [J]. 中国中医骨伤科杂志，2007，15（4）：67-68.

96. 卢瑶，赵恒立. 辛温类中药应用于干燥综合征的理论探讨 [J]. 风湿病与关节炎，2018，7（5）：65-67.

97. 吉勤，魏敏. 孟如教授治疗狼疮性肾炎的经验 [J]. 云南中医中药杂志，2005，26（3）：66.

98.左芳，远方.狼疮性肾炎证治经验浅析 [J].中国中西医结合肾病杂志，2009，10（6）：537-538.

99.顾军花，茅建春，苏励.陈湘君治疗风湿病经验撷菁-补肾固精法治疗狼疮性肾炎 [J].时珍国医国药，2007，18（6）：1526-1527.

100.谢志军，卞华.范永升教授诊治系统性红斑狼疮经验 [J].浙江中医药大学学报，2006，30（4）：396-397.

101.娄玉钤.中国风湿病学 [M].北京：人民卫生出版社，2001.

102.娄玉钤.李满意.特殊痹的源流及临床意义 [J].风湿病与关节炎，2013，2（11）：49-57.

103.戈海青，任文肖，徐强，等.阳中求阴法治疗干燥综合征 50 例临床观察 [J].河北中医，2014，36（4）：501-503.

104.卢瑶，赵恒立.辛温类中药应用于干燥综合征的理论探讨 [J].风湿病与关节炎，2018，7（5）：65-67.

105.杨科鹏，高祥福，王新昌，等.范永升教授治疗脊柱关节炎经验 [J].风湿病与关节炎，2019，8（7）：33-35.

106.阎小萍.幼年强直性脊柱炎 [M].北京：中国医药科技出版社，2004.

107.胡荫奇，韩永刚.名老中医治疗风湿病经验 [M].北京：军事医学科学出版社，2006.

108.纪伟.金实教授治疗内科疑难杂症验案举隅 [J].吉林中医药，2013，3（3）：304.

109.于慧敏.张凤山教授治疗系统性红斑狼疮经验总结 [J].中医药信息，2012，29（2）：66-67.

110.路志正.路志正风湿病学 [M].北京：人民卫生出版社，2018.

111.中国中医研究院西苑医院儿科.现代著名老中医明珠重刊丛书——赵心波儿科临床经验选编 [M].北京：人民卫生出版社，1979.

112.胡艳.裴学义儿科临证百案按 [M].北京：人民卫生出版社，2013.

113. 连建伟 . 中华当代名中医 [M]. 北京：知识产权出版社，2019.

114. 张国来，胡金绘，孙佃军 . 小儿广朴止泻口服液治疗婴幼儿轮状病毒肠炎 76 例疗效观察 [J]. 中国中西医结合儿科学，2011，3（6）：539-540

115. 安效先，海鸥，刘长弘，等 . 中医药为主治疗川崎病 2 例 [J]. 中西医结合杂志，1985（11）：649.